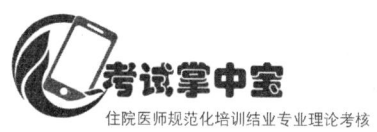

外科住院医师规范化培训结业专业理论考核

考前重点辅导

住院医师规范化培训结业专业理论考核命题研究委员会 组编

上海科学技术出版社

图书在版编目（CIP）数据

外科住院医师规范化培训结业专业理论考核考前重点辅导 / 住院医师规范化培训结业专业理论考核命题研究委员会组编. -- 上海：上海科学技术出版社，2023.3
（考试掌中宝·住院医师规范化培训结业专业理论考核）
ISBN 978-7-5478-6077-9

Ⅰ. ①外… Ⅱ. ①住… Ⅲ. ①外科－疾病－诊疗－资格考试－自学参考资料 Ⅳ. ①R6

中国国家版本馆CIP数据核字(2023)第022812号

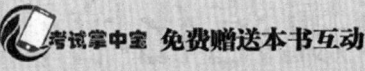 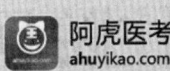

- 经典例题，引导考点，知识全面覆盖
- 结构分明，条理清晰，重点一目了然
- 紧扣考纲，梳理剖析，复习事半功倍

使用方法：扫描二维码→手机号注册账号并输入授权码→根据页面提示下载APP并在相应模块中使用

微信添加您的
专属备考客服

医考问答
学习社区

外科住院医师规范化培训结业专业理论考核考前重点辅导
住院医师规范化培训结业专业理论考核命题研究委员会　组编

上海世纪出版(集团)有限公司
上海科学技术出版社　出版、发行
(上海市闵行区号景路159弄A座9F-10F)
邮政编码201101　www.sstp.cn
常熟市华顺印刷有限公司印刷
开本 787×1092　1/16　印张 18.5
字数：420千字
2023年3月第1版　2023年3月第1次印刷
ISBN 978-7-5478-6077-9/R·2707
定价：98.00元

本书如有缺页、错装或坏损等严重质量问题，请向工厂联系调换

前言

住院医师规范化培训是毕业后医学教育的重要组成部分,是培养合格临床医师的关键阶段,顺利通过考核是成为合格临床医师的必经途径。

住院医师规范化培训考核包括过程考核和结业考核,考核合格者颁发统一的住院医师规范化培训合格证书。结业考核包括专业理论考核和临床实践能力考核,重点考察临床医师岗位胜任能力。其中,结业专业理论考核在全国实行统一考试,考试时间一般由国家卫生健康委员会人才交流服务中心确定,考试形式为使用计算机作答,题型包括共用题干单选题、单选题和案例分析题(不定项选择题)。注意,共用题干单选题和案例分析题的答题过程是不可逆的,即不能退回上一问,只能进入下一问。临床实践能力考核时间由各省级卫生健康行政部门根据《住院医师规范化培训结业考核实施办法(试行)》规定另行确定。

近年,随着住院医师规范化培训制度的不断完善,结业专业理论考核呈现出难度逐渐加大、内容更加繁杂的趋势。同时,参与培训的大多数考生因忙于临床工作而使备考时间不足,加上缺乏理想的复习指导用书,导致考核效果往往不理想。为帮助广大考生顺利、高效地通过结业专业理论考核,我们按照最新住院医师规范化培训结业专业理论考试大纲,结合历年考试经验,以实用、高效为原则,用心编写了本套考前重点辅导的系列书籍。

本书在编写时以最新考试大纲为框架,分章节编写,按照对考点"了解""掌握"等不同层次的要求合理安排内容,以例题为引导,通过选择有代表性的经典例题,进行知识梳理、考点分析,既帮助考生了解出题角度和形式,也以考点串联整体,化繁为简,突出重点,让复习效果事半功倍。

为了方便考生复习迎考,本书包括纸质版和配套的手机 APP 应用版,使考生随时随地互动复习,反复强化,加深记忆,帮助广大考生轻松通过考试。

由于编写人员经验水平有限,书中难免存在疏漏与不足之处,敬请使用本书的广大考生及其他读者予以批评指正。

住院医师规范化培训结业专业理论考核
命题研究委员会
2022 年 9 月

目 录

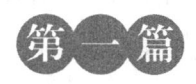

公 共 理 论

—— 第一章 政策法规 / 2
—— 第二章 循证医学与临床科研设计 / 10
—— 第三章 医学伦理学 / 21

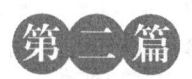

专 业 理 论

—— 第四章 相关基础理论知识 / 26
　　— 第一节 解剖学 / 26
　　— 第二节 病理学与病理生理学 / 32
　　— 第三节 影像学 / 36
—— 第五章 基本理论知识 / 38
　　— 第一节 消毒与无菌技术 / 38
　　— 第二节 水与电解质平衡及紊乱 / 39
　　— 第三节 输血 / 44
　　— 第四节 外科休克 / 47

第五节 多器官功能障碍综合征 / 51

第六节 创伤 / 53

第七节 外科感染 / 55

第八节 心肺复苏 / 59

第九节 外科营养 / 60

第十节 术前准备和术后处理原则 / 63

第十一节 外科用药等基础知识和基本理论 / 67

第十二节 肿瘤学总论 / 68

第六章 普外科临床常见病 / 72

第一节 甲状腺、甲状旁腺疾病和其他颈部疾病 / 72

第二节 乳房疾病 / 80

第三节 动脉性疾病 / 85

第四节 周围静脉疾病 / 90

第五节 腹外疝 / 93

第六节 腹部损伤 / 99

第七节 急腹症 / 107

第八节 腹膜、网膜和腹膜后间隙疾病 / 108

第九节 胃、十二指肠疾病 / 111

第十节 小肠、结肠疾病 / 119

第十一节 阑尾疾病 / 130

第十二节 肛管、直肠疾病 / 133

第十三节 肝脏疾病 / 141

第十四节 门静脉高压症 / 149

第十五节 胆系疾病 / 151

第十六节 胰腺疾病 / 161

第十七节 脾脏疾病 / 169

第十八节 消化道出血 / 171

第七章 骨科临床常见病 / 175

第一节 常见部位骨折 / 175

第二节 常见部位关节脱位 / 186
第三节 骨关节退行性疾病与感染 / 189
第四节 骨肿瘤 / 198
第五节 颈椎病 / 203
第六节 腰椎间盘突出症 / 205
第七节 运动系统慢性损伤 / 207

第八章 泌尿外科临床常见病 / 211
第一节 泌尿生殖系统炎症 / 211
第二节 睾丸鞘膜积液 / 216
第三节 前列腺增生症 / 217
第四节 隐睾 / 219
第五节 精索静脉曲张 / 220
第六节 尿路结石 / 222
第七节 膀胱癌 / 225
第八节 肾肿瘤 / 227
第九节 前列腺癌 / 231

第九章 心胸外科临床常见病 / 234
第一节 食管癌 / 234
第二节 肺癌 / 236
第三节 胸部外伤 / 238
第四节 血气胸 / 241
第五节 常见先天性心脏病 / 244
第六节 瓣膜疾病 / 249

第十章 麻醉学的临床应用 / 254
第一节 麻醉学基本理论 / 254
第二节 常用麻醉方法的适应证及实施 / 256

第十一章 神经外科临床常见病 / 261
第一节 颅脑损伤 / 261
第二节 颅内压增高 / 267

第三篇 基本技能

- 第十二章 外科重症监护室急救技能 / 270
- 第十三章 外科技能 / 275

第一篇

公共理论

第一章
政策法规

例题 1

李某,具有高等学校相关医学专业本科以上学历,准备参加执业医师资格考试,必须在执业医师指导下,在医疗卫生机构中参加医学专业工作实践满(C)

A. 6个月　　　　　　B. 10个月　　　　　　C. 1年
D. 2年　　　　　　　E. 3年

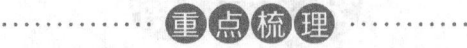

1. **卫生法基本理论**　①主要形式,包括宪法中卫生方面的规范、卫生法律、卫生行政法规、卫生标准等。②效力,包括卫生法对人的效力、空间效力和时间效力。③卫生法的解释,可分为正式解释与非正式解释。

2. **医疗机构管理法律制度**

(1) 医疗机构执业要求:①任何单位或个人,未取得"医疗机构执业许可证"或者未经备案,不得开展诊疗活动。②必须将"医疗机构执业许可证"、诊疗科目、诊疗时间和收费标准悬挂于明显处所。③必须按照核准登记或者备案的诊疗科目开展诊疗活动。④不得使用非卫生技术人员从事医疗卫生技术工作。⑤工作人员上岗工作,必须佩戴载有本人姓名、职务或者职称的标牌。⑥对危重患者应当立即抢救,对限于设备或者技术条件不能诊治的患者,应当及时转诊等。

(2) 医疗机构的校验期:床位在100张以上的综合医院、中医医院、中西医结合医院、民族医医院以及专科医院、疗养院、康复医院、妇幼保健院、急救中心、临床检验中心和专科疾病防治机构的校验期为3年;其他医疗机构的校验期为1年。

3. **执业医师法律制度**

(1) 执业医师资格考试条件:①具有高等学校相关医学专业本科以上学历,在执业医师指导下,在医疗卫生机构中参加医学专业工作实践满1年。②具有高等学校相关医学专业专科学历,取得执业助理医师执业证书后,在医疗卫生机构中执业满2年。

(2) 执业助理医师资格考试条件:具有高等学校相关医学专业专科以上学历,在执业医师指导下,在医疗卫生机构中参加医学专业工作实践满1年的,可以参加执业助理医师资格考试。

(3) 医师在执业活动中享有的权利

1) 在注册的执业范围内,按照有关规范进行医学诊查、疾病调查、医学处置、出具相应的医学证明文件,选择合理的医疗、预防、保健方案。

2) 获取劳动报酬,享受国家规定的福利待遇,按照规定参加社会保险并享受相应待遇。

3) 获得符合国家规定标准的执业基本条件和职业防护装备。

4) 从事医学教育、研究、学术交流。

5) 参加专业培训,接受继续医学教育。

6) 对所在医疗卫生机构和卫生健康主管部门的工作提出意见和建议,依法参与所在机构的民主管理。

7) 法律、法规规定的其他权利。

(4) 医师在执业活动中履行的义务

1) 树立敬业精神,恪守职业道德,履行医师职责,尽职尽责救治患者,执行疫情防控等公共卫生措施。

2) 遵循临床诊疗指南,遵守临床技术操作规范和医学伦理规范等。

3) 尊重、关心、爱护患者,依法保护患者隐私和个人信息。

4) 努力钻研业务,更新知识,提高医学专业技术能力和水平,提升医疗卫生服务质量。

5) 宣传推广与岗位相适应的健康科普知识,对患者及公众进行健康教育和健康指导。

6) 法律、法规规定的其他义务。

(5) 执业注册:除有《医师法》规定不予注册的情形外,卫生健康主管部门应当自受理申请之日起20个工作日内准予注册,将注册信息录入国家信息平台,并发给医师执业证书。

(6) 医师考核:国家实行医师定期考核制度。

1) 县级以上人民政府卫生健康主管部门或者其委托的医疗卫生机构、行业组织应当按照医师执业标准,对医师的业务水平、工作业绩和职业道德状况进行考核,考核周期为3年。

2) 对考核不合格的医师,县级以上人民政府卫生健康主管部门应当责令其暂停执业活动3~6个月,并接受相关专业培训。暂停执业活动期满,再次进行考核,对考核合格的,允许其继续执业。

(7) 法律责任

1) 医师在执业活动中有下列行为之一的,由县级以上人民政府卫生健康主管部门责令改正,给予警告;情节严重的,责令暂停6个月以上1年以下执业活动直至吊销医师执业证书:①在提供医疗卫生服务或开展医学临床研究中,未按照规定履行告知义务或者取得知情同意。②对需要紧急救治的患者,拒绝急救处置,或者由于不负责任延误诊治。③遇有自然灾害、事故灾难、公共卫生事件和社会安全事件等严重威胁人民生命健康的突发事件时,不服从卫生健康主管部门调遣。④未按照规定报告有关情形。⑤违反法律、法规、规章或者执业规范,造成医疗事故或者其他严重后果。

2) 医师在执业活动中有下列行为之一的,由县级以上人民政府卫生健康主管部门责令改正,给予警告,没收违法所得,并处1万元以上3万元以下的罚款;情节严重的,责令暂停6个月以上1年以下执业活动直至吊销医师执业证书:①泄露患者隐私或者个人信息。②出具虚假医学证明文件,或者未经亲自诊查、调查,签署诊断、治疗、流行病学等证明文件或者有关出生、死亡等证明文件。③隐匿、伪造、篡改或者擅自销毁病历等医学文书及有关资料。④未按照规定使用麻醉药品、医疗用毒性药品、精神药品、放射性药品等。⑤利用职务之便,索要、非法收受财物或者牟取其他不正当利益,或者违反诊疗规范,对患者实施不必要的检查、治疗造成不良后果。⑥开展禁止类医疗技术临床应用。

例题2

根据医疗损害责任相关规定,什么时候必须要取得患方的明确同意才能够实施医疗行为(C)

A. 任何诊断活动　　　　　　　　　B. 任何治疗活动
C. 实施手术、特殊检查、特殊治疗时　D. 仅在实施手术时
E. 仅在特殊检查时

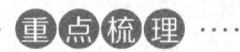

医疗事故与损害法律制度

1. 病历书写、查阅、复制

(1) 因紧急抢救未能及时填写病历的,医务人员应当在抢救结束后6小时内据实补记,并加以注明。任何单位和个人不得篡改、伪造、隐匿、毁灭或者抢夺病历资料。

(2) 患者有权查阅、复制其门诊病历、住院志、体温单、医嘱单、化验单(检验报告)、医学影像学检查资料、特殊检查同意书、手术同意书、手术及麻醉记录、病理资料、护理记录、医疗费用,以及国务院卫生主管部门规定的其他属于病历的全部资料。患者死亡的,其近亲属可以依照规定,查阅、复制病历资料。

2. 尸检　患者死亡,医患双方对死因有异议的,应当在患者死亡后48小时内进行尸检;具备尸体冻存条件的,可以延长至7日。

3. 不属于医疗事故的情形　①在紧急情况下为抢救垂危患者生命而采取紧急医学措施造成不良后果的。②在医疗活动中由于患者病情异常或者患者体质特殊而发生医疗意外的。③在现有医学科学技术条件下,发生无法预料或者不能防范的不良后果的。④无过错输血感染造成不良后果的。⑤因患方原因延误诊疗导致不良后果的。⑥因不可抗力造成不良后果的。

4. 医疗机构的法律责任　医疗机构违反《医疗事故处理条例》的规定,有下列情形之一的,由卫生行政部门责令改正、给予警告;对负有责任的主管人员和其他直接责任人员依法给予行政处分或者纪律处分;情节严重的,由原发证部门吊销其执业证书或者资格证书:①承担尸检任务的机构没有正当理由,拒绝进行尸检的。②涂改、伪造、隐匿、销毁病历资料的。

5. 医疗机构承担赔偿责任的情形　①未尽到说明义务。医务人员在诊疗活动中应当向患者说明病情和医疗措施。需要实施手术、特殊检查、特殊治疗的,医务人员应当及时向患者说明医疗风险、替代医疗方案等情况,并取得其明确同意;不能或者不宜向患者说明的,应当向患者的近亲属说明,并取得其明确同意。医务人员未尽到前述义务,造成患者损害的,医疗机构应当承担赔偿责任。②未尽到与当时医疗水平相应的诊疗义务。③泄露患者隐私。

例题 3

青年刘某在筹备婚礼的过程中,连续多日劳累,患化脓性扁桃体炎。医生在诊查中发现他同时患有淋病。该患者住院 4 天,扁桃体炎痊愈出院,医生嘱其充分休息。按照《母婴保健法》的规定,刘某(B)

A. 不能结婚　　　　　　　　B. 应当暂缓结婚
C. 可以结婚,但不能生育　　　D. 可以结婚,治愈后可生育
E. 不影响结婚生育

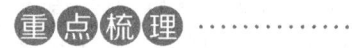

1. 母婴保健法律制度

(1) 婚前医学检查包括对下列疾病的检查:①严重遗传性疾病,是指由于遗传因素先天形成,患者全部或者部分丧失自主生活能力,后代再现风险高,医学上认为不宜生育的遗传性疾病。②指定传染病,是指《传染病防治法》中规定的获得性免疫缺陷综合征(简称艾滋病)、淋病、梅毒、麻风病及医学上认为影响结婚和生育的其他传染病。③有关精神病,是指精神分裂症、躁狂抑郁型精神病及其他重型精神病。

(2) 婚前医学检查意见:①经婚前医学检查,对患指定传染病在传染期内或者有关精神病在发病期内的,医师应当提出医学意见;准备结婚的男女双方应当暂缓结婚。②经婚前医学检查,对诊断患医学上认为不宜生育的严重遗传性疾病的,医师应当向男女双方说明情况,提出医学意见;经男女双方同意,采取长效避孕措施或者施行结扎手术后不生育的,可以结婚。但有关婚姻的法律规定禁止结婚的除外。③经婚前医学检查,医疗、保健机构不能确诊的,应当转到设区的市级以上人民政府卫生行政部门指定的医疗、保健机构确诊。

(3) 终止妊娠医学意见。经产前诊断,有下列情形之一的,医师应当向夫妻双方说明情况,并提出终止妊娠的医学意见:①胎儿患严重遗传性疾病的。②胎儿有严重缺陷的。③因患严重疾病,继续妊娠可能危及孕妇生命安全或者严重危害孕妇健康的。

(4) 行政管理

1) 医疗保健机构开展婚前医学检查、遗传病诊断、产前诊断,以及施行结扎手术和终止妊娠手术的,必须符合国务院卫生行政部门规定的条件和技术标准,并经县级以上地方人民政府卫生行政部门许可。

2) 从事遗传病诊断、产前诊断的人员,必须经过省、自治区、直辖市人民政府卫生行政部门的考核,并取得相应的合格证书。从事婚前医学检查、施行结扎手术和终止妊娠手术的人员,必须经过县级以上地方人民政府卫生行政部门的考核,并取得相应的合格证书。

(5) 法律责任

1) 医疗、保健机构或者人员未取得母婴保健技术许可,擅自从事婚前医学检查、遗传病诊断、产前诊断、终止妊娠手术和医学技术鉴定或者出具相关医学证明的,由卫生行政部门给予警告,责令停止违法行为,没收违法所得;违法所得 5 000 元以上的,并处违法所得 3 倍以上 5

倍以下的罚款;没有违法所得或者违法所得不足5 000元的,并处5 000元以上20 000元以下的罚款。

2) 违反规定进行胎儿性别鉴定的,由卫生行政部门给予警告,责令停止违法行为;对医疗、保健机构直接负责的主管人员和其他直接责任人员,依法给予行政处分。进行胎儿性别鉴定2次以上的或者以营利为目的进行胎儿性别鉴定的,并由原发证机关撤销相应的母婴保健技术执业资格或者医师执业证书。

2. 传染病防治法律制度

(1) 传染病分类:①甲类,包括鼠疫、霍乱。②乙类,包括新型冠状病毒感染、人感染H7N9禽流感、炭疽、严重急性呼吸综合征(传染性非典型肺炎)、艾滋病、病毒性肝炎、脊髓灰质炎、麻疹、流行性出血热、狂犬病、流行性乙型脑炎、登革热、细菌性和阿米巴痢疾、肺结核、伤寒和副伤寒、流行性脑脊髓膜炎、百日咳、白喉、新生儿破伤风、猩红热、布鲁菌病、淋病、梅毒、钩端螺旋体病、血吸虫病、疟疾。③丙类,包括流行性感冒(包括甲型H1N1流感)、流行性腮腺炎、风疹、急性出血性结膜炎、麻风病、流行性和地方性斑疹伤寒、黑热病、包虫病、丝虫病,除霍乱、细菌性和阿米巴痢疾、伤寒和副伤寒以外的感染性腹泻病、手足口病。

(2) 甲类传染病预防控制措施的适用:除甲类传染病外,对乙类传染病中传染性非典型肺炎、肺炭疽,采取甲类传染病的预防、控制措施。

(3) 医疗机构采取的控制措施

1) 医疗机构发现甲类传染病时,应及时采取下列措施:①对患者、病原携带者,予以隔离治疗,隔离期限根据医学检查结果确定。②对疑似患者,确诊前在指定场所单独隔离治疗。③对医疗机构内的患者、病原携带者、疑似患者的密切接触者,在指定场所进行医学观察并采取其他必要的预防措施。对拒绝隔离治疗或隔离期未满擅自脱离隔离治疗的,可以由公安机关协助医疗机构采取强制隔离治疗措施。

2) 医疗机构发现乙类或者丙类传染病患者,应当根据病情采取必要的治疗和控制传播措施。医疗机构对本单位内被传染病病原体污染的场所、物品及医疗废物,必须依照法律、法规的规定实施消毒和无害化处置。

3. 药品及处方管理法律制度

(1) 禁止生产、销售、使用假药。有下列情形之一的,为假药:①药品所含成分与国家药品标准规定的成分不符。②以非药品冒充药品或以他种药品冒充此种药品。③变质的药品。④药品所标明的适应证或功能主治超出规定范围。

(2) 禁止生产、销售、使用劣药。有下列情形之一的,为劣药:①药品成分的含量不符合国家药品标准。②被污染的药品。③未标明或者更改有效期的药品。④未注明或者更改产品批号的药品。⑤超过有效期的药品。⑥擅自添加防腐剂、辅料的药品。⑦其他不符合药品标准的药品。

(3) 处方书写的规则

1) 患者一般情况、临床诊断填写清晰、完整,并与病历记载相一致。

2) 每张处方限于1名患者的用药。

3) 字迹清楚,不得涂改;如需修改,应当在修改处签名并注明修改日期。

4) 药品名称应当使用规范的中文名称书写,没有中文名称的可以使用规范的英文名称书写;医疗机构或者医师、药师不得自行编制药品缩写名称或者使用代号;书写药品名称、剂量、规格、用法、用量要准确规范,药品用法可用规范的中文、英文、拉丁文或者缩写体书写,但不得使用"遵医嘱""自用"等含混不清字句。

5) 患者年龄应当填写实足年龄,新生儿、婴幼儿写日、月龄,必要时要注明体重。

6) 西药和中成药可以分别开具处方,也可以开具一张处方,中药饮片应当单独开具处方。

7) 开具西药、中成药处方,每一种药品应当另起一行,每张处方不得超过5种药品。

8) 中药饮片处方的书写,一般应当按照"君、臣、佐、使"的顺序排列;调剂、煎煮的特殊要求注明在药品右上方,并加括号,如布包、先煎、后下等;对饮片的产地、炮制有特殊要求的,应当在药品名称之前写明。

9) 药品用法用量应当按照药品说明书规定的常规用法用量使用,特殊情况需要超剂量使用时,应当注明原因并再次签名。

10) 除特殊情况外,应当注明临床诊断。

11) 开具处方后的空白处画一斜线以示处方完毕。

12) 处方医师的签名式样和专用签章应当与院内药学部门留样备查的式样相一致,不得任意改动,否则应当重新登记留样备案。

(4) 处方保管的管理:①处方由调剂处方药品的医疗机构妥善保存。普通处方、急诊处方、儿科处方保存期限为1年,医疗用毒性药品、第二类精神药品处方保存期限为2年,麻醉药品和第一类精神药品处方保存期限为3年。处方保存期满后,经医疗机构主要负责人批准、登记备案,方可销毁。②医疗机构应当根据麻醉药品和精神药品处方开具情况,按照麻醉药品和精神药品品种、规格对其消耗量进行专册登记,登记内容包括发药日期、患者姓名、用药数量。专册保存期限为3年。

(5) 医师出现下列情形之一的,由县级以上卫生行政部门给予警告或者责令暂停6个月以上1年以下执业活动;情节严重的,吊销其执业证书:①未取得处方权或者被取消处方权后开具药品处方的。②未按照《处方管理办法》规定开具药品处方的。③违反《处方管理办法》其他规定的。

例题 4

无偿献血所获血液的用途,应符合以下哪项规定(D)

A. 在保证临床用血的前提下,可以出售给单采血浆站

B. 在保证临床用血的前提下,可以出售给血液制品生产单位

C. 由血站自主决定

D. 必须用于临床

E. 由卫生行政部门根据情况确定

重点梳理

血液管理法律制度

1. 医疗机构临床用血管理 ①公民临床用血时只交付用于血液的采集、储存、分离、检验等费用,无偿献血者临床需要用血时,免交上述规定的费用;无偿献血者的配偶和直系亲属临床需要用血时,可以按照省、自治区、直辖市人民政府的规定免交或减交上述规定的费用。②为保障公民临床急救用血的需要,国家提倡并指导择期手术的患者自身储血,动员家庭、亲友、所在单位及社会互助献血。

2. 临床用血申请 ①同一患者一天申请备血量少于800 mL的,由具有中级以上专业技术职务任职资格的医师提出申请,上级医师核准签发后,方可备血。②同一患者一天申请备血量在800~1600 mL的,由具有中级以上专业技术职务任职资格的医师提出申请,经上级医师审核,科室主任核准签发后,方可备血。③同一患者一天申请备血量达到或超过1600 mL的,由具有中级以上专业技术职务任职资格的医师提出申请,科室主任核准签发后,报医务部门批准,方可备血。上述规定不适用于急救用血。

3. 血站的采血要求 《献血法》规定,血站对献血者必须免费进行必要的健康检查;身体状况不符合献血条件的,血站应当向其说明情况,不得采集血液。血站对献血者每次采集血液量一般为200 mL,不得超过400 mL,两次采集间隔期不少于6个月。严格禁止血站违反规定对献血者超量、频繁采集血液。

4. 血站的供血要求 《献血法》规定,血站应当根据国务院卫生行政部门制定的标准,保证血液质量。①血站对采集的血液必须进行检测,未经检测或者检测不合格的血液,不得向医疗机构提供。②临床用血的包装、储存、运输,必须符合国家规定的卫生标准和要求。③无偿献血的血液必须用于临床,不得买卖,血站不得将无偿献血的血液出售给单采血浆站或者血液制品生产单位。

5. 法律责任

(1) 医疗机构出售无偿献血的血液的,由县级以上地方人民政府予以取缔,没收违法所得,可以并处10万元以下的罚款;构成犯罪的,依法追究刑事责任。

(2) 血站违反规定向医疗机构提供不符合国家规定标准的血液的,由县级以上人民政府卫生行政部门责令改正;情节严重,造成经血液途径传播的疾病传播或者有传播严重危险的,限期整顿,对直接负责的主管人员和其他直接责任人员,依法给予行政处分;构成犯罪的,依法追究刑事责任。

例题5

医疗机构发现发生或者可能发生传染病暴发流行时,应当(B)

A. 在1 h内向所在地县级人民政府卫生行政主管部门报告

B. 在2 h内向所在地县级人民政府卫生行政主管部门报告

C. 在4 h内向所在地县级人民政府卫生行政主管部门报告

D. 在6h内向所在地县级人民政府卫生行政主管部门报告
E. 在8h内向所在地县级人民政府卫生行政主管部门报告

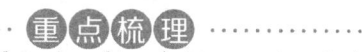

突发公共卫生事件的应急处理条例

1. **突发公共卫生事件的范围** 包括重大传染病疫情、群体性不明原因疾病、重大食物和职业中毒,以及其他严重影响公众健康的事件。

2. **医疗卫生机构的职责** 《突发公共卫生事件应急条例》规定,突发事件监测机构、医疗卫生机构和有关单位发现下列需要报告情形之一的,应当在2小时内向所在地县级人民政府卫生行政主管部门报告:①发生或者可能发生传染病暴发、流行。②发生或者发现不明原因的群体性疾病。③发生传染病菌种、毒种丢失。④发生或者可能发生重大食物和职业中毒事件。接到报告的卫生行政主管部门应当在2小时内向本级人民政府报告,并同时向上级人民政府卫生行政主管部门和国务院卫生行政主管部门报告。任何单位和个人对突发事件,不得隐瞒、缓报、谎报或者授意他人隐瞒、缓报、谎报。

3. **法律责任** 医疗卫生机构有下列行为之一的,由卫生行政主管部门责令改正、通报批评、给予警告;情节严重的,吊销"医疗机构执业许可证";对主要负责人、负有责任的主管人员和其他直接责任人员依法给予降级或者撤职的纪律处分;造成传染病传播、流行或者对社会公众健康造成其他严重危害后果,构成犯罪的,依法追究刑事责任:①未依照规定履行报告职责,隐瞒、缓报或者谎报的。②未依照规定及时采取控制措施的。③未依照规定履行突发事件监测职责的。④拒绝接诊患者的。⑤拒不服从突发事件应急处理指挥部调度的。

第二章

循证医学与临床科研设计

例题

循证医学的基本三要素是(B)
A. 临床流行病学、统计学、数据库
B. 外部证据、患者的基本价值观与愿望、医师的经验与技能
C. 临床研究的最佳证据、RCT、系统评估
D. 伦理、科学、真实
E. 证据检索、证据分析、证据应用

重点梳理

1. 概述 循证医学是指在充分考虑患者意愿的条件下,医务人员认真、明智、深思熟虑地把从科学研究中获得的最佳证据,结合自己的专业知识和经验运用到临床决策中。其有三个基本要素:①临床研究的最佳证据。②临床医师的经验与技能。③患者的基本价值观与愿望。

2. 实践循证医学的步骤

(1) 提出临床问题:常用国际上的 PICO 格式,其中,P——何种疾病或患病人群;I——干预措施;C——对比因素;O——与患者相关联的结果。

(2) 寻找证据:需要确定检索资源、制定检索策略。

(3) 评价证据:对得到的证据进行真实性(validity)评估,并加以充分理解和掌握,才能更好地应用到临床实践。真实性指一项研究产生结论的正确性和可靠度,即所得的结果是否反映了欲进行研究结果的真实情况。

(4) 应用证据:常用的证据等级划分标准有牛津大学循证医学中心的证据等级标准和 GRADE 系统标准。

(5) 后效评价:即对实施结果进行追踪和再评估,修正错误,发现更好的方法。

3. 获取证据的策略 随机对照临床试验结论是循证医学最高级别的证据,也是权威临床指南最重要的证据基础。获取证据的策略是依据证据等级金字塔从高到低依次检索。

4. 基本概念

(1) 病因与危险因素:概率论的因果观层面,病因的定义为能使人群中发病概率升高的因素,当其中的一个或多个因子不存在时,人群中疾病频率就会下降。概率论因果观层面的病因一般称为危险因素,体现了多病因论的思想,不仅具有病因理论上的科学性和合理性,而且具有重要的公共卫生学意义。

具有下列任何一种含义者即可称为危险因素:①某个因素或暴露状态与特定结果(如疾病

的发生)的概率增大有联系,但不一定是因果联系,该因素为危险标记。②一种能增加某种疾病或其他特定结局发生概率的因素,该因素为决定因素。③一种决定因素能通过干预措施改变其影响和作用,并通过这种干预降低疾病或其他特定结局发生的概率。为了避免混淆,这种决定因素可以称为可预防危险因素。值得注意的是,危险因素虽与疾病的发生、消长有一定的因果关系,但缺乏充分依据能阐明其明确的致病效应。

(2) 发病率:是病因研究的基础,即暴露有关可疑病因或危险因素后,发病人数占可能发病总人数的百分比。

组别	发病人数	未发病人数	总人数	累积发病率
暴露组或治疗组	a	b	n_e	$I_e = a/n_e$
非暴露组或对照组	c	d	n_0	$I_0 = c/n_0$

(3) 效应:是暴露或治疗对结局作用的大小,多用暴露组和非暴露组间结局事件发生率的差别或治疗组与对照组的差别来表达。

(4) 效应指标:用于测量效应大小的指标叫效应指标。效应指标的种类有很多,病因学研究最常用的是基于结局是二分类变量的各种相对和绝对指标,如下表。

相对指标	绝对指标
① 相对危险度(RR) = I_e/I_0 ② 比值比(OR) = ad/bc ③ 归因危险度百分比(ARP) = $(I_e - I_0)/I_e$,$ARP>0$ 称为相对危险增加率,$ARP<0$ 称为相对危险减少率 ④ 人群归因危险度百分比($PAR\%$) $PAR\% = (I_t - I_0)/I_t$,I_t 代表全人群的率,I_0 为非暴露组的率 $PAR\% = P_e(RR-1)/[P_e(RR-1)+1] \times 100\%$,$P_e$ 表示人群中有某种暴露者的比例	① 归因危险度(AR) = $I_e - I_0$,>0 的 AR 称为绝对危险增加,<0 的 AR 称为绝对危险减少 需治疗人数(NNT) = $1/AR$ ② 人群归因危险度(PAR) = $I_t - I_0$

1) 相对危险度(RR):又称为危险度比或率比。测量的是暴露与疾病(或结局事件)关联的相对强度。在队列研究和随机对照试验研究中,是指暴露组(干预组)发病或死亡的危险性与非暴露组(对照组)发病或死亡的危险性之比,其反映的是病因对疾病危险作用的相对大小,或治疗对结局事件作用的相对大小。若结局是不良事件,则:

$RR>1$ 时,表示暴露增加疾病的危险,是疾病的危险因素。

$RR<1$ 时,表示暴露可降低疾病的危险,是疾病的预防因素或称之为保护性因素。

$RR=1$ 时,表示暴露与疾病无关联。

当结局为有益事件时,RR 的意义则刚好相反。

2) 比值比(OR):队列研究和临床试验的数据多可以直接计算相对危险度,但一般病例对照研究数据则只能估计比值比。当结局事件发生率比较低时(如低于 10%),比值比的大小和临床意义与 RR 相同,可将比值比当作 RR 的近似值来解释和应用,其意义表示病例组中暴露于该因素者与未暴露者的比值为对照组中该项比值的倍数。

鉴别指标	相同点	不同点
RR	都是表示研究因素与疾病结局间关联强度的指标	一般用于前瞻性队列研究或临床试验研究
OR	同上	在病例对照研究和横断面研究中运用的 RR 的替代性指标,是 RR 的近似估计值

3) 归因危险度(AR):又称为特异危险度、危险度差、率差和超额危险度,是暴露组发病率与对照组发病率相差的绝对值。它表示危险特异地归因于暴露因素的程度。若结局是不良事件,AR 是暴露组与非暴露组发病率差别的绝对值,即暴露者单纯由于暴露而增加的发病危险的绝对数,则:

$AR = 0$ 时,说明两组之间无差异。

$AR < 0$ 时,说明暴露能降低不良事件发生的危险,是保护因素。

$AR > 0$ 时,说明暴露可增加不良事件发生的危险性,是危险因素。

若事件为有益事件时,AR 的公共卫生和临床意义则刚好相反。

鉴别指标	相同点	不同点
RR	是表示关联强度的重要指标,彼此密切相关	说明暴露者与非暴露者比较相应疾病危险增加的倍数,具有病因学的意义
AR	同上	指暴露者与非暴露者比较,所增加的疾病发生的数量,如果暴露因素消除,就可减少这个数量的疾病发生;更具有疾病预防和公共卫生学上的意义

注:RR 和 AR 是通过比较暴露组与对照组,说明暴露的生物学效应,即暴露的致病作用有多大。

4) 归因危险度百分比(ARP,AR%):又称为病因分值或归因分值,是指暴露人群中的发病或死亡归因于暴露的部分占全部发病或死亡的百分比。

5) 人群归因危险度(PAR):是指总人群发病率中归因于暴露的部分。

6) 人群归因危险度百分比(PARP,PAR%):又称为人群病因分值或人群归因分值,指 PAR 占总人群全部发病(或死亡)的百分比。

注意,PAR 和 PAR% 是通过比较暴露组与全人群,说明暴露对一个具体人群的危害程度,以及消除这个因素后该人群中的发病率或死亡率可能降低的程度,它们既与 RR 和 AR 有关,又与人群中暴露的比例有关。

7) 估计可信区间:由于随机误差的存在,以上效应的点估计不能代表效应的真实值,可信区间(CI)可用来表达由随机误差引起的效应估计的不确定性,一般用 95%CI 表达。95%CI 的含义是真实效应有 95% 可能在这个区间之内。传统的显著性检验和相应 P 的临床意义不易解释,因此应尽可能避免单独使用它们来评估研究结果。

5. **常用病因学研究设计类型**

(1) 观察性研究

1) 描述性研究:①病例报告,特点为快、无对照、无设计,用于提供病因线索。②横断面研究,特点为有设计、无对照,用于描述分布,寻找病因线索。

2) 分析性研究:①病例对照研究,特点为由果及因,按有无疾病分组,可初步验证因果关系。②队列研究,特点为由因及果,按暴露状况分组,验证因果关系。

(2) 实验性研究:常用随机对照试验,其特点为随机化分组,人为干预,可验证因果关系,研究疗效、副作用。随机对照试验的主要特征:

1) 属于前瞻性研究:干预在前,效应在后,因果论证强度高。

2) 随机分组:采用随机的方法把研究对象分配到实验组或对照组,以控制研究中的偏倚和混杂。

3) 具有均衡可比的对照组:实验流行病学研究中的对象均来自同一总体的样本人群,其基本特征、自然暴露因素等应相似。

4) 有人为给予的干预措施:是与观察性研究(自然状态)的根本不同点。

研究设计类型	性质描述	论证强度
随机对照试验	前瞻性,可行性差	++++
队列研究	前瞻性,可行性较好	+++
病例对照研究	回顾性,可行性好	++
横断面研究	断面,可行性好	+

6. 疾病病因与危险因素研究结果的评价原则 关于疾病病因与危险因素研究结果是否能够确定病因,病因学研究的科学性和研究结论的可信度如何,其研究的水平和价值多大,从循证医学实践的角度,需要从真实性、重要性和实用性三个方面进行评价。

(1) 真实性评价

1) 研究对象是否有明确的定义,各组除了暴露因素外,其他重要的方面是否相似和可比。

2) 试验组和对照组有关暴露和结局的测量方法是否相同——是否采用盲法或客观的方法测量暴露和结局。在病因学研究中,对于所致疾病的诊断标准和结果指标的测量方法,在试验组和对照组间应保持一致,而且观测方法宜为盲法,这样才能保证结果的真实性。

3) 随访时间是否足够长,随访是否完整。

4) 结果是否满足因果推断标准。

因果推断标准:①是否因在先,果在后,满足因果时间顺序。致病因素引起发病,必然是因在前,果在后,时序性是构成因果关系的基础。②是否存在剂量效应关系。剂量效应关系是指暴露因素(危险因素或治疗效应)的剂量、程度或暴露时间与疾病发生的进展和程度存在显著的相关关系。③是否有停止暴露或减少暴露后发病率下降的研究。疾病在人群中的分布特点和消长的变化,往往与相关的危险因素消长的变化相吻合。当危险因素存在时,该病的发病率和患病率往往较高;反之,当其减弱或消除时,该病的发病率及患病率也随之下降。④有无在其他不同研究中反映因果联系的一致性。对某危险因素与某种疾病关系的研究,如果在不同地区、不同时间、不同研究者和不同设计方案的研究中都获得一致结论的话,这种病因学的因果效应就较可信。⑤生物学合理性,如果病因学研究(或治疗措施副作用研究)揭示的因果关系有生物学的可解释性(病理生理的改变),则可增加因果联系的证据强度和结果的真实性。

(2) 重要性评价

1) 因果联系强度的大小:评价病因学研究结果的重要性常借助于一些反应暴露与疾病的因果关联强度的效应指标。如在临床试验和队列研究中,定性指标有事件发生率(如病死率、生存率、治愈率等)、相对危险度、归因危险度百分比、人群归因危险度与人群归因危险度百分比等。病例对照研究则多用比值比(OR)进行评价。对于定量指标,则较为单一,主要是计算组间均数差值。

在判断 RR 和 OR 的意义时,有必要进行敏感度分析,这有助于对潜在的混杂因素影响进行"调整"或"修正"。①当 RR(或 OR)>1 时,如果调整后的 RR(或 OR)较调整前的 RR(或 OR)明显变小(趋向1);或当 RR(或 OR)<1 时,如果调整后的 RR(或 OR)较调整前的 RR(或 OR)明显变大(趋向1),则应该怀疑原来的结果。②相反,如果调整后的 RR 或 OR 与调整前相比保持不变或比调整前明显增大,则可以更确信该因果关联的真实性。一般 RR 或 OR 越远离1,则越有价值。

2) 研究结果的精确性,即可信区间是否较窄:除评价因果关系的联系强度点估计强度外,还需评价其精确性,方法是计算 RR 或 OR(或其他效应指标)的 $95\%CI$。如果 $95\%CI$ 的范围较窄,则其精确度就高。统计学意义的判定可通过假设检验和区间估计加以实现。若假设检验的 P 小于预先设置的检验水准(一般为 0.05),则可认为组间差异有统计学意义。区间估计的下限值和上限值不包括 1.0,同样表明在相应的检验水准结果有统计学意义。这里要强调的是,若组间差异无临床意义,P 再小或 $95\%CI$ 再窄也无临床应用价值。

(3) 实用性评价

1) 自己的患者是否与文献报道的患者非常不同。

2) 患者可以得到的益处和危害是什么。

3) 患者的意愿、期望是什么。

4) 措施是否可行。

7. 诊断试验

(1) 准确性评价

1) 常用指标:灵敏度高的试验主要用于排除无病的对象,此时阴性结果最有意义。特异度高的试验主要用于确诊有病的对象,此时阳性结果最有意义。

指标	别称	含义	说明
灵敏度	敏感度或真阳性率	一项诊断试验能将真正有病的人正确诊断为患者的能力,或采用金标准诊断为"有病"的病例中,此项诊断试验检测为阳性例数的比例	灵敏度越大,试验发现阳性的可能性越大;若试验结果为阴性,则更容易排除被检查者患病的可能,即漏诊率越低

续表

指标	别称	含义	说明
漏诊率	假阴性率	一项诊断试验将真正有病的人错误地诊断为非患者的概率	—
特异度	真阴性率	指一项诊断试验能将真正无病的人正确诊断为非患者的能力;或采用金标准诊断"无病"的例数中,诊断试验结果为阴性的比例	真阴性例数越多,特异度越高,误诊率则越低
误诊率	假阳性率	指一项诊断试验将实际无病的人错误诊断为患者的概率	—
准确性	—	指诊断试验中真阳性和真阴性在总检例数中的比例	灵敏度和特异度是准确性的两个基本特征。一个理想的诊断试验,灵敏度和特异度均为100%,即假阳性和假阴性均为0

(2) 临床应用评估指标及意义:预测值受患病率影响,似然比不受患病率影响。

1) 阳性预测值:是指诊断试验阳性结果中真正有病的概率。

2) 阴性预测值:是指诊断试验阴性结果中真正无病的概率。

3) 阳性似然比($+LR$):是诊断试验中,真阳性率与假阳性率的比值。表明该诊断试验阳性时,患病与不患病机会的比值。比值越大,则患病的机会越大。一般认为$+LR \geq 10$预示该诊断试验具有较高的临床价值。

4) 阴性似然比($-LR$):是诊断试验中,假阴性率与真阴性率的比值。表明实际判断阴性的可能性是正确判断阴性可能性的倍数,即该诊断试验为阴性时,患病与不患病机会的比值。比值越小,试验的价值越大。一般认为$-LR \leq 0.10$预示该诊断试验有较高的诊断价值。

注意:预测值是试验阳/阴性时患病/不患病的概率,其受患病率影响。

(3) 计算公式

试验	有病人数	无病人数	合计
阳性	a	b	$a+b$
阴性	c	d	$c+d$
合计	$a+c$	$b+d$	$a+b+c+d$

灵敏度 = $a/(a+c) \times 100\%$。

漏诊率 = 1 - 灵敏度。

特异度 = $d/(b+d) \times 100\%$。

误诊率 = 1 - 特异度。

准确性 = $(a+d)/(a+b+c+d)$。

阳性预测值 = $a/(a+b)$。

阴性预测值 = $d/(c+d)$。

阳性似然比 = 灵敏度/(1 - 特异度) = 灵敏度/误诊率。

阴性似然比=(1-灵敏度)/特异度=漏诊率/特异度。

(4) 患病率：指诊断试验的全部例数中，真正有病例数所占的比例。灵敏度和特异度提示有病患者和无病对象出现诊断试验阳性和阴性结果的机会分别有多大，但临床医师需要了解的是，诊断试验结果阳性或阴性时，患病和不患病的机会有多大，即诊断试验结果对疾病判断的可靠性怎样。

当诊断试验用于患病率很低的人群时，即使灵敏度很高，阳性预测值也不会很高，在阳性结果中可能存在较多的假阳性。同样，当用于患病率很高的人群时，即使特异度很高的诊断试验，阴性结果中仍然会有不少假阴性结果的出现。

(5) 验前概率：是指临床医师在应用某一诊断性试验前估计该疾病的患病概率，即该疾病的患病率，通常可从文献中查找得到。

(6) 验后概率：是指在进行完某一诊断性试验后，根据需诊断的疾病的验前概率和该诊断试验的阳性似然比计算而得出，即在不同患病率情况下该试验的预测值。

似然比是诊断性试验综合评价的理想指标，能够依据灵敏度、特异度、试验的阳性或阴性结果，计算出患病的概率，即验后概率，便于在诊断试验之后，更确切地对患者做出诊断。

(7) ROC曲线：又称受试者工作曲线，指在诊断试验中，通过多次连续分组测定的数据进行制图。制图时以该试验灵敏度(真阳性率)为纵坐标，以1-特异度(假阳性率)为横坐标，依据连续分组测定所得数据，分别计算出的灵敏度和特异度标入图中，连成曲线，即为ROC曲线。曲线上的任意一点代表某项诊断试验的特定阳性标准值所相对应的灵敏度和特异度对子。

(8) 诊断试验研究的评价原则

1) 是否将研究的诊断试验与金标准进行了盲法比较：被研究的诊断性试验在临床应用之前，应与金标准进行盲法比较，根据四格表计算出灵敏度、特异度、阳性和阴性预测值、准确性和似然比等。

诊断性研究中诊断试验的金标准是指当前临床医师公认的诊断疾病最可靠的方法，也称为诊断标准，它能正确区分"有病"与"无病"。临床诊断常用的金标准，包括病原学诊断、病理学诊断、外科手术发现、特殊的影像学诊断，临床综合性诊断标准、长期临床随访所得出的肯定结果等，均可作为金标准。但应注意，有些疾病诊断的金标准是相对的，又被称为相对金标准。

2) 研究中纳入病例的选择是否有代表性：如评价筛选诊断试验价值，可选择普通人群作为研究对象；评价临床诊断试验价值，则应选择病例作为研究对象。同时，病例还应包括不同病期、不同病情程度(轻、中、重)、有无并发症及典型和非典型病例等，以使研究的结果具有代表性。对照组应包括由金标准确认无该病，但有易于与该病混淆的其他病例，而不是健康正常人。

3) 研究对象的来源是否正确叙述：患病率对诊断试验的预测值等最后分析结果有很大的影响。某一诊断试验其灵敏度和特异度是相对固定的，而在临床工作中，我们更注重的是诊断试验的阳性预测值，同时又要减少假阳性例数，希望通过该诊断试验能提高对疾病诊断的预测能力，充分发挥诊断试验的效率。

4) 诊断性试验是否具有很好的重复性：诊断试验需重复操作，其重复性是诊断试验临床应用的先决条件。诊断试验要求重复测定值应处于相对稳定状态，即多次测定同一标本，应结果接近，方法可靠。

5) 诊断性试验的正常值的确定是否合理、可靠：是否为最佳临界点直接影响到诊断性试验的灵敏度和特异度及其他重要指标。

6) 联合试验的选择是否合理、科学：诊断试验的联合方式包括平行试验和系列试验。平行试验的应用可提高灵敏度和阴性预测值，但降低了特异度和阳性预测值；系列试验提高了特异度和阳性预测值，但同时降低了敏感度和阴性预测值。

7) 诊断性试验的操作方法是否仔细叙述。

8) 诊断性试验的临床实用性如何。

8. 随机对照试验（RCT） 3大基本原则是设立对照、随机分组与采用盲法，也是控制偏倚的重要措施。

(1) 对照组的类型

1) 安慰剂对照：安慰剂的外观（如剂型、大小、颜色、重量、气味、口味等）与试验药尽可能保持一致，但不含试验药物的有效成分。安慰剂对照可以确定受试药物的"真实"或"绝对"效力与不良反应，适用于测试新疗法疗效的双盲试验。

2) 空白对照：对照组受试者不接受任何对照药物。仅适用于安慰剂盲法试验无法执行，或执行起来极为困难的情形下。如试验组为放射治疗或外科手术等。

3) 阳性对照：在很多临床情况下，特别是当某种疾病已有了肯定的疗法时，安慰剂对照并不符合伦理，需要与目前临床上公认的标准疗法作比较，旨在考核新疗法在疗效或安全性方面是否等同或优于已为临床所采用的疗法。

注意，一个RCT不一定只有一个对照组，可以根据研究需要设立多个对照组。

(2) 盲法

设盲程度	说明	补充
双盲	试验的研究者和受试者对随机分组都不知晓	如条件许可，试验应尽可能采用双盲，尤其在试验的主要结局指标易受主观因素干扰时。如双盲不可行，则应优先考虑单盲试验
单盲	研究医师了解分组情况，受试者不知晓被分配在试验组还是对照组	
开放性	在某些特殊情况下，由于一些原因而无法进行盲法试验时，如不同外科手术方式的比较，则进行开放性的试验	

(3) 优点：设计及执行良好的随机对照试验能为临床问题提供最强的证据，被认为是评价干预效果的金标准。

(4) 局限性：①RCT具体实施时有一定的难度，对伦理学的要求非常高。②如果所要研究的结局发生率很低，则需要很大的样本、随访时间很长，花费大。③RCT受试者有相对严格的入选标准和排除标准，试验对各种因素的控制较为严格，理想RCT环境下的治疗效力与真实临床环境中的治疗效果存在差距,因此 RCT 试验结果应用于其他人群时会受到一定影响,即存在外推性或外部真实性的问题。

(5) 样本量估计意义:进行随机试验前应该正确地计算样本量。经过计算得到的样本量,当得到阳性结果时,假阳性的概率很小;当得到阴性结果时,假阴性的概率同样很小。

(6) 随机分组:是通过随机的方法,使每个受试者都有同等的机会进入试验组或对照组,从而实现各种已知的与未知的可能影响结果的预后因素组间分布均衡,最大限度地减少分配偏倚。随机化的基本类型:①简单随机;②区组随机;③分层随机。随机分组隐藏是隐藏随机序列的措施。

9. **非随机对照试验(NRCT)** 与 RCT 区别在于研究分组时没有采用随机化,受试者分组是由研究者决定或由患者等的意愿决定。仅仅在"不可能"或"非常困难"将受试者随机分配到试验组和对照组的情况下采用,而且研究结果主要用于探索目的。

10. **单病例随机对照试验** 适用于相对稳定的症状或疾病,用来测试半衰期短并可快速测量疗效的药物。如慢性疾病且需长期治疗者,或心理精神性疾病的治疗性研究,确定个体患者的最佳治疗。

11. **交叉对照研究**

(1) 定义:通常指交叉组设计的随机对照试验,即将受试者随机分配到试验组和对照组。分别给予不同的干预措施,经过一个治疗效应期及洗脱期后,再将试验组和对照组接受的干预措施互换,最后将结果进行比较的试验方法。

(2) 优点:与经典设计的 RCT 比,其优点是每例患者先后接受试验组或对照组的治疗,消除了不同个体间的差异,所需要样本量较少。

(3) 缺点:①应用病种范围受限,通常用于慢性病患者症状改善评价,对于治愈性治疗或快速变化的病症,交叉试验通常不可行或不符合伦理规范。②为避免前一阶段药物对后一阶段药物的影响,必须安排足够长的洗脱期以消除延滞效应。③交叉设计整个研究观察期较长,患者的病情和观察指标的自然波动无法避免,患者的依从性不容易得到保证。

12. **治疗性研究**

(1) 文献评价原则:包括真实性、重要性和实用性。

(2) 效果大小的评价指标:①相对危险度;②相对危险度减少;③绝对危险度减少;④NNT。

(3) 效果精确性的评价指标:可信区间表示精确度或范围,通常用 95%CI 表示。95%CI 范围越窄,估计越准确。

13. **预后研究的各种率**

指标	含义	说明
病死率	指在某病患者总人数中,死于该病的患者所占的比例	常用于病程短且容易死亡的疾病,如各种传染病、急性中毒等,一般以百分号(%)为单位

续 表

指标	含 义	说 明
疾病死亡率	是指一定的时期内(通常指一年),某一人群中因为某病死亡的人数所占的比例	一般以 1/100 000 或 1/10 000 为单位
治愈率	指治愈的患者人数占该病接受治疗患者总数的比例	—
缓解率	指进行某种治疗后,进入疾病临床消失期的病例数占总治疗例数的百分比	有完全缓解率、部分缓解率和自发缓解率之分
复发率	指疾病经过一定的缓解或痊愈后又重复发作的患者数占观察患者总数的百分比	—
总体生存率	指从疾病临床过程的某一点开始(一般为确诊时间),一段时间后存活的病例数占总观察例数的百分比	用于长病程致死性疾病,病程较短的癌症可用 1 年生存率,一般癌症用 5 年生存率表示预后
无病生存率	指疾病经过治疗达到临床缓解后,没有临床疾病复发或死亡的患者占所有临床患者的比例	常用于癌症的结局判断
无进展生存率	指疾病诊断或进入临床试验随机化分组后,没有进展或死亡的患者占所有临床患者的比例	常用于癌症的结局判断

14. 预后研究的最佳设计方案与步骤 ①前瞻性队列研究是预后研究的最佳设计方案。②队列研究的基本步骤是收集队列、随访、确定结局、统计分析。

15. 预后性研究设计注意点 ①研究对象应该有统一的随访起点。②研究对象应该具有代表性,注意避免样本的偏倚。③判断患者的结局应该采用客观标准,尽量用盲法判断。④多因素分析是常用的校正混杂因素的统计方法。⑤报告预后结局的指标主要包括生存率、中位生存时间、生存曲线;Kaplan-Meier 生存曲线是常用的生存分析方法。

16. 失访对结果的影响 判断失访对结论的影响一般遵从"5 和 20"原则。失访率<5%,其研究结果偏倚少,结果可靠;如失访率>20%则严重影响结果真实性,"5 和 20"之间结果比较可靠。

17. 健康相关生命质量评估 常用量表来评估和动态随访目标人群健康相关生命质量的水平和变化。

(1) 量表主要分为 2 种:①测量患者一般健康状态的普适量表;②疾病特异性的专用量表。这 2 种类型量表评估的是患者健康相关生命质量的不同方面,因而具有互补性。

(2) 可靠性:即信度,是对测定工具所得结果的稳定性和对变化反应性的评估。

(3) 有效性:即效度,是指量表包含内容是否全面反映被检测者生命质量内涵,是否实现生命质量测定目的。

18. Meta 分析应用于临床决策过程 ①确定需要回答的问题。②检索 Meta 分析研究证据。③评估所获得的 Meta 分析质量。④结合临床环境应用 Meta 分析进行临床决策。⑤后效评价。

19. Meta 分析的异质性来源 临床异质性、方法学异质性和统计学异质性。

20. 资料的类型 医学研究中通常将资料分成三种类型。

(1) 计量资料:又称定量资料,包括离散型资料变量(是离散型变量的测量结果)和连续型资料(是连续型变量的测量结果)。离散型变量只取整数值,如一个月中的手术患者数;连续型的变量可以取实数轴上的任何数值,如血压、身高的数值。

(2) 无序分类资料:指变量值为某种属性,其取值无次序关系,相互独立,如性别(男、女)、婚姻状况(未婚、已婚、离异、丧偶或其他)。

(3) 有序分类资料:又称等级资料,指变量值为某种属性,且其取值存在次序关系,具有半定量性质,表现为等级大小或程度,如文化程度(小学及以下、初中、高中、大学及以上)、疗效评价(痊愈、显效、有效、无效)。

21. 医学科研的基本步骤 ①科研选题。②科研设计。③基金申请。④研究实施。⑤总结归纳。

22. 常用统计学指标

(1) 算术均数:简称均数,是一组变量值之和除以变量值个数所得的商。适用于呈正态或近似正态分布的定量资料。

(2) 几何均数:用 G 表示,适用于某些呈非正态分布,但数据经过对数变换后呈正态分布的资料,也可用于观察值之间呈倍数或近似倍数变化(等比关系)的资料,如抗体的平均滴度、药物的平均效价等。计算几何均数时观察值中不能有 0;一组观察值中不能同时有正、负值。

(3) 中位数:是一组由小到大按顺序排列的观察值中位次居中的数值,用 M 表示。在全部观察值中,小于和大于中位数的观察值个数相等。可用于描述任何分布,特别是偏态分布资料以及频数分布的一端或两端无确切数据资料的中心位置。

(4) 极差:也叫全距,用 R 表示,是一组资料的最大值与最小值之差。全距越大,说明资料的离散程度越大。全距仅考虑两端数值之间的差异,未考虑其他数据的变异情况,且不稳定易受极端值大小的影响。

(5) 四分位数间距:用 Q 表示。Q 越大,说明资料的离散程度越大。通常用于描述偏态分布资料的离散程度。

(6) 标准差:反映一组观察值的离散程度,标准差小,离散程度小,均数的代表性好。

第三章

医学伦理学

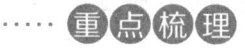

男,55岁,机关干部。患胃溃疡多年,本次因胃出血入院,经手术治疗后病情平稳。此时,医患关系模式为(B)

A. 共同参与型　　　B. 指导-合作型　　　C. 被动-主动型
D. 主动-主动型　　　E. 主动-被动型

重点梳理

(一) 医学伦理学的理论基础和规范体系

1. 医学伦理学的含义及研究对象　医学伦理学是研究医学道德现象的学问,是医学与伦理学的交叉学科。一方面,医学伦理学是规范伦理学在医疗卫生领域中的具体应用,即医学伦理学属于应用规范伦理学。另一方面,医学的人文属性日益被人们所关注,医学人文已成为医学学科群的一个分支。医学伦理学以医学科学发展和医疗卫生实践中的道德现象为自己的研究对象。

2. 医学伦理的指导原则　防病治病,救死扶伤;实行社会主义人道主义;全心全意为人民身心健康服务。

3. 医学伦理的基本原则

(1) 尊重原则

1) 含义:在医护实践中,尊重原则是指对患者的人格尊严及其自主性的尊重。

2) 患者实现自主性的条件:①它是建立在医护人员为患者提供适量、正确且患者能够理解的信息基础之上的。②患者必须具有一定的自主能力。对于丧失自主能力(如精神病患者的发作期,处于昏迷状态和植物状态的患者等)或缺乏自主能力的患者(如婴幼儿、少年患者,先天性严重智力低下的患者等),其自主性可由家属、监护人或代理人代理。③患者作出决定时情绪必须处于稳定状态。患者虽有自主能力,但由于情绪处于过度紧张、恐惧或冲动状态,往往失去自制或难以作出自主性决定。④患者的自主性决定必须是经过深思熟虑的。⑤患者自主性决定不会与他人、社会的利益发生严重冲突。即当患者的自主性会对他人、社会利益构成严重危害时,也要受到必要的限制。

3) 尊重原则对医务人员的要求:①平等尊重患者及其家属的人格与尊严。②尊重患者知情同意和选择的权利,对于缺乏或丧失知情同意和选择能力的患者,应该尊重家属或监护人的知情同意和选择的权利。但在生命的危急时刻,家属或监护人不在场而又来不及赶到医院时,医务人员出于患者的利益和责任,可以按照相关规定行使特殊干涉权。③要履行帮助、劝导,甚至限制患者选择的权利。为了使患者知情同意和选择，医务人员要帮助患者，如提供正确、适量、适度的信息，并让患者能够理解，在此前提下让患者自由地同意和选择；如果患者的选择不当，此时应劝导患者，不要采取听之任之、出问题自负的态度，劝导无效仍应尊重患者或家属的自主权。

(2) 不伤害原则

1) 含义：医学实践中，不伤害是指在诊治、护理过程中不使患者的身心受到损伤。不伤害原则并不是要求医务人员绝对不能对患者带来任何伤害，而是强调医务人员不应当有故意伤害患者的行为，其注重的是医务人员行为的动机，必须是出于善意的。一般在医疗、护理上必需的或者是属于适应证范围内的，那么所实施的诊治、护理手段就是符合不伤害原则的。

2) 不伤害原则对医务人员的要求：①树立为患者利益和健康着想的动机，杜绝有意和责任伤害。②尽力提供最佳的诊治、护理手段，防范无意但可知的伤害，把不可避免但可控的伤害控制在最低限度。③对有危险或有伤害的医护措施要进行评估，要选择利益大于危险或伤害的措施等。

(3) 有利原则

1) 含义：有利原则又称有益原则。在医学实践中，有利原则有狭义和广义之分。狭义的有利原则是指医务人员履行对患者有利的德行，即医务人员的诊治护理行为对患者确有助益，能够减轻患者痛苦，促进其身心康复；广义的有利原则不仅要求对患者有利，而且医务人员的医护行为还应有利于医学事业和医学科学的发展，有利于促进人群、人类的健康和福利。通常所强调的有利原则首先是从狭义上来说的。

2) 有利原则对医务人员的要求：①医务人员的行为要与解除患者的痛苦有关。②医务人员的行为可能减轻或解除患者的痛苦。③医务人员的行为对患者利害共存时，要使行为给患者带来最大的益处和最小的危害。④医务人员的行为使患者受益的同时不给他人带来太大的伤害等。

(4) 公正原则

1) 含义：公正原则是指以形式公正与内容公正的有机统一为依据，分配和实现医疗与健康利益的伦理原则。

2) 形式公正：是指分配负担和收益时，相同的人同样对待，不同的人不同对待。在医护实践中，即指类似的个案以同样的准则处理，不同的个案以不同的准则处理，在我国仅限于基本的医疗和护理。

3) 内容公正：是指根据哪些方面来分配负担和收益，如人们提出公正分配时可根据需要、个人能力、对社会的贡献、在家庭中的角色地位等分配收益和负担，现阶段我国稀有卫生资源的分配，主要依据的就是内容公正。

4) 公正原则对医务人员的要求：①公正地分配卫生资源。医务人员既有宏观分配卫生资源的建议权，又有参与微观分配卫生资源的权利，那么应根据形式公正和内容公正，运用自己的权利，尽力实现患者基本医疗和护理的平等。②不仅在卫生资源分配上，而且态度上能够公正地对待患者，特别是老年患者、精神病患者、残疾患者、年幼患者等。③在医患纠纷、医护差错事故的处理中要坚持实事求是,站在公正的立场上,避免利益冲突,不应受自身利益所左右。

(二) 医患关系伦理

1. **医患关系伦理的特点** ①明确的目的性和目的的统一性。②利益的相关性和社会价值实现的统一性。③人格权利的平等性和医学知识上的不对称性。④医患冲突或纠纷的不可避免性。

2. **医患关系伦理的属性** ①从法律上说,医患关系是一种医疗契约关系。②从伦理上说,医患关系是一种信托关系。

3. **医患关系伦理模式的基本类型**

(1) 主动-被动模式:适用于昏迷、休克、精神病患者发作期、严重智力低下者及婴幼儿等一些难以表达主观意志的患者。

(2) 指导-合作模式:适用于大多数患者。

(3) 共同参与模式:适用于具有一定医学知识背景或长期的慢性病患者,是最理想的模式。

4. **患者的道德权利** 平等医疗权、知情同意权、隐私保护权、损害索赔权和医疗监督权。

5. **患者的道德义务** ①配合医者诊疗。②遵守医院规章制度,尊重医务人员及其劳动。③给付医疗费用。④保持和恢复健康。⑤支持临床实习和医学发展。

(三) 临床诊疗中的伦理问题

临床诊疗的伦理原则:①患者至上原则。②最优化原则。③知情同意原则。④保密守信原则。知情同意原则是指医务人员在选择和确定疾病的诊疗方案时要让患者充分知情并自由选择与决定,对于一些特殊检查、特殊治疗和手术,还要以患者或患者家属(无家属者由监护人)签字为据。在知情同意和选择的前提下,医务人员再对患者实施诊疗的具体措施。如果患者选择有误,医务人员有履行指导的责任。如果不经患者知情同意而医务人员一意孤行地进行诊疗,是侵犯患者自主权的行为。

(四) 死亡医学伦理

1. **脑死亡哈佛标准** ①对外部的刺激和内部的需要无接受性、无反应性。②自主的肌肉运动和自主呼吸消失。③诱导反射消失。④脑电波平直或等电位。同时规定,凡符合以上4条标准,持续24小时测定,每次不少于10分钟,反复检查多次结果一致者,可宣告死亡。但体温过低(<32.2 ℃)或刚服用过大剂量巴比妥类等中枢神经系统抑制药物者除外。

2. **确定脑死亡标准的伦理意义** ①有利于科学准确判定人的死亡。②有利于维护死者的尊严。③有利于节约卫生资源和减轻家属的负担。④有利于器官移植技术的开展。

(五) 生命科学发展中的伦理问题

1. **人类辅助生殖技术引发的主要伦理问题** ①如何确定配子、合子和胚胎的道德地位。②家庭人伦关系的确定。③自然法则可否违背。④错用或滥用的可能。

2. **人类辅助生殖技术的伦理原则** ①有利于患者的原则。②知情同意原则。③保护后代原则。④社会公益原则。⑤保密原则。⑥严防商业化的原则。⑦伦理监督的原则。

3. **人体器官移植的伦理争论** ①器官受体人格是否具有完整性。②器官移植费用过于昂贵。③患者从器官移植的受益多少值得评估。④移植器官的供不应求。

4. **我国人体器官移植的伦理准则**　①患者健康利益至上原则。②自愿、无偿与禁止商业化原则。③知情同意原则。④尊重和保护供者原则。⑤保密原则。⑥公正原则。⑦伦理审查原则。

5. **其他**　人的胚胎干细胞研究的伦理争论，基因诊断与治疗的伦理争议。

（六）健康伦理

1. **概述**　健康伦理是关于人们维护自身健康、促进他人健康和公共健康等过程中的伦理问题进行研究的学问，而公共健康伦理是其重要的内容。1948年，联合国在《世界人权宣言》再次强调了健康权利的概念："人人有权享受为维持他本人和家属的健康和福利所需的生活水准，包括食物、衣着、住房、医疗和必要的社会服务；在遭到失业、疾病、残废、守寡、衰老或在其他不能控制的情况下丧失谋生能力时，有权享受保障。"

2. **健康权利与健康责任**　是健康伦理中的两个重要内容，两者之间的关系是健康伦理的核心，即健康公正或健康正义的问题。

（七）医学道德的评价、监督和修养

1. **医学道德评价的标准**　①是否有利于患者疾病的缓解和康复（首要标准）。②是否有利于人类生存和环境的保护与改善。③是否有利于优生和人群的健康、长寿。④是否有利于医学科学的发展和社会的进步。

2. **评价方式**　社会舆论、传统习俗和内心信念。

3. **医学道德修养的根本途径**　坚持实践。

第二篇 专业理论

第四章

相关基础理论知识

第一节 解剖学

 例题

胸骨角两侧平对的结构是(B)
A. 第1肋　　　　　　B. 第2肋　　　　　　C. 第3肋
D. 第4肋　　　　　　E. 第5肋

(一) 骨学

1. **构成** 成人有206块骨,骨的构造包括骨质、骨膜、骨髓,以及骨的血管、淋巴管和神经。

2. **分类** ①骨按部位分为中轴骨(颅骨和躯干骨)和四肢骨。②骨按形态分为长骨、短骨、扁骨和不规则骨。

(1) 椎骨:包括颈椎(有钩椎关节)、胸椎(相邻棘突呈叠瓦状)、腰椎(棘突间隙较宽,可做腰椎穿刺术)、骶骨(骶管两侧的骶角是骶管麻醉标志)和尾骨。

(2) 胸骨:自上而下分为柄、体和剑突。柄与体连接处微向前突称为胸骨角,两侧平对第2肋。胸骨体外侧缘接第2~7肋软骨。

(3) 颅骨:由8块脑颅骨(额骨、筛骨、蝶骨、颞骨和枕骨)、15块面颅骨(下颌骨、上颌骨、舌骨和腭骨)和6块听小骨组成。

(4) 上肢骨

1) 上肢带骨:包括锁骨和肩胛骨。

2) 自由上肢骨:①肱骨,是上肢最大的管状骨;肱骨外科颈是肱骨头骨松质和肱骨干骨皮质交界的部位,较易发生骨折。②桡骨,桡骨茎突和桡骨头在体表可扪到。③尺骨,尺骨鹰嘴、尺骨后缘全长、尺骨头和尺骨茎突均可在体表扪及。④手骨,包括腕骨、掌骨和指骨。

(5) 下肢骨

1) 髋骨:由髂骨、耻骨和坐骨组成,三骨会合于髋臼,16岁左右完全融合。两侧髂嵴最高点的连线约平第4腰椎棘突,是计数椎骨的标志。坐骨结节是坐位时体重的承受点,为坐骨最低部,可在体表扪及。

2) 自由下肢骨:①股骨,股骨颈的长轴线与股骨干纵轴线之间形成颈干角,为110°~140°,

平均127°。②髌骨,是人体最大的籽骨,可在体表扪及。③胫骨,胫骨干横切面呈三棱形,在中、下1/3交界处变成四边形;三棱形和四边形交界处是应力集中部位,易致骨折。④腓骨,位于胫骨外后方,分一体两端。⑤足骨,包括跗骨、跖骨和趾骨。

(二) 关节学

1. 关节的构成

(1) 基本结构:①关节面,是组成关节各骨的接触面,一般为一凸一凹。②关节囊,附着于关节周围并与骨膜连续;包围关节,封闭关节腔,分内层(滑膜)和外层(纤维膜)。③关节腔,腔内含有少量滑液,呈负压。

(2) 辅助结构:①韧带,可加强关节的稳固或限制过度运动。②关节盘和关节唇。③滑膜襞和滑膜囊。

2. 关节的运动 包括移动、屈和伸、收和展、旋转、环转。

3. 中轴骨的连结

(1) 椎体间的连结:①椎间盘,由髓核和纤维环构成;颈部和腰部椎间盘较厚,颈椎和腰椎活动度较大。②前纵韧带和后纵韧带。

(2) 椎弓间的连结:①黄韧带和棘间韧带。②棘上韧带和项韧带。③横突间韧带。④关节突关节。⑤寰枕关节和寰枢关节。

(3) 胸廓的主要关节:①肋椎关节,包括肋头关节和肋横突关节。②胸肋关节。

4. 附肢骨的连结

(1) 肩关节(盂肱关节):由肱骨头与肩胛骨关节盂构成。关节囊的下壁最为薄弱,肩关节脱位时,常发生前下方脱位。

(2) 肘关节:包括肱尺关节、肱桡关节和桡尺近侧关节。关节囊的后壁最薄弱,常见桡骨、尺骨两骨向后脱位,移向肱骨的后上方。

(3) 桡腕关节(腕关节):可做屈、伸、展、收及环转运动。

(4) 骨盆:由骶骨岬、弓状线、耻骨梳、耻骨结节至耻骨联合上缘构成的环形界线,分为大骨盆(假骨盆)和小骨盆(真骨盆)。

(5) 髋关节:由髋臼与股骨头构成。关节囊后下部较薄弱,脱位时股骨头向下方脱出。

(6) 膝关节:是人体最大、最复杂的关节,关节囊薄而松弛,周围有韧带加固。

(7) 距小腿关节(踝关节):由胫骨和腓骨下端与距骨滑车构成。踝关节扭伤多发生在跖屈位置。

(三) 肌学

1. 形态和构造 骨骼肌由肌腹和肌腱构成。肌的形态多样,按其外形大致可分为长肌、短肌、扁肌和轮匝肌。

2. 肌的辅助装置 ①筋膜,分为浅筋膜(皮下筋膜)和深筋膜(固有筋膜)。②滑膜囊。③腱鞘。

3. 头肌 ①面肌,包括枕额肌、眼轮匝肌、口轮匝肌、提上唇肌、颧肌、颊肌、鼻肌等。②咀嚼肌,包括咬肌、颞肌、翼内肌和翼外肌。

4. **颈肌** 包括颈阔肌、胸锁乳突肌、下颌舌骨肌、肩胛舌骨肌、甲状舌骨肌、斜角肌等。胸锁乳突肌起自胸骨柄前面和锁骨胸骨端,止于颞骨乳突。一侧肌收缩,头向同侧倾斜,面转向对侧;两侧肌收缩,头后仰。

5. **躯干肌** ①背肌,如斜方肌、背阔肌。②胸肌,如胸大肌、肋间外肌。③膈肌。④腹肌,如腹外斜肌、腹直肌。⑤会阴肌。斜方肌瘫痪时产生"塌肩"。

6. **上肢肌** ①上肢带肌,如三角肌。②臂肌,如肱二头肌。③前臂肌,如肱桡肌。④手肌,如拇短展肌。腋神经受损可致三角肌瘫痪。

7. **下肢肌** ①髋肌,如髂腰肌。②大腿肌,如股四头肌。③小腿肌,如胫骨前肌。④足肌,如蚓状肌。

(四) 消化系统

1. **口腔** 是消化管的起始部,向前经口裂通外界,向后借咽峡与咽相通。

2. **食管** 是消化管各部中最狭窄的部分,长约 25 cm。上端在第 6 颈椎体下缘平面与咽相接,下端约平第 11 胸椎体高度与胃的贲门连接。

3. **胃** 位于上腹部,胃与食管结合部称为贲门,与十二指肠结合部称为幽门。介于贲门与幽门间的胃右侧称为胃小弯,左侧为胃大弯。胃小弯和胃大弯平均分成三等份的连线将胃分成三个区,自上而下依次为贲门胃底区、胃体区和胃窦幽门区。幽门前静脉常横过幽门前方,是区分幽门与十二指肠的标志。

4. **小肠** 是消化管中最长的一段,成人长 5~7 m。上端起于胃幽门,下端接续盲肠,分为十二指肠、空肠和回肠 3 部分。十二指肠是小肠中长度最短、管径最大、位置最深且最为固定的部分。

5. **大肠** 是消化管的下段,全长约 1.5 m,分为盲肠、阑尾、结肠、直肠和肛管 5 部分。结肠和盲肠具有 3 种特征性结构,即结肠带、结肠袋和肠脂垂。

6. **肝** 是人体内最大的实质性脏器。肝的右下缘齐右肋缘,左下缘可在剑突下扪及,但一般在腹中线处不超过剑突与脐连线的中点。

(1) 肝的膈面有左、右三角韧带、冠状韧带、镰状韧带,前面有肝圆韧带,使其与膈肌及前腹壁固定;脏面有肝胃韧带和肝十二指肠韧带。

(2) 肝的脏面中部有略呈"H"形的三条沟,其中间横沟称肝门,位于脏面正中,有肝左、右管,肝固有动脉左、右支,门静脉左、右支和神经、淋巴管出入,又称第 1 肝门。出入肝门的这些结构被结缔组织包绕,构成肝蒂。

(3) 在腔静脉沟的上端处,有肝左、中、右静脉出肝后立即注入下腔静脉,临床上常称此处为第 2 肝门。

7. **胆道系统** 胆囊为贮存和浓缩胆汁的囊状器官,分底、体、颈、管 4 部分。肝左、右管分别由左、右半肝内的毛细胆管逐渐汇合而成,走出肝门之后即合成肝总管。肝总管与胆囊管以锐角结合成胆总管。胆囊管、肝总管、肝下缘所构成的三角区称为胆囊三角(Calot 三角)。

8. **胰腺** 是位于腹膜后的长条形器官,分为胰头、颈、体、尾 4 部分,各部分无明显解剖界线。胰尾各面有腹膜包绕,是其重要解剖标志。

（五）呼吸系统

1. **鼻** 是呼吸道的起始部，分为外鼻、鼻腔和鼻旁窦3部分。鼻中隔构成鼻腔的内侧壁，其前下部的血管丰富、位置浅表，外伤或干燥刺激均易引起出血，约90%的鼻出血发生于此区，称易出血区（又称Little区）。

2. **喉** 主要由喉软骨和喉肌构成。喉的支架由甲状软骨、环状软骨、会厌软骨和杓状软骨构成。

3. **气管与支气管**

（1）气管起自环状软骨下缘（约平第6颈椎），向下至胸骨角平面（约平第4胸椎体下缘），分叉形成左、右主支气管，分叉处称气管杈。

（2）气管杈的内面，有一矢状位向上凸出的半月状嵴称气管隆嵴，略偏向左侧，是支气管镜检查时判断气管分叉的重要标志。

（3）气管软骨由14～17个呈"C"形缺口向后的透明软骨环构成。甲状腺峡多位于第2～4气管软骨环前方，气管切开术常在第3～5气管软骨环处施行。

（4）右主支气管短而粗，嵴下角小，走行较陡直，通常有3～4个软骨环；左主支气管细而长，嵴下角大，斜行，常有7～8个软骨环。经气管坠入的异物多进入右主支气管。

4. **肺** 是呼吸器官，位于胸腔内，坐落于膈肌之上、纵隔两侧。肺呈圆锥形，包括一尖、一底、三面、三缘。

（1）内侧面与纵隔相邻，称纵隔面，其中央椭圆形的凹陷称肺门。肺门为支气管、血管、神经和淋巴管等出入肺的门户，出入肺门的结构被结缔组织包裹，称为肺根。

（2）左肺被叶间裂（斜裂）分为上、下两叶，右肺被叶间裂（斜裂和水平裂）分为上、中、下三叶。

5. **胸膜** 是衬覆于胸壁内面、膈上面、纵隔两侧面和肺表面等部位的一层浆膜。

（1）覆盖胸壁内面、膈上面、纵隔两侧面及突至颈根部的胸膜称壁胸膜；覆盖在肺表面并伸入至叶间裂的胸膜称脏胸膜。

（2）不同部分胸膜反折、移行处的胸膜腔，即使在深吸气时肺缘也不能到达其内，称为胸膜隐窝。肋膈隐窝是诸胸膜隐窝中位置最低、容量最大的部位。

6. **纵隔** 是指左、右两侧纵隔胸膜间全部器官、结构和结缔组织的总称。四分法以胸骨角水平面将纵隔分为上纵隔和下纵隔；下纵隔以心包为界，分为前、中、后纵隔。

（1）上纵隔

1）上界为胸廓上口，下界为胸骨角至第4胸椎下缘的平面，前方为胸骨柄，后方为第1～4胸椎体。

2）自前向后有胸腺、左和右头臂静脉、上腔静脉、膈神经、迷走神经、喉返神经、主动脉弓及其三大分支、气管、食管、胸导管和交感干胸段等。

（2）下纵隔：上界为上纵隔的下界，下界是膈，两侧为纵隔胸膜。

1）前纵隔位于胸骨体与心包之间，容纳胸腺或胸腺遗迹、纵隔前淋巴结、胸廓内动脉纵隔支、疏松结缔组织及胸骨心包韧带等。

2) 中纵隔即心包所在区域,容纳心及出入心的大血管。

3) 后纵隔位于心包与脊柱胸部之间,容纳气管杈及左、右主支气管、食管、胸主动脉及奇静脉、半奇静脉、胸导管、交感干胸段和淋巴结等。

(六) 泌尿系统

1. 肾

(1) 形态:肾形似蚕豆,分内、外侧两缘,前、后两面及上、下两端。内侧缘中部的凹陷称肾门,是肾的血管、神经、淋巴管及肾盂出入肾的门户。出入肾门的结构为结缔组织所包裹,称为肾蒂。肾蒂内结构自前向后分别为肾静脉、肾动脉和肾盂末端;自上而下分别为肾动脉、肾静脉和肾盂。

(2) 肾实质结构:①肾皮质。②肾髓质。

(3) 位置:正常时肾的位置可随呼吸和体位而上下移动。左肾在第 11 胸椎体上缘至第 2~3 腰椎间盘之间,右肾在第 12 胸椎体上缘至第 3 腰椎体上缘之间。肾门约平第 1 腰椎平面,体表投影位于竖脊肌的外侧缘与第 12 肋之间的交界处,此区称为肾区或肋脊角。

2. 输尿管

(1) 走行:输尿管起自肾盂,于腹膜后面,沿腰大肌表面下行,在小骨盆上口处,左输尿管越过左髂总动脉前方,右输尿管经过右髂外动脉前方进入盆腔,沿盆腔侧壁行向前、下、内方,男性输尿管在输精管后外方与之交叉,女性输尿管经子宫动脉后下方绕过,向下内斜穿膀胱壁开口于膀胱。

(2) 分部:①小骨盆上口以上部分为输尿管腹部。②小骨盆上口至膀胱壁的部分为输尿管盆部。③斜穿膀胱壁的部分为输尿管壁内部。

(3) 输尿管的狭窄:①上狭窄,位于肾盂与输尿管移行处。②中狭窄,位于小骨盆上口与髂血管交叉处。③下狭窄,在输尿管的壁内段。

3. 膀胱

(1) 膀胱空虚时呈三棱锥体形,分为尖、体、底和颈 4 部分。

(2) 膀胱底的内面,两输尿管口与尿道内口之间的三角形区域,黏膜与肌层紧密相连,无论膀胱充盈或空虚,都保持平滑状,不形成皱襞,称为膀胱三角。

(3) 成人膀胱顶在空虚时不超过耻骨联合上缘,充盈时高于此界;膀胱充盈时,膀胱顶和体上面的腹膜可升高而被推向上方,此时膀胱的前外侧壁直接与腹前壁接触。

4. 尿道 女性尿道较短、宽,且较直。

(七) 生殖系统

1. 男性生殖器 内生殖器包括睾丸、输精管道和附属腺体;外生殖器为阴茎和阴囊。

(1) 输精管依据行程,分为睾丸部、精索部、腹股沟部、盆腔部 4 部分。精索部位置表浅,为输精管结扎的理想部位。

(2) 前列腺分为前叶、中叶、后叶和两侧叶。前列腺腺体部分分为移行区、中央区和外周区。

(3) 阴茎分为头、体和根 3 部分,主要由两条阴茎海绵体和一条尿道海绵体组成。

2. **男性尿道** 按行程分为前列腺部、膜部和海绵体部3部分。

(1) 弯曲：①阴茎体内，尿道存在一个凹向下的弯曲，位于耻骨联合前下方，称为耻骨前弯。阴茎勃起或上提阴茎时，此弯曲可变直而消失。②尿道膜部附近，存在凸向下后方的弯曲，位于耻骨联合后下方，称为耻骨下弯，该弯曲固定不可变。

(2) 狭窄与膨大：①尿道狭窄分别位于尿道内口、尿道膜部和尿道外口，以外口最窄。②尿道膨大分别位于尿道前列腺部、尿道球部和舟状窝。

3. **女性生殖系统** 内生殖器包括生殖腺（卵巢）、输卵管道及附属腺体；外生殖器即女阴。

(1) 输卵管由内侧向外侧分为输卵管子宫部、输卵管峡部、输卵管壶腹、输卵管漏斗4部分。输卵管峡部短直而狭窄，是输卵管结扎术的常选部位。

(2) 子宫呈倒置梨形，分为底、体、峡、颈4部分。非妊娠时，子宫峡不明显，长约1cm；妊娠期，子宫峡逐渐伸展变长，形成"子宫下段"，产科常在此处进行剖宫术。

（八）腹膜

1. **概述** 腹膜是覆盖于腹腔壁、盆腔壁内表面及腔内脏器表面的一层薄而光滑的浆膜。

2. **腹膜与腹、盆腔脏器的关系**

(1) 腹膜内位器官：指表面几乎全部被腹膜所覆盖的器官，如胃、十二指肠上部、空肠、回肠、盲肠、阑尾、横结肠、乙状结肠、脾、卵巢和输卵管等。

(2) 腹膜间位器官：指表面大部分被腹膜覆盖的器官，如肝、胆囊、升结肠、降结肠、子宫、膀胱和直肠上段等。

(3) 腹膜外位器官：指仅小部分表面被腹膜覆盖的器官，如肾、肾上腺、输尿管，十二指肠降部、水平部和升部，直肠中下段及胰等。

3. **腹膜形成的结构** 包括网膜、系膜、韧带、皱襞、隐窝和凹陷。

（九）脉管系统

1. **概述** 脉管系统包括心血管系统和淋巴系统。心血管系统由心、动脉、毛细血管和静脉组成；淋巴系统由淋巴管道、淋巴器官和淋巴组织组成。

2. **心**

(1) 外形：心形似前后略扁倒置的圆锥体，可分为一尖、一底、两面、三缘和四条沟。心尖钝圆、游离，朝向左前下方。冠状沟靠近心底处近似冠状位，几乎环绕心一周，前方被肺动脉干所中断，是心房和心室在心表面的分界标志。

(2) 心腔：分为右心房、右心室、左心房和左心室4个腔，同侧心房与心室间借房室口相通，但左、右心房间，左、右心室间互不相通，分别被房间隔、室间隔分隔。

(3) 心的传导系：包括窦房结、结间束、房室结、房室交界区、房室束、左、右束支和浦肯野纤维网。窦房结是心的正常起搏点。

(4) 心的血管：供应心的动脉是左、右冠状动脉；心的静脉血绝大部分经冠状窦回流到右心房，小部分直接汇入右心房。

1) 心膈面大部分是右冠状动脉供应，故临床所见后壁心肌梗死多由右冠状动脉阻塞造成。

2) 冠状动脉阻塞性病变好发于左冠状动脉前室间支的上1/2段，其次为右冠状动脉胸肋面的前 1/2 处和左冠状动脉旋支的胸肋面,且这三大主支病变的近侧段发生率较高,而远侧段可完好通畅,故临床上常另用一段血管,在主动脉和狭窄或阻塞段的冠状动脉远端之间施行主动脉-冠状动脉旁路移植术,又称冠脉搭桥术。

(5) 心包:为包裹心和出入心大血管根部的锥体形纤维浆膜囊,分为外层的纤维心包和内层的浆膜心包。

3. **动脉** 管壁厚、弹性好、压力高、血流快,可产生搏动。动脉损伤后易导致大失血,应及时进行压迫或结扎止血。

4. **静脉** 上腔静脉收集头颈部、上肢、胸壁和部分胸腔脏器的静脉血。下腔静脉是人体最粗大的静脉干,由左、右髂总静脉在第 5 腰椎体的右侧汇合而成,收集下肢、盆部和腹部的静脉血。

(十) 神经系统

1. **分类** ①中枢神经系统。②周围神经系统。

2. **组成** 神经系统主要由神经组织构成,神经组织有两种主要的细胞成分,即神经细胞和神经胶质细胞。

3. **常用术语** ①在中枢部,神经元胞体及其树突的聚集部位,在新鲜标本中色泽灰暗称灰质。②配布于大脑和小脑表面的灰质称皮质。③形态和功能相似的神经元胞体聚集成团或柱称神经核。④神经纤维在中枢部聚集的部位称白质。⑤位于大脑和小脑皮质深部的白质称髓质。

(十一) 内分泌系统

1. **概述** 内分泌系统由内分泌腺、内分泌组织和内分泌细胞组成。人体的内分泌腺或内分泌组织包括垂体、甲状腺、甲状旁腺、肾上腺、胰岛、松果体、胸腺和性腺等。

2. **甲状腺** 位于颈前部,棕红色,呈"H"形,分左、右两侧叶,中间以甲状腺峡相连。

(1) 在甲状腺侧叶内侧和甲状腺峡后面,由甲状腺悬韧带连于甲状软骨、环状软骨和气管软骨环之间,故吞咽时,甲状腺可随喉上下移动。

(2) 甲状腺的两侧叶位于喉下部和气管颈部的前外侧,上极平甲状软骨中点,下极至第 6 气管软骨,后方平对第 5~7 颈椎高度。

第二节 病理学与病理生理学

 例题

慢性炎症中较常见的炎症细胞是(D)
A. 中性粒细胞　　　　B. 嗜碱性粒细胞　　　　C. 嗜酸性粒细胞
D. 单核巨噬细胞　　　E. 肥大细胞

重点梳理

（一）病理学

1. 细胞和组织的适应与损伤

（1）适应：在形态学上一般表现为萎缩、肥大、增生和化生，涉及细胞数目、细胞体积或细胞分化的改变。

（2）细胞可逆性损伤：①细胞水肿。②脂肪变。③玻璃样变。④淀粉样变。⑤黏液样变。⑥病理性色素沉着。⑦病理性钙化。

（3）细胞死亡：是涉及所有细胞的最重要的生理病理变化，主要有凋亡和坏死2种类型。

2. 损伤的修复

（1）再生：指组织和细胞损伤后，由周围同种细胞进行增生，以实现修复的过程。其分为生理性再生和病理性再生。

（2）细胞的再生潜能：根据再生能力的强弱，人体细胞分为不稳定细胞、稳定细胞和永久性细胞。

（3）肉芽组织：主要由成纤维细胞和新生薄壁的毛细血管组成，伴炎症细胞浸润。肉眼表现为鲜红色、颗粒状，柔软湿润。常有大量渗出液及炎症细胞，主要是巨噬细胞、中性粒细胞。肉芽组织最后变为瘢痕组织。

（4）创伤愈合

1）一期愈合：为组织缺损少，无感染，创缘整齐，创面对合严密的伤口。

2）二期愈合：为组织缺损较大，创缘不整齐，哆开，不能整齐对合，或伴有感染的伤口。

（5）骨折愈合过程：包括血肿形成、纤维性骨痂形成、骨性骨痂形成、骨痂改建或再塑。

3. 局部血液循环障碍

（1）充血：器官或组织因动脉输入血量的增多，称动脉性充血，简称充血。

（2）淤血：局部组织或器官静脉血液回流受阻，血液淤积于小静脉和毛细血管内，导致血量增加，称静脉性充血，简称淤血。

（3）血栓形成

1）血栓形成的条件：①血管内皮细胞的损伤。②血流状态的改变。③血液凝固性增高。

2）血栓的类型：①白色血栓。②混合血栓。③红色血栓。④透明血栓。

3）血栓的结局：①血栓软化、溶解、吸收。②血栓机化、再通。③血栓钙化。

4）血栓对机体的影响：①阻塞血管。②栓塞。③心瓣膜变形。④广泛性出血。

（4）栓塞

1）栓子的运行途径：①右心或体静脉的栓子，阻塞肺动脉及其分支。②左心或主动脉的栓子，阻塞体动脉分支，最常见于脑、肾、下肢等处的动脉分支。③门静脉的栓子，阻塞肝内门静脉及其分支。④交叉性栓塞指心脏或大血管有异常血流通路时发生的罕见栓塞，如左心房内的血栓脱落经先天性房间隔缺损处抵达右心，可发生肺动脉及其分支的栓塞。⑤逆行性栓塞极罕见,多发生在静脉系统。

2) 栓塞的类型:①血栓栓塞。②脂肪栓塞。③气体栓塞。④羊水栓塞。

(5) 梗死

1) 梗死形成的原因和条件:①血栓形成,是梗死最常见的原因。②动脉栓塞,多为血栓栓塞。③动脉痉挛。④血管受压闭塞。⑤未能建立有效的侧支循环。

2) 梗死的类型和病理变化:①贫血性梗死。②出血性梗死。③败血性梗死。

4. 炎症

(1) 基本病理变化:包括局部组织变质、渗出和增生,这些变化按先后顺序发生,早期以变质和渗出变化为主,后期以增生为主,但两者相互密切联系。变质一般属于损伤过程,渗出和增生属于抗损伤过程。

(2) 局部表现:炎症局部表现为红、肿、热、痛和功能障碍。

(3) 全身反应:包括发热、末梢血白细胞计数增多、单核巨噬细胞的增生及器官实质细胞发生不同程度的变性、坏死而引起的器官功能障碍。

(4) 炎症的结局:①痊愈。②迁延不愈转为慢性。③蔓延播散。

(5) 急性炎症:白细胞的渗出是炎症反应最重要的特征。急性炎症包括浆液性炎、纤维素性炎、化脓性炎。

(6) 慢性炎症:最重要的特点是炎症灶内浸润细胞主要是淋巴细胞、浆细胞和单核巨噬细胞。肉芽肿性炎是特殊的慢性增生性炎症,以肉芽肿形成为特点。

5. 肿瘤

(1) 肿瘤的异型性:反映肿瘤组织成熟的程度,即分化程度。良性肿瘤细胞的异型性小,恶性肿瘤细胞具有高度异型性。

(2) 肿瘤的生长方式:①膨胀性生长,是大多数良性肿瘤的生长方式。②外生性生长。③浸润性生长,是大多数恶性肿瘤的生长方式。

(3) 肿瘤的扩散和转移:淋巴道转移是癌细胞最常见的转移方式。血道转移是肉瘤细胞最常见的转移方式。

(4) 良性肿瘤与恶性肿瘤的区别

鉴别要点	良性肿瘤	恶性肿瘤
分化程度	分化好,异型性小	不同程度分化障碍或未分化,异型性大
核分裂象	无或少,不见病理性核分裂象	多,可见病理性核分裂象
生长速度	缓慢	较快
生长方式	膨胀性或外生性生长	浸润性或外生性生长
继发改变	少见	常见,如出血、坏死、溃疡形成等
转移	不转移	可转移
复发	不复发或很少复发	易复发
对机体的影响	较小,主要为局部压迫或阻塞	较大,破坏原发部位和转移部位的组织;坏死、出血,合并感染;恶病质

（二）病理生理学

1. 水、电解质代谢紊乱

（1）正常水、钠代谢

1）成年男性体液总量约占体重的60%。其中细胞内液约占体重的40%；细胞外液约占体重的20%，包括血浆（约占体重的5%）和组织间液（约占体重的15%）。

2）细胞内液中，K^+是主要的阳离子；主要的阴离子是HPO_4^{2-}和蛋白质。

3）细胞外液的阳离子主要是Na^+，阴离子主要是Cl^-。

4）维持细胞内液渗透压的离子主要是K^+与HPO_4^{2-}，特别是K^+。正常人血浆渗透压在290～310 mmol/L。

（2）水、钠代谢紊乱：分为脱水、水中毒和水肿3类。脱水可分为低渗性脱水、高渗性脱水和等渗性脱水。

（3）钾代谢

1）正常人钾的摄入和排出处于动态平衡，摄入钾的90%经肾随尿排出，排钾规律是多吃多排、少吃少排，但不吃也排。

2）细胞内高钾浓度的维持主要依靠细胞膜上的Na^+,K^+-ATP酶。机体主要依靠远曲小管和集合管对钾的分泌和重吸收进行调节，从而维持体钾平衡。

3）正常血清钾浓度为3.5～5.5 mmol/L，按血钾浓度高低，钾代谢紊乱可分为低钾血症和高钾血症。

2. 酸碱平衡和酸碱平衡失调

（1）正常人血浆的酸碱度在很窄的弱碱性范围内变动，动脉血pH为7.35～7.45，平均值为7.40。

（2）机体对体液酸碱度的调节主要通过体液的缓冲系统，以及肺、组织细胞和肾的调节作用而实现。

（3）机体酸碱平衡的常用检测指标：①pH和H^+浓度。②动脉血CO_2分压（$PaCO_2$）。③实际碳酸氢盐（AB）和标准碳酸氢盐（SB）。④缓冲碱（BB）。⑤碱剩余（BE）。⑥阴离子隙（AG）。

3. 缺氧

（1）常用血氧指标

1）血氧分压：正常动脉血氧分压（PaO_2）约为100 mmHg，其高低主要取决于吸入气的氧分压和肺的通气与弥散功能。静脉血氧分压（PvO_2）约为40 mmHg，其变化反映组织、细胞对氧的摄取和利用状态。

2）血氧容量：1 g Hb充分氧合时可结合1.34 mL氧，正常成人Hb为150 g/L，血氧容量为200 mL/L。

3）血氧含量：取决于血氧分压和血氧容量。正常动脉血氧含量（CaO_2）约为190 mL/L，静脉血氧含量（CvO_2）约为140 mL/L。

4) 血氧饱和度：正常动脉血氧饱和度（SaO_2）为 95%～98%，静脉血氧饱和度（SvO_2）为 70%～75%。

(2) 缺氧的类型：①低张性缺氧。②血液性缺氧。③循环性缺氧。④组织性缺氧。

4. 发热

(1) 概述：发热通常是由发热激活物作用于机体，激活产内生致热原细胞使之产生和释放内生致热原（EP），再经一些后续环节引起体温升高。

(2) 发热激活物：①外致热原，如细菌、病毒、真菌等。②某些体内产物，如抗原抗体复合物、类固醇等。

(3) 内生致热原的种类：①白细胞介素-1（IL-1）。②肿瘤坏死因子（TNF）。③干扰素（IFN）。④白细胞介素-6（IL-6）。⑤巨噬细胞炎症蛋白-1（MIP-1）。

(4) 物质代谢的改变：体温每升高 1℃，基础代谢率提高 13%。

5. 应激

(1) 概念：应激是指机体在感受到各种因素的强烈刺激时，为满足其应对需求，内环境稳态发生的适应性变化与重建。

(2) 急性期反应（APR）：是感染、烧伤、大手术、创伤等强烈应激原诱发机体产生的一种快速防御反应，表现为体温升高、血糖升高、分解代谢增强、血浆蛋白含量的急剧变化。相关的血浆蛋白多肽统称为急性期反应蛋白（APP）。

6. 弥散性血管内凝血

(1) 发病机制：①组织因子释放，外源性凝血系统激活，启动凝血过程。②血管内皮细胞损伤，凝血、抗凝调控失调。③血细胞大量破坏，血小板被激活。④促凝物质进入血液。

(2) 功能与代谢变化：①出血。②器官功能障碍。③休克。④贫血。

第三节 影像学

（一）不同组织的 X 线影像

1. 高密度组织 如骨或钙化等，密度较高，在 X 线片上呈白色影像。

2. 中等密度组织 如软骨、肌肉、神经、实质器官、结缔组织及体液等，密度中等，在 X 线片上呈灰白色影像。

3. 低密度组织 如脂肪及含气组织等，其密度较低，在 X 线片上呈灰黑或深黑色影像。

（二）常用技术

1. 中枢神经系统疾病 CT 检查是颅内各种疾病的首选和主要影像学检查技术。MRI 检查可作为某些颅内疾病的首选检查方法，也是 CT 检查的重要补充。

2. 颈部疾病 MRI 检查的软组织分辨率高，对颈部病变的检出、囊实性病变鉴别、肿瘤术后改变与复发判断等有较高价值。超声主要用于检查颈部淋巴结、甲状旁腺和甲状腺疾病。

3. **呼吸系统疾病** 胸部 X 线片是胸部疾病诊断的基本方法。CT 易于发现胸部病变和显示病变特征,可显示 X 线片上心影后及后肋膈角等处隐匿性病灶。

4. **循环系统疾病** 无创技术包括常规 X 线、超声、CT、MRI、核医学的单光子发射计算机断层(SPECT)和正电子发射断层(PET)等。有创技术包括心导管术和心血管造影检查、血管内超声(IVUS)、光学相干断层成像(OCT)等腔内成像技术。

5. **乳腺疾病** 乳腺影像学检查以常规 X 线摄影及超声检查为主,两者有较好的优势互补性。

6. **骨骼和关节疾病** 影像学检查首选 X 线平片。部分骨骼和关节疾病早期,X 线表现出现晚,需定期复查或进一步行 CT、MRI 检查。

第五章

基本理论知识

第一节 消毒与无菌技术

 例题

有关外科无菌技术的叙述,不恰当的是(B)

A. 针对微生物及感染途径所采取的一系列预防措施

B. 灭菌指杀灭一切活的微生物,但不包括芽孢

C. 内容包括灭菌法、消毒法

D. 遵守一定的操作规程及管理制度

E. 防止病原微生物在手术、换药、穿刺等过程中通过接触、空气或飞沫进入伤口

1. 消毒与无菌技术

(1) 无菌技术:是针对微生物及感染途径所采取的一系列临床基本操作规范。

(2) 灭菌:是指杀灭一切活的微生物,包括芽孢。

(3) 消毒:是指杀灭病原微生物和其他有害微生物,但并不要求清除或杀灭所有微生物。

2. 灭菌、消毒的常用方法

(1) 高压蒸汽灭菌法:目前医院内应用最多,效果可靠。适用于手术器械、消毒衣巾及布类敷料等的灭菌。分为下排气式和预真空式。

(2) 化学气体灭菌法:适用于不耐高温、湿热的医疗材料的灭菌,如电子仪器、内镜等。主要采用环氧乙烷气体法、过氧化氢等离子低体温法等。

(3) 煮沸法:适用于金属器械、玻璃制品及橡胶类物品的灭菌。

(4) 药液浸泡法:适用于锐利手术器械、内镜等的消毒灭菌。目前多采用2%中性戊二醛作为浸泡液,30分钟达到消毒效果,灭菌时间为10小时。

(5) 干热灭菌法:适用于耐热、不耐湿,蒸气或气体不能穿透物品的灭菌,如玻璃、粉剂、油剂等。

(6) 电离辐射法:属于工业化灭菌法,主要应用于无菌医疗耗材(如一次性注射器、丝线)和某些药品。

3. 手术室的管理

(1) 手术室的相关制度包括消毒、卫生制度、灭菌消毒物品的保存和监测,以及特殊感染患者所用器械物品的处理等。

(2) 现代化的层流手术室采用空气洁净技术对微生物污染采取程度不同的处理。手术过程中尽量减少手术间的开门次数,严禁开门进行手术。

(3) 手术室的工作区域,应当每24小时清洁消毒一次。

(4) 一天内同一手术间有多个手术,安排时要遵循先做无菌手术后做污染手术的原则。乙型肝炎、梅毒、艾滋病等特殊传染病患者手术应安排在无传染病患者之后。

(5) 特殊感染的消毒

1) 气性坏疽、铜绿假单胞菌感染者术后,用40%甲醛+高锰酸钾熏蒸(每100 m³ 用40%甲醛200 mL+高锰酸钾100 g)。

2) 乙型肝炎、铜绿假单胞菌感染、开放性结核患者,所用手术器械先在2 000 mg/L有效氯溶液中浸泡60分钟,然后清洗、高压蒸气灭菌。引流物及引流瓶用2 000 mg/L有效氯溶液浸泡60分钟后倒入指定容器,由医院统一处理。用过的敷料打包后集中送洗衣房专缸处理。

第二节 水与电解质平衡及紊乱

例题

低渗性脱水的临床表现不包括(D)
A. 手足麻木   B. 恶心、呕吐   C. 视力减退
D. 明显口渴   E. 头晕

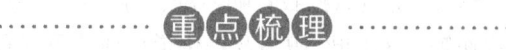

(一) 水、钠代谢紊乱

1. 低渗性脱水   水和Na^+同时缺失,但Na^+丢失多于失水,血清Na^+浓度<135 mmol/L,血浆渗透压<280 mOsm/L。

(1) 病因:①大量消化液丢失而只补充水是最常见原因,如大量呕吐、长期胃肠减压引流而只补充水或仅输注葡萄糖。②液体在第三间隙集聚。③长期连续应用排钠利尿剂。④经皮肤丢失,如大量出汗、大面积烧伤等。

(2) 临床表现:一般无口渴感。①轻度缺钠(<135 mmol/L),患者感疲乏、头晕、手足麻木,尿Na^+减少。②中度缺钠(<130 mmol/L),患者除有上述症状外,尚有恶心、呕吐、脉搏细速,血压不稳定或下降,脉压变小,浅静脉萎陷,视力模糊,站立性晕倒。尿量少,尿中几乎不含钠和氯。③重度缺钠(<120 mmol/L),患者神志不清,肌痉挛性抽痛,腱反射减弱或消失;出现木僵、呼吸困难甚至昏迷,常发生低血容量性休克。

(3) 治疗：积极处理原发病。静脉补液，原则是速度先快后慢，总输入量分次完成。

1) 需补钠量(mmol/L) = (血钠正常值 − 血钠测量值) × 体重(kg) × 0.6(女性为 0.5)；以 17 mmol/L Na$^+$ 相当于 1 g 钠盐计算。

2) 需补钠量应分次逐步纠正，当天先补 1/2 量，加每天正常需要量 4.5 g。其余的一半钠可在第 2 天补给。此外还应补给日需液体量 2 000 mL。

3) 重度缺钠伴休克者，应先补充血容量，可应用晶体液(复方乳酸氯化钠溶液、等渗盐水)、白蛋白及血浆等胶体溶液。输注高渗盐水时应严格控制滴速。

2. 等渗性脱水 水和 Na$^+$ 成比例丢失，血容量减少但血清 Na$^+$ 浓度和血浆渗透压仍在正常范围内。

(1) 病因：①消化液的急性丧失，如肠外瘘、大量呕吐、腹泻等。②体液丧失在感染区或软组织内，如腹腔内或腹膜后感染、肠梗阻等。③大量抽放胸腔积液、腹腔积液、大面积烧伤等。

(2) 临床表现：①症状有恶心、厌食、乏力、少尿等，但不口渴。②体征有舌干燥、眼窝凹陷、皮肤干燥、松弛等。③若短期内体液丧失量达体重的 5%(即细胞外液的 25%)，患者会出现脉搏细速、肢端湿冷、血压不稳定或下降等血容量不足症状；若失液量达体重的 6%～7%(即细胞外液的 30%～35%)，则有更严重的休克表现。

(3) 治疗

1) 治疗原发病，消除病因。

2) 补液：①静脉输注平衡盐溶液或等渗盐水。②补充每日基本需要量(水 2 000 mL + 氯化钠 4.5 g)。

3) 补钾：在纠正缺水后，排钾量会有所增加，血清 K$^+$ 浓度也因细胞外液量增加而被稀释降低，应注意预防低钾血症。

3. 高渗性脱水 失水多于失 Na$^+$，血清 Na$^+$ > 150 mmol/L，血浆渗透压 > 310 mOsm/L，又称低容量性高钠血症。

(1) 病因：①摄入水分不足，如食管癌致吞咽困难、重危患者给水不足。②水丧失过多，如高热、大量出汗、大面积烧伤等。③呕吐、腹泻及消化道引流等可导致等渗或含钠低的消化液丢失。④尿崩症、使用大量脱水剂等。⑤过度通气，丢失不含电解质的水分。

(2) 临床表现：①轻度缺水(缺水量占体重 2%～4%)：有口渴感。②中度缺水(缺水量占体重 4%～6%)：出现极度口渴、乏力、尿少、唇舌干燥、皮肤失去弹性、眼窝下陷、烦躁不安、肌张力增高、腱反射亢进等。③重度缺水(缺水量占体重 6% 以上)：除上述症状外，出现躁狂、幻觉、错乱、谵妄、抽搐、昏迷甚至死亡。

(3) 治疗

1) 积极纠正病因。

2) 补液：①补充低渗液体，能口服者口服，无法口服者可静脉滴注 5% 葡萄糖溶液或 0.45% NaCl 溶液。②根据临床表现估计失水量占体重的比例，然后按每丧失体重的 1% 补液 400～500 mL 计算。③补充每日生理需要量。④纠正高渗性脱水速度不宜过快，避免快速扩容导致脑水肿。

3）高渗性脱水者体内总体钠是减少的，应适当补充钠。

4. 水中毒 水潴留使体液量明显增多，血清 Na^+ 浓度 < 130 mmol/L，血浆渗透压 < 280 mOsm/L，但体内钠总量正常或增多，又称为高容量性低钠血症。

(1) 病因：①急性肾衰竭，各种原因所致的抗利尿激素分泌过多。②持续性大量饮水或精神性饮水过量，静脉输入不含盐或含盐量少的液体过多过快，超过肾脏排水能力。

(2) 临床表现：①急性水中毒可出现颅内压增高症状。②慢性水中毒往往被原发病的症状所掩盖，可有软弱无力、恶心、呕吐、嗜睡等。③红细胞计数、血红蛋白、血细胞比容、血浆渗透压均降低。

(3) 治疗：一经诊断，立即停止水摄入。程度严重者还需应用渗透性利尿剂或袢利尿剂。

（二）钾代谢紊乱

1. 低钾血症 血清 K^+ 浓度 < 3.5 mmol/L。

(1) 病因：①钾摄入不足，如消化道梗阻、长期禁食、神经性厌食等。②大量丧失钾，如严重呕吐、腹泻、持续胃肠减压等。③排钾过多，如长期应用排钾性利尿剂等。④补钾不足，如长期输注不含钾盐的液体。⑤钾向组织内转移，如大量输注葡萄糖和胰岛素等。

(2) 临床表现：①最早表现为肌无力，从四肢延及躯干和呼吸肌，可有软瘫、腱反射减退或消失。②有厌食、恶心、呕吐和腹胀、肠蠕动消失等肠麻痹表现。③心脏受累主要为窦性心动过速、传导阻滞和节律异常。典型心电图改变：早期出现 T 波降低、增宽或倒置，随后出现 ST 段降低、QT 间期延长和 U 波。④碱中毒，反常性酸性尿。

(3) 治疗

1）积极处理造成低钾血症的病因。

2）补钾：①轻度低钾血症者可进食含钾丰富的食物或口服氯化钾。②需经静脉补钾者，每天补氯化钾 $3 \sim 6$ g（即 $40 \sim 80$ mmol K^+，1 g 氯化钾相等于 13.4 mmol K^+），补钾速度控制在 20 mmol/h 以下。③伴有休克者，先恢复血容量，待尿量超过 40 mL/h 后再静脉补钾。

2. 高钾血症 血清 K^+ 浓度 > 5.5 mmol/L。

(1) 病因：①摄入钾过多，如口服含钾药物、静脉输入过多钾及输入大量库存血等。②排钾过少，如应用保钾利尿剂等。③细胞内钾的移出，如溶血、组织损伤及酸中毒等。

(2) 临床表现：①肌肉轻度震颤，手足感觉异常，肢体软弱无力，腱反射减退或消失，甚至出现延缓性麻痹。②窦性心动过缓、房室传导阻滞或快速性心律失常，最危险的是心室颤动或心搏骤停。常有心电图异常变化，早期改变为 T 波高而尖，QT 间期缩短，QRS 波群增宽伴幅度下降，P 波波幅下降并逐渐消失。③酸中毒，反常性碱性尿。

(3) 治疗

1）立即停用一切含钾药物或溶液。

2）促使 K^+ 转入细胞内：①10% 葡萄糖酸钙溶液 $10 \sim 20$ mL 稀释后缓慢静脉注射（钙与钾有对抗作用，可缓解 K^+ 对心肌的毒性作用）。②5% $NaHCO_3$ 溶液 250 mL 静脉滴注。③10 U 正规胰岛素加入 10% 葡萄糖溶液 $300 \sim 500$ mL 中静脉滴注。

3）应用利尿剂：常用袢利尿剂（如呋塞米）或噻嗪类利尿剂。

4）应用阳离子交换树脂。

5）透析疗法。

（三）酸碱平衡失调

1. 代谢性酸中毒 指细胞外液 H^+ 增加和（或）HCO_3^- 丢失引起的 pH 下降，以血浆原发性 HCO_3^- 减少为特征。

(1) 病因：①碱性物质丢失过多，如严重腹泻、肠瘘、胰瘘等。②肾脏排酸保碱功能障碍，如肾衰竭等。③酸性物质产生过多，如组织缺氧产生乳酸性酸中毒等。④外源性固定酸摄入过多，如长期应用阿司匹林、氯化铵等。⑤高钾血症。

(2) 临床表现

1）轻度患者可无明显症状。

2）重症患者可有疲乏、眩晕、嗜睡、感觉迟钝或烦躁；最明显的表现是呼吸加快加深，典型者称为 Kussmaul 呼吸。可出现腱反射减弱或消失、神志不清或昏迷。酮症酸中毒者呼出气带有酮味，面颊潮红，心率加快，血压常偏低。

(3) 动脉血气分析：标准碳酸氢盐（SB）、实际碳酸氢盐（AB）及缓冲碱（BB）均降低，碱剩余（BE）负值加大，pH 下降、$PaCO_2$ 继发性降低，AB<SB。

(4) 治疗

1）病因治疗：为首要治疗措施。

2）补液：低血容量休克可伴代谢性酸中毒，经补液、输血纠正休克后，轻度代谢性酸中毒可自行纠正，不宜使用碱性药物。

3）碱性药物：血浆 HCO_3^- <10 mmol/L 时，常用碳酸氢钠溶液纠正酸中毒。

4）防治低钾血症和低钙血症。

2. 代谢性碱中毒 是指细胞外液碱增多和（或）H^+ 丢失引起 pH 升高，以血浆 HCO_3^- 原发性增多为特征。

(1) 病因：①酸性物质丢失过多，如剧烈呕吐、长期胃肠减压等。②碱性物质摄入过多，如服用过量碳酸氢钠、输入大量库存血等。③H^+ 向细胞内移动，如低钾血症。

(2) 临床表现

1）轻度患者可无明显症状。

2）重症患者可有烦躁不安、精神错乱或谵妄等；面部及肢体肌肉抽动、腱反射亢进及手足抽搐；抑制呼吸中枢可导致呼吸变浅变慢，换气量减少；心律失常、心脏传导阻滞、血压下降甚至心搏骤停。

(3) 动脉血气分析：pH 升高，AB、SB 及 BB 均升高，AB>SB，BE 正值加大，$PaCO_2$ 继发性升高。

(4) 治疗

1）积极治疗原发病。

2）补液：对丧失胃液所致的代谢性碱中毒，输注等渗盐水或葡萄糖盐水。

3）伴有低钾血症，可同时补给氯化钾。

4) 血浆 HCO_3^- 45～50 mmol/L，pH＞7.65 时，可给予稀释的盐酸溶液。

3. 呼吸性酸中毒 是指 CO_2 排出障碍或吸入过多引起的 pH 下降，以血浆 H_2CO_3 浓度原发性升高为特征。

(1) 病因：①颅脑损伤、脑血管意外、呼吸中枢抑制剂或麻醉药物用量过大等导致 CO_2 排出障碍。②喉头痉挛或水肿、溺水等可引起急性呼吸性酸中毒；慢性阻塞性肺疾病(COPD)、支气管哮喘等可引起慢性呼吸性酸中毒。③心源性急性肺水肿、肺纤维化等引起通气障碍。④环境中 CO_2 浓度过高。

(2) 临床表现

1) 急性严重的呼吸性酸中毒常表现为呼吸急促、呼吸困难及明显的神经系统症状。

2) 脑缺氧可致脑水肿、脑疝，甚至呼吸骤停。

3) 可出现心律失常、血压下降等。

(3) 动脉血气分析：$PaCO_2$ 增高，pH 降低，通过肾代偿后，代谢性指标继发性升高，AB、SB 及 BB 均升高，AB＞SB，BE 正值加大。

(4) 治疗

1) 迅速去除引起通气障碍的原因，改善通气功能，使蓄积的 CO_2 尽快排出。

2) 由吗啡导致的呼吸中枢抑制者可用纳洛酮静脉注射。

3) 慢性呼吸性酸中毒患者应积极治疗原发病。

4. 呼吸性碱中毒 是指肺泡通气过度引起的 $PaCO_2$ 减低、pH 升高，以血浆 H_2CO_3 浓度原发性减少为特征。

(1) 病因：①中枢神经系统疾病如脑血管障碍刺激呼吸中枢引起通气过度；癔症发作引起精神性通气过度；水杨酸等药物直接兴奋呼吸中枢使通气加强；机械通气使用不当，潮气量设置过大。②高热、甲状腺功能亢进(简称甲亢)等机体代谢亢进可刺激引起呼吸中枢兴奋，导致通气过度。③因缺氧刺激引起呼吸运动增强，CO_2 排出增多。

(2) 临床表现

1) 多数患者有呼吸急促、心率加快表现。

2) 神经肌肉兴奋性增高，表现为手、足、口周麻木和针刺感，肌震颤、手足搐搦等。

3) 可有眩晕、神志淡漠、意识障碍等神经系统功能障碍表现。

(3) 动脉血气分析：$PaCO_2$ 降低，pH 升高，AB＜SB，代偿后，代谢性指标继发性降低，AB、SB 及 BB 均降低，BE 负值加大。

(4) 治疗

1) 防治原发病和去除通气过度的原因。

2) 急性呼吸性碱中毒患者可吸入含 5% CO_2 的混合气体或嘱患者反复屏气，或用纸袋罩住口鼻使其吸回呼出的 CO_2 以维持血浆 H_2CO_3 浓度，症状可迅速得到控制。

3) 对精神性通气过度患者酌情使用镇静剂。

4) 正确使用并调整呼吸机。

5) 有手足抽搐的患者可静脉注射葡萄糖酸钙。

5. 混合性酸碱平衡失调

（1）常见的双重性酸碱平衡失调类型：①呼吸性酸中毒合并代谢性酸中毒。②呼吸性酸中毒合并代谢性碱中毒。③呼吸性碱中毒合并代谢性酸中毒。④呼吸性碱中毒合并代谢性碱中毒。⑤高阴离子间隙的代谢性酸中毒合并代谢性碱中毒。

（2）常见的三重性酸碱平衡失调类型：①呼吸性酸中毒合并高阴离子间隙的代谢性酸中毒＋代谢性碱中毒。②呼吸性碱中毒合并高阴离子间隙的代谢性酸中毒＋代谢性碱中毒。

第三节　输血

 例题

输血反应不包括（A）

A．血液中毒　　　　B．溶血反应　　　　C．过敏反应
D．发热反应　　　　E．细菌污染反应

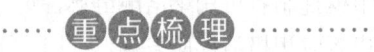

（一）输血的适应证和注意事项

1. 适应证

（1）大量失血：①失血量达总血容量10%～20%（500～1 000 mL），可输入适量晶体液、胶体液或少量血浆代用品。②失血量超过总血容量20%（1 000 mL），除输入晶体液或胶体液外，应适当输入浓缩红细胞。③失血量超过总血容量30%可输全血与浓缩红细胞（CRBC）各半，再配合晶体和胶体液及血浆以补充血容量。④失血量超过总血容量50%且大量输入库存血时，应监测清蛋白（白蛋白）、血小板及凝血因子有无缺乏，并予以补充。

（2）贫血或低蛋白血症：输注CRBC纠正贫血，补充血浆或白蛋白治疗低蛋白血症。

（3）重症感染：全身性严重感染或脓毒症、恶性肿瘤化疗后致严重骨髓抑制继发难治性感染者，中性粒细胞低下和抗生素治疗效果不佳时，可考虑输入浓缩粒细胞以助控制感染。

（4）凝血异常：根据引起凝血异常的原因补充相关的血液成分效果好。

2. 输血建议

（1）Hb＞100 g/L不需要输血；Hb＜70 g/L可输入浓缩红细胞；Hb 70～100 g/L时，应根据患者具体情况来决定是否输血。对于可输可不输的患者应尽量不输。

（2）血小板输注用于患者血小板数量减少或功能异常伴有出血倾向或表现。血小板计数＞$100×10^9$/L，可以不输；血小板计数＜$50×10^9$/L，应考虑输；血小板计数在（50～100）×10^9/L，应根据是否有自发性出血或伤口渗血决定；如术中出现不可控渗血，确定血小板功能低下，输血小板不受上述限制。

3. 注意事项　①输血前核对患者和供血者姓名、血型和交叉配血单，检查血袋。②输血时

及完毕后严密观察患者。③输血后血袋保留1天。

（二）输血的不良反应及其防治

1. **发热反应** 是最常见的早期输血不良反应之一。

（1）临床表现：主要为畏寒、寒战和高热，同时伴有头痛、出汗、恶心、呕吐及皮肤潮红；严重者可出现抽搐、呼吸困难、血压下降，甚至昏迷。

（2）治疗：①症状较轻者可减慢输血速度，病情严重者停止输血。②发热时可服用阿司匹林，严重者给予物理降温及糖皮质激素。③伴寒战者可肌内注射异丙嗪 25 mg 或哌替啶 50 mg。

（3）预防：①输血器具严格消毒、控制致热原。②正确选择血液制品。

2. **过敏反应** 多发生在输血数分钟后，也可在输血中或输血后发生。

（1）临床表现：皮肤局限性或全身性瘙痒或荨麻疹。严重者可出现支气管痉挛、血管神经性水肿、会厌水肿，表现为咳嗽、喘鸣、呼吸困难以及腹痛、腹泻，甚至过敏性休克乃至昏迷、死亡。

（2）治疗：①患者仅表现为局限性皮肤瘙痒或荨麻疹时，应暂时中止输血，可口服抗组胺药物，严密观察病情。②反应严重者立即停止输血，肌内注射肾上腺素(1∶1 000，0.5～1 mL)和(或)静脉滴注糖皮质激素(氢化可的松或地塞米松)。③合并呼吸困难者应气管插管或切开。

（3）预防：①有过敏史者，输血前半小时同时口服抗过敏药和静脉注射糖皮质激素。②IgA 水平低下或检出 IgA 抗体者，输注不含 IgA 的血液制品。③有过敏史者不宜献血。④献血前禁食 4 小时。

3. **溶血反应** 是最严重的输血并发症。

（1）临床表现：典型症状为患者输入十几毫升血型不合的血后，立即出现沿输血静脉的红肿及疼痛，寒战、高热、呼吸困难、腰背酸痛、头痛、胸闷、心率加快乃至血压下降、休克，随之出现血红蛋白尿和溶血性黄疸。

（2）治疗：①立即停止输血。②抗休克。③保护肾功能。④DIC 明显时，考虑肝素治疗。⑤血浆交换治疗。

（3）预防：①严格核对。②严格操作。③同型输血。

4. **细菌污染反应**

（1）临床表现：烦躁、寒战、高热、呼吸困难、恶心、呕吐、发绀、腹痛和休克；也可以出现血红蛋白尿、急性肾衰竭、肺水肿，致患者短期内死亡。

（2）治疗：①立即终止输血。②抗感染、抗休克。

（3）预防：①严格执行无菌制度。②定期检查血液。

5. **循环超负荷**

（1）临床表现：输血中或输血后突发心率加快、呼吸急促、发绀或咳吐血性泡沫痰；有颈静脉怒张、静脉压升高，肺内可闻及大量湿啰音；胸部 X 线片可见肺水肿表现。

（2）治疗：①停止输血。②吸氧。③改善循环负荷。

（3）预防：心功能低下者严格控制输血速度及输血量。

6. **输血相关的急性肺损伤** 预防措施为禁用多次妊娠供血者的血浆。
7. **输血相关性移植物抗宿主病** 预防措施为去除血液的免疫活性淋巴细胞。
8. **疾病传播** 预防措施:①严格掌握输血适应证。②严格进行献血者体检。③血制品生产过程中采用有效手段灭活病毒。④自体输血等。
9. **免疫抑制** 少于或等于3个单位的红细胞成分血对肿瘤复发影响较小,输注异体全血或大量红细胞则影响较大。
10. **大量输血的影响**

(1) 大量输血后(24小时内用库存血细胞置换患者全部血容量或数小时内输入血量超过4 000 mL),可出现:①低体温(因输入大量冷藏血)。②碱中毒(枸橼酸钠在肝转化成碳酸氢钠)。③低钙血症(大量含枸橼酸钠的血制品)。④高钾血症(一次输入大量库存血所致)及凝血异常(凝血因子被稀释和低体温)等变化。

(2) 临床上有出血倾向及DIC表现时,应及时补充新鲜冰冻血浆,必要时补充冷沉淀及浓缩血小板。多数体温正常、无休克者可耐受快速输血而不必补钙,提倡在监测血钙下予以补充钙剂,首选10%葡萄糖酸钙。

(三) 自体输血

1. **常用方法**

(1) 回收式自体输血:主要适用于外伤性脾破裂、异位妊娠破裂等造成的腹腔内出血;大血管、心内直视手术及门静脉高压症等手术时的失血回输和术后6小时内所引流血液的回输等。

(2) 预存式自体输血:适用于择期手术、估计术中出血量较大需要输血者。

(3) 稀释式自体输血:每次可采800~1 000 mL,以血细胞比容不低于25%、白蛋白30 g/L以上、血红蛋白100 g/L左右为限,采得的血液备术中回输用。

2. **禁忌证** ①血液已受胃肠道内容物、消化液或尿液等污染。②血液可能受肿瘤细胞污染。③肝、肾功能不全患者。④已有严重贫血者,不宜在术前采血或血液稀释法做自体输血。⑤脓毒症或菌血症患者。⑥胸、腹腔开放性损伤超过4小时或血液在体腔中存留过久者。

(四) 血液成分制品

1. **血细胞成分**

(1) 红细胞制品

1) 浓缩红细胞:用于各种急性失血、慢性贫血及心功能不全者输血。

2) 洗涤红细胞:用于对白细胞凝集素有发热反应者及肾功能不全不能耐受库存血中高钾者。

3) 冰冻红细胞:与洗涤红细胞的适应证相同,还可用于自身红细胞的储存。

4) 去白细胞的红细胞:适用于多次输血后产生白细胞抗体者、预期需要长期或反复输血者。

(2) 白细胞制剂:主要有浓缩白细胞。

(3) 血小板制剂:可用于再生障碍性贫血、血小板低下、大量输库存血或体外循环手术后血小板锐减的患者。

2. **血浆成分**

(1) 新鲜冰冻血浆(FFP)和冰冻血浆(FP):用于多种凝血因子缺乏症、肝胆疾病引起的凝血障碍和大量输库存血后的出血倾向。FP中Ⅷ因子和Ⅴ因子及部分纤维蛋白原的含量较FFP低。

(2) 冷沉淀:主要用于血友病A、先天或获得性纤维蛋白原缺乏症等。

3. **血浆蛋白成分**

(1) 白蛋白制剂:常用20%的浓缩白蛋白液,有脱水作用,适用于治疗营养不良性水肿、肝硬化或其他原因所致的低蛋白血症;稀释成5%溶液时不但能提高血浆蛋白水平,且可用来补充血容量。

(2) 免疫球蛋白:①肌内注射免疫球蛋白多用于预防病毒性肝炎等传染病。②静脉注射丙种球蛋白用于低球蛋白血症引起的重症感染。

(3) 浓缩凝血因子:用于治疗血友病及各种凝血因子缺乏症。

(五) 血浆代用品

1. **右旋糖酐** 6%右旋糖酐等渗盐溶液是常用的多糖类血浆代用品。中分子量(平均75 000)右旋糖酐常用于低血容量性休克、输血准备阶段以代替血浆。

2. **羟乙基淀粉代血浆** 主要用于急性失血导致的低血容量纠正,使用时间不超过24小时。

3. **明胶类代血浆** 含4%琥珀酰明胶的血浆代用品,能有效地增加血浆容量、防止组织水肿,有利于静脉回流,并改善心排血量和外周组织灌注。

第四节 外科休克

例题

(1~2题共用题干)

男,25岁。双下肢挤压伤,神志尚清楚,表情淡漠,很口渴,面色苍白,皮肤湿冷,脉搏112次/分,血压85/70 mmHg,中心静脉压4 cmH$_2$O。毛细血管充盈迟缓。血pH 7.32。

1. 该患者的情况最可能属于(C)
   A. 未发生休克　　　B. 休克代偿期　　　C. 中度休克
   D. 重度休克　　　　E. 虚脱

2. 其循环系统的病理生理改变是(D)
   A. 容量血管过度舒张　　B. 心功能不全　　　C. 血容量相对过多
   D. 血容量严重不足　　　E. 容量血管过度收缩

重点梳理

(一) 休克概论

1. 概念 休克是指机体有效循环血容量减少、组织灌注不足,细胞代谢紊乱和功能受损的病理生理过程。

2. 病理生理 有效循环血容量锐减及组织灌注不足,以及产生炎症介质是各类休克共同的病理生理基础。以微循环的变化最为明显。

(1) 微循环收缩期:休克早期,由于有效循环血容量显著减少,引起循环血容量降低、动脉血压下降。微循环内因前括约肌收缩而致"只出不进",血量减少,组织处于低灌注、缺氧状态。

(2) 微循环扩张期:休克继续进展,微循环进一步因动静脉短路和直捷通道大量开放,使原有的组织灌注不足更为加重。毛细血管前括约肌舒张,后括约肌仍处于收缩状态,导致微循环内"只进不出"。血液滞留在毛细血管网内,使其静水压升高,毛细血管壁通透性增强,使血浆外渗、血液浓缩和血液黏稠度增加,回心血量进一步降低,心排血量继续下降,心、脑器官灌注不足。

(3) 微循环衰竭期:病情继续发展,进入不可逆性休克。淤滞在微循环内的黏稠血液在酸性环境中处于高凝状态,红细胞和血小板容易发生聚集并在血管内形成微血栓,甚至引起弥散性血管内凝血。

3. 临床表现

项目	休克代偿期		休克失代偿期
程度	轻度	中度	重度
表现	神志清楚,伴有痛苦表情,精神紧张,口渴,皮肤黏膜开始苍白、温度正常或发凉	神志尚清楚,表情淡漠,很口渴,皮肤黏膜苍白、发冷	意识模糊,甚至昏迷,可无主诉,皮肤黏膜显著苍白、厥冷,肢端青紫
脉搏	100 次/分以下,尚有力	100~200 次/分	脉速细弱,或模糊不清
血压	收缩压正常或稍升高,舒张压增高,脉压缩小	收缩压 70~90 mmHg,脉压小	收缩压在 70 mmHg 以下,或测不到
体表血管	正常	表浅静脉塌陷,毛细血管充盈迟缓	毛细血管充盈非常迟缓,表浅静脉塌陷
尿量	正常	尿少	尿少或无尿
估计失血量*	20%(800 mL)以下	20%~40%(800~1 600 mL)	40%(1 600 mL)以上

注:* 成人的低血容量性休克。

4. 休克的监测

(1) 一般监测

1) 精神状态:①患者神志清楚,对外界的刺激能正常反应,说明患者循环血量基本足够。②患者表情淡漠、不安、谵妄或嗜睡、昏迷,反映脑组织因血液循环不良而发生功能障碍。

2) 皮肤温度、色泽:患者四肢温暖,皮肤干燥,轻压指甲或口唇时,其因暂时缺血呈苍白,松压后色泽迅速转为正常,表明末梢循环已恢复、休克好转。

3) 血压:收缩压<90 mmHg、脉压<20 mmHg 是休克存在的表现;血压回升、脉压增大是休克好转的征象。

4) 脉率:脉率的变化多出现在血压变化之前。常用脉率/收缩压计算休克指数。休克指数 0.5 多提示无休克;1.0~1.5 提示有休克;>2.0 为严重休克。

5) 尿量:是反映肾血液灌注情况的有用指标。尿少常是早期休克和休克复苏不完全的表现。尿量<25 mL/h、比重增加,表明仍存在肾血管收缩和供血量不足;血压正常但尿量仍少且比重偏低,提示有急性肾衰竭可能;尿量维持在 30 mL/h 以上时,提示休克已纠正。

(2) 特殊监测

1) 中心静脉压(CVP):可反映全身血容量与右心功能之间的关系,正常值为 5~10 cmH$_2$O。①CVP<5 cmH$_2$O,提示血容量不足。②CVP>15 cmH$_2$O,提示心功能不全、静脉血管床过度收缩或肺循环阻力增高。③CVP>20 cmH$_2$O,提示存在充血性心力衰竭。

2) 动脉血气分析:①动脉血氧分压(PaO$_2$)正常值为 80~100 mmHg,动脉血二氧化碳分压(PaCO$_2$)正常值为 36~44 mmHg。PaCO$_2$ 45~50 mmHg 或以上,常提示肺泡通气功能障碍;PaO$_2$ 低于 60 mmHg,吸入纯氧仍无改善者可能是 ARDS 先兆。②动脉血 pH 正常为 7.35~7.45。监测 pH、碱剩余(BE)、缓冲碱(BB)和标准重碳酸盐(SB)的动态变化有助于了解休克时酸碱平衡情况。碱缺失(BD)可反映全身组织的酸中毒情况,反映休克的严重程度和复苏状况。

3) 动脉血乳酸盐测定:正常值为 1~1.5 mmol/L,危重患者可达到 4 mmol/L。

4) DIC 的检测:①血小板计数低于 80×10^9/L。②凝血酶原时间比对照组延长 3 秒以上。③血浆纤维蛋白原低于 1.5 g/L 或呈进行性降低。④3P(血浆鱼精蛋白副凝)试验阳性。⑤血涂片中破碎红细胞超过 2% 等。上述 5 项检查出现 3 项以上异常,结合临床上有休克及微血管栓塞症状和出血倾向时,可诊断 DIC。

5) Swan-Ganz 漂浮导管检测:①肺动脉压(PAP)正常值为 10~22 mmHg,肺毛细血管楔压(PCWP)正常值为 6~15 mmHg,两者可反映肺静脉、左心房和左心室的功能状态。PCWP 低于正常值,反映血容量不足;PCWP 增高,可反映左心房压力增高。②成人心排血量(CO)正常值为 4~6 L/min,心脏指数(CI)正常值为 2.5~3.5 L/(min·m^2),两者反映心功能与供氧状况。

5. 治疗

(1) 紧急治疗:积极处理引起休克的原发伤病。采取头和躯干抬高 20°~30°、下肢抬高 15°~20°体位,及早建立静脉通路,并用药维持血压。早期予以鼻管或面罩吸氧。注意保温。

(2) 补充血容量:是纠正休克引起的组织低灌注和缺氧的关键。首先采用晶体液和人工胶体液复苏,必要时进行成分输血。

(3) 积极处理原发病。

(4) 纠正酸碱平衡失调:休克早期不主张使用碱性药物。对酸碱平衡的处理多主张宁酸毋碱。根本措施是改善组织灌注,并适时和适量地给予碱性药物。使用碱性药物须首先保证呼吸功能完整。

(5) 血管活性药物的应用:在容量复苏的同时应用血管活性药物可迅速升高血压和改善循环,尤其是在感染性休克患者。

(6) 治疗 DIC 改善微循环:对诊断明确的 DIC,可用肝素抗凝。

(7) 皮质类固醇应用:皮质类固醇可用于感染性休克和其他较严重的休克。一般主张应用大剂量,静脉滴注,一次滴完。为防止副作用,一般只用1~2次。

(二)低血容量性休克

1. 失血性休克 多见于大血管破裂、腹部损伤引起的肝、脾破裂、胃、十二指肠出血、门静脉高压症所致的食管、胃底曲张静脉破裂出血等。

(1) 补充血容量:以血压结合 CVP 测定指导补液。

CVP	血压	原因	处理原则
↓	↓	血容量严重不足	充分补液
↓	N	血容量不足	适当补液
↑	↓	心功能不全或血容量相对过多	给强心药物,纠正酸中毒,舒张血管
↑	N	容量血管过度收缩	舒张血管
N	↓	心功能不全或血容量不足	补液试验

注:N,正常;↑,高;↓,低。

(2) 止血:补充血容量同时,如仍有出血,难以维持血容量稳定,休克也不易纠正。若患者对初始的充分补液反应较差,很可能仍有活动性出血,应尽快查明,及时处理。

2. 创伤性休克 治疗原则:①控制出血、扩容、纠正组织缺氧、及时处理损伤的软组织等。②适当给予镇痛、镇静剂。③妥善临时固定受伤部位。④对危及生命的创伤如开放性或张力性气胸、连枷胸等,做必要的紧急处理。

(三)感染性休克

1. 概述 感染性休克常继发于以革兰阴性杆菌为主的感染,如急性腹膜炎、胆道感染、绞窄性肠梗阻及泌尿系统感染等,也称为内毒素性休克。

2. 机制 革兰阴性杆菌内毒素与体内补体、抗体或其他成分结合,刺激交感神经引起血管痉挛,损伤血管内皮细胞,促使组胺、激肽、前列腺素及溶酶体酶等炎症介质释放,引起全身炎症反应综合征(SIRS),最终导致微循环障碍、代谢紊乱及器官功能不全。

3. SIRS 诊断标准 ①体温>38 ℃或<36 ℃。②心率>90 次/分。③呼吸急促>20 次/分或过度通气,$PaCO_2$<35 mmHg。④白细胞计数>$12×10^9/L$ 或<$4×10^9/L$,或未成熟白细胞>10%。感染性休克同时存在 SIRS、细菌学感染证据和休克表现。

4. 临床表现

项目	暖休克(高动力型)	冷休克(低动力型)
别称	高排低阻型休克	低排高阻型休克

续 表

项目	暖休克(高动力型)	冷休克(低动力型)
特点	外周血管扩张、阻力降低,心排血量正常或增高	外周血管收缩,微循环淤滞,大量毛细血管渗出致血容量和心排血量减少
症状	神志清醒,皮肤淡红或潮红、比较温暖、干燥	躁动、淡漠或嗜睡、皮肤苍白、发绀或花斑样发绀、湿冷或冷汗
脉搏	慢、搏动清楚	细速
脉压(mmHg)	>30	<30
尿量(mL/h)	>30	<25
毛细血管充盈时间	1~2 秒	延长

5. 治疗原则 抗休克和抗感染同时进行。

(1) 补充血容量:以输注平衡盐溶液为主,配合适当的胶体液、血浆或全血,恢复足够的循环血量。

(2) 控制感染:应用抗菌药物和处理原发感染灶。

(3) 纠正酸碱平衡失调:感染性休克的患者常伴严重的酸中毒,需及时纠正。

(4) 应用心血管活性药物:经补充血容量、纠正酸中毒而休克未见好转时,应采用血管扩张药物治疗。改善心功能可给予强心苷(毛花苷丙)、β受体激活剂多巴酚丁胺。

(5) 皮质激素治疗:糖皮质激素能缓解 SIRS,但限于早期、用量宜大,维持不宜超过 48 小时。

(6) 其他治疗:营养支持,对 DIC、重要器官功能障碍的处理等。

第五节 多器官功能障碍综合征

有关 MODS 的叙述,不恰当的是(C)

A. MODS 属于全身病理连锁反应

B. 常见有 ARDS、急性肾损伤、应激性溃疡等

C. 为慢性疾病的终末期表现

D. 急性疾病过程中同时或序贯发生 2 个或多个器官功能障碍

E. 可分为速发和迟发两种类型

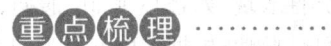

1. 定义 多器官功能障碍综合征(MODS)是指在严重创伤、感染或急性中毒发生 24 小时后,同时或序贯发生 2 个或 2 个以上脏器功能障碍以致衰竭的综合征。MODS 不包含慢性疾病终末期发生的多个器官功能障碍或衰竭。

2. 病因

(1) 组织损伤：严重创伤、大手术、大面积深部烧伤等。

(2) 感染：脓毒血症、腹腔脓肿、急性坏死性胰腺炎、肺部感染等。

(3) 心脏、呼吸骤停：出现各脏器缺血、缺氧，复苏后引起"再灌注"损伤。

(4) 诊疗失误：高浓度吸氧、大剂量使用去甲肾上腺素等药物、术后补液过多过快引起心肺负荷过大等。

3. 诱因
①复苏不充分或延迟复苏。②营养不良。③持续存在感染灶。④持续存在炎症病灶。⑤基础脏器功能失常。⑥手术意外事故。⑦糖尿病等。

4. 临床表现

(1) 急性呼吸窘迫综合征(ARDS)

1) 最早出现的症状是呼吸增快，并呈进行性加重的呼吸困难、发绀，常伴有烦躁、焦虑、出汗等。

2) 呼吸困难的特点是呼吸深快、费力，患者常感到胸廓紧束、严重憋气，即呼吸窘迫。

3) 早期体征可无异常，或仅在双肺闻及少量细湿啰音；后期多可闻及水泡音，可有管状呼吸音。

(2) 急性心力衰竭

1) 突发严重呼吸困难，呼吸频率常达30~50次/分，强迫坐位、面色灰白、发绀、大汗、烦躁，同时频繁咳嗽，咳粉红色泡沫状痰。

2) 极重者可因脑缺氧而致神志模糊。

3) 两肺满布湿啰音和哮鸣音，心尖部第一心音减弱，同时有舒张早期第三心音奔马律，肺动脉瓣第二心音亢进。

(3) 急性肾衰竭

1) 少尿(或无尿)期：①尿量减少。②进行性氮质血症。③水、电解质紊乱和酸碱平衡失调，如水中毒、高钾血症、高镁血症、低钠血症和低氯血症、高磷血症和低钙血症、代谢性酸中毒。④全身并发症，如高血压、急性肺水肿、心力衰竭、DIC等。

2) 多尿期：①虽尿量明显增加，但血尿素氮、肌酐和血钾仍继续上升，尿毒症症状并未改善。②当肾功能进一步恢复，尿量大幅度增加后，又可出现低血钾、低血钠、低血钙、低血镁和脱水现象，仍然处于氮质血症及水、电解质紊乱状态。

3) 恢复期：①恢复早期可无症状，或体质虚弱、乏力、消瘦。②若肾功能持久不恢复，提示遗留永久性肾损害，少数可出现肾组织纤维化而转变为慢性肾功能不全。

(4) 急性肝衰竭

1) 早期表现：为非特异性表现，如恶心、呕吐、腹痛、缺水及黄疸。

2) 意识障碍：主要为肝性脑病，根据其程度分为四度。①Ⅰ度(前驱期)为反应迟钝、情绪改变。②Ⅱ度(昏迷前期)为瞌睡和行为不能自控。③Ⅲ度(昏睡期或浅昏迷期)为嗜睡，但尚可唤醒。④Ⅳ度(昏迷期)为昏迷不醒。

3) 肝臭：呼气常有特殊的甜酸气味(似烂水果味)。

4) 出血:可出现皮肤出血斑点、注射部位出血或胃肠出血等。

5) 并发其他器官系统功能障碍:肾功能损害、循环功能障碍、脑水肿等。

6) 实验室检查:转氨酶、血胆红素增高等。

5. 治疗

(1) 控制原发病:控制感染、液体复苏。

(2) 改善氧代谢,纠正组织缺氧:呼吸支持、改善心功能、肾衰竭防治等。

(3) 代谢支持和调理:纠正水、电解质紊乱及酸碱平衡失调。

(4) 免疫调节治疗。

(5) 控制血糖。

第六节 创伤

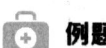

创伤急救常用的技术主要包括(E)
A. 复苏、止血、包扎、固定、清创、搬运等　　B. 复苏、通气、止血、包扎、固定、后送等
C. 输液、通气、止血、包扎、固定、后送等　　D. 复苏、输液、气管切开、止血、包扎等
E. 复苏、通气、止血、包扎、固定、搬运等

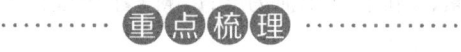

1. 分类

(1) 按致伤机制分类:分为挫伤、擦伤、刺伤、切割伤、挤压伤、撞击伤、火器伤等。

(2) 按伤后皮肤或黏膜完整性分类:①闭合伤,如挫伤、挤压伤、扭伤、震荡伤等。②开放伤,包括擦伤、撕裂伤、切割伤、砍伤、刺伤等。根据伤道类型,开放伤再分为贯通伤(既有入口又有出口者)和盲管伤(只有入口没有出口者)等。

2. 病理生理

(1) 局部反应:主要表现为局部炎症反应,是非特异性防御反应,有利于清除坏死组织、杀灭细菌及组织修复。

(2) 全身反应:是一种非特异性应激反应,伤后常出现高血糖、高乳酸血症、负氮平衡状态、水钠潴留、低钾及钙、磷代谢异常等。

(3) 组织修复的基本过程:①局部炎症反应阶段。②细胞增殖分化和肉芽组织生成阶段。③组织塑形阶段。

(4) 创伤愈合

1) 类型:①一期愈合,组织修复以原来的细胞为主,多见于损伤程度轻、范围小、无感染的伤口或创面。②二期愈合,以纤维组织修复为主,多见于损伤程度重、范围大、坏死组织多,且常伴有感染而未经合理的早期外科处理的伤口。

2) 影响愈合的因素：①局部因素，如伤口感染（最常见）、损伤范围大、坏死组织多、有异物存留的伤口，局部血液循环障碍，措施不当等。②全身因素，主要有营养不良、大量使用细胞增生抑制剂、免疫功能低下及全身性严重并发症等。

(5) 创伤并发症：①感染。②休克。③脂肪栓塞综合征。④应激性溃疡。⑤凝血功能障碍。⑥器官功能障碍。⑦创伤后应激障碍。

3. 治疗

(1) 急救：目的是挽救生命和稳定伤情。必须优先抢救的急症主要包括心搏、呼吸骤停，以及窒息、大出血、张力性气胸和休克等。常用的急救技术主要有复苏、通气、止血、包扎、固定和搬运等。

1) 复苏：①心脏按压及人工呼吸。②呼吸面罩及手法加压给氧或气管插管。③电除颤等。

2) 通气：解除呼吸道阻塞，维持通畅。常用方法：①手指掏出，适用于颌面部伤所致的口腔内呼吸道阻塞。②抬起下颌，适用于颅脑伤舌根后坠及伤员深度昏迷而窒息者。③环甲膜穿刺或切开，情况特别紧急，或上述两项措施不见效而又有一定抢救设备时，可用粗针头行环甲膜穿刺，对不能满足通气需要者，可用尖刀片行环甲膜切开，放入导管，吸出气道内血液和分泌物。④气管插管。⑤气管切开。

3) 止血：①指压法，用手指压迫动脉经过骨骼表面的部位，达到止血目的，属于应急措施。②加压包扎法，最常用，用于一般小动脉和静脉损伤出血。③填塞法，用于肌肉、骨端等渗血。④止血带法，一般用于四肢伤大出血，且加压包扎无法止血的情况。止血带的位置应靠近伤口的最近端。不必缚扎过紧，以能止住出血为度；每隔1小时放松1~2分钟，且使用时间一般不应超过4小时。

4) 包扎：目的是保护伤口、减少污染、压迫止血、固定骨折、关节和敷料并止痛。最常用的材料是绷带、三角巾和四头带。包扎敷料应超出伤口边缘5~10 cm。

5) 固定：可减轻疼痛，避免骨折断端损伤血管和神经，并有利于防治休克和搬运后送。

6) 搬运：正确的搬运可减少伤员痛苦，避免继发损伤。多采用担架或徒手搬运。

(2) 进一步救治：①判断伤情。②呼吸支持。③循环支持。④镇静止痛和心理治疗。⑤防治感染。⑥密切观察。⑦支持治疗。

(3) 急救程序：①把握生命体征，检查伤部，迅速评估伤情。②对生命体征变化迅速作出反应。③重点询问病史、分析受伤情况、仔细体格检查。④实施诊断性穿刺或安排辅助检查。⑤进行确定性治疗。

(4) 批量伤员的救治：①危重患者（第一优先）。②重症患者（第二优先）。③轻症患者（第三优先）。④死亡或濒死者（第四优先）。

(5) 损伤控制外科策略：针对严重创伤患者处于生理极限时采用的早期简化手术、复苏等待患者生理紊乱得到适当纠正、全身情况改善后再行确定性手术的救治策略。

(6) 闭合性创伤的治疗：伤后初期冷敷，12小时后热敷或红外线治疗，或包扎制动。

(7) 开放性创伤的治疗：擦伤、表浅的小刺伤和小切割伤，可用非手术疗法。其他的开放性创伤均需手术处理,目的是修复断裂的组织。清洁伤口可以直接缝合。开放性创伤早期为污染伤口可行清创术,直接缝合或延期缝合。感染伤口先要引流,然后再做其他处理。开放性创伤者应注射破伤风抗毒素,伤后12小时内应用可起到预防作用。

(8) 康复治疗:主要包括物理治疗和功能练习。

第七节 外科感染

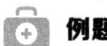**例题**

上唇部疖或痈的主要危险是导致(E)

A. 颈部蜂窝织炎　　　　　　B. 大脑脓肿
C. 眼球感染　　　　　　　　D. 上颌骨骨髓炎
E. 化脓性海绵状血栓性静脉窦炎

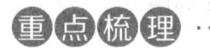

1. **疖**　是指单个毛囊及其周围组织的急性化脓性感染,好发于头面、颈项、背部,致病菌多为金黄色葡萄球菌。

(1) 诱因:营养不良、贫血、慢性肾病、糖尿病、长期使用糖皮质激素及免疫缺陷者如艾滋病等是疖的促发因素。

(2) 临床表现:初始局部皮肤有红、肿、痛的小硬结,直径<2 cm;数日后肿痛范围扩大,硬结中央组织坏死软化,出现黄白色脓栓,触之有波动感;大多数脓栓可自行脱落、破溃。

(3) 治疗

1) 疖在红肿阶段可用热敷、超短波、红外线等理疗,也可敷贴中药金黄散、玉露散或鱼石脂软膏。

2) 疖顶见脓点或有波动感时,可用聚维酮碘(碘伏)点涂脓点,也可用针尖或小刀头将脓栓剔出,但禁忌挤压。出脓后敷以碘伏湿纱条或化腐生肌中药膏直至病变消退。

3) 有发热、头痛、全身不适等症状,特别是面部疖,并发急性淋结炎、淋巴管炎时,可选用青霉素类或头孢菌素类抗菌药物,应用清热解毒中药方剂。

2. **痈**　是指多个相邻的毛囊及其所属皮脂腺或汗腺所发生的急性化脓性感染,或由多个疖融合而成,好发于项背部,大部分患者合并糖尿病。

(1) 临床表现

1) 初起为局部小片皮肤硬肿、热痛,肤色暗红,可有数个凸出点或脓点,有畏寒、发热、食欲减退和全身不适,一般疼痛较轻。

2) 随着局部皮肤硬肿范围增大,周围呈现浸润性水肿,引流区域淋巴结肿大,局部疼痛加剧,全身症状加重。

3) 继而病变部位脓点增大、增多,中心处可坏死脱落、破溃流脓,使疮口呈蜂窝状。周围皮肤可因组织坏死呈紫褐色。

(2) 治疗

1) 初期仅有红肿时,可用50%硫酸镁湿敷或外敷中药和理疗,争取病变范围缩小。

2) 已出现多个脓点、表面紫褐色或已破溃流脓时,需及时切开引流。在静脉麻醉下做"+"或"++"形切口切开引流,切口线应达到病变边沿健康组织,深度须达到疖的基底部(深筋膜层),清除已化脓和尚未成脓但已失活的组织,在脓腔内填塞生理盐水、碘伏或凡士林纱条,外加干纱布绷带包扎。术后注意创面渗血,渗出液过多时应及时更换敷料。

3) 疖,特别是唇疖,并发急性淋巴结炎、淋巴管炎时,可选用青霉素类或头孢菌素类抗菌药物。

3. 面部危险三角区 是指两侧口角至鼻根连线所形成的三角形区域。

(1) 特点:肌肉内走行面静脉,面静脉通过眼上、眼下、面深静脉与海绵窦相通。

(2) 化脓性海绵状血栓性静脉窦炎

1) 病因:常因颌面部疖痈处理不当引起;由于面部危险三角区既无深筋膜,又缺乏静脉瓣,感染易迅速扩散至面静脉发生血栓性静脉炎,经挤压后栓子可进入颅内引起化脓性海绵状血栓性静脉窦炎。

2) 表现:眼部及其周围组织进行性红肿和硬结,伴有疼痛及触痛,并伴有头痛、寒战、高热甚至昏迷,死亡率较高。

4. 急性蜂窝织炎 是发生在皮下、筋膜下、肌间隙或深部蜂窝组织的急性、弥漫性、化脓性感染,致病菌主要是溶血性链球菌。

(1) 临床表现

1) 表浅者初起时患处红、肿、热、痛,迅速沿皮下向四周扩散,肿胀明显,疼痛剧烈;局部皮肤发红、指压后可稍褪色,红肿边界不清,可有水疱,邻近淋巴结常肿痛。病变加重时,皮肤水疱溃破出水样液,部分肤色变褐。

2) 深部者皮肤病状不明显,多有寒战、高热、头痛、乏力等全身症状;严重时体温极高或过低,甚至有意识改变等严重中毒表现。

(2) 分类

1) 产气性皮下蜂窝织炎:病变主要局限于皮下结缔组织,不侵及肌层。致病菌以厌氧菌为主。

2) 新生儿皮下坏疽:起病急、发展快,病变不易局限,极易引发皮下组织广泛坏死。致病菌主要为金黄色葡萄球菌。

3) 口底、颌下蜂窝织炎:小儿多见,来自口腔感染时,炎症肿胀可迅速波及咽喉,导致喉头水肿;可累及颌下或颈阔肌后的结缔组织,甚至纵隔,引起吞咽和呼吸困难,甚至窒息。

(3) 治疗

1) 可用青霉素或头孢菌素类抗生素,疑有厌氧菌感染时加用甲硝唑。

2) 早期可用50%硫酸镁湿敷,或敷贴金黄散、鱼石脂膏等。

3) 形成脓肿应及时切开引流;口底及颌下急性蜂窝织炎尽早切开减压,以防喉头水肿、压迫气管;产气性皮下蜂窝织炎必须及时隔离,伤口可用3%过氧化氢液冲洗、碘伏湿敷等处理。

4) 对症处理,如高热时可选用冷敷物理降温等。

5. 丹毒和脓肿

鉴别点	丹毒	脓肿
部位	网状淋巴管	软组织或器官
致病菌	乙型溶血性链球菌	金黄色葡萄球菌
特点	好发于下肢,片状皮肤红疹,色鲜红,中间稍淡,境界较清楚	病变局限,分界清楚,有波动感,穿刺有脓
治疗	① 应用抗菌药物 ② 卧床休息,抬高患肢 ③ 局部可用50%硫酸镁湿敷	① 应用抗菌药物 ② 有波动感时切开引流

6. 甲沟炎和脓性指头炎

(1) 病因:致病菌多为金黄色葡萄球菌。

(2) 临床表现

1) 甲沟炎:常先发生在一侧甲沟皮下,先为局部红、肿、热、痛,发生化脓后甲沟皮下出现白色脓点,有波动感,但不易破溃,可蔓延至甲根或另一侧甲沟,也可向下、向深层蔓延。感染加重时常有疼痛加剧和发热等症状。

2) 脓性指头炎:初始指头有针刺样疼痛,轻度肿胀,继而指头肿胀加重、剧烈跳痛,可伴发热、全身不适、白细胞计数增加。感染加重时,疼痛反而缓解;皮肤由红转白,提示局部缺血趋于坏死;末节指骨如发生骨髓炎,皮肤可破溃流脓,指骨坏死,创口经久不愈。

(3) 治疗

1) 甲沟炎尚未化脓时,局部可给予鱼石脂软膏、金黄散糊等敷贴或超短波、红外线等理疗,并口服敏感抗菌药物。脓肿形成者应沿甲沟旁纵行切开引流。甲根脓肿需分离拔出部分甚至全部指甲。不可在病变邻近处采用指神经阻滞麻醉,以免感染扩散。

2) 指头炎初发时应悬吊前臂、平放患手,给予敏感抗生素,以金黄散糊剂敷贴患指。如患指剧痛、肿胀明显、伴有全身症状,应及时切开引流。通常采用指神经阻滞麻醉,在末节指侧面做纵切口,远端不超过甲沟1/2,近端不超过指节横纹,分离切断皮下纤维条索,通畅引流;脓腔较大者宜做对口引流,剪去多余脂肪,有死骨片应当除去;避免鱼口状切口。

7. 脓毒症

(1) 常见病因

1) 革兰阴性菌:如大肠埃希菌、铜绿假单胞菌、变形杆菌、克雷伯菌、肠杆菌等;所致脓毒症常继发于腹膜炎、腹腔感染、大面积烧伤感染等,一般比较严重,可出现三低现象(低温、低白细胞、低血压),发生脓毒症休克者也较多。

2) 革兰阳性菌:如金黄色葡萄球菌、表皮葡萄球菌、肠球菌(粪链球菌、尿肠球菌)、化脓性链球菌等;所致的脓毒症常继发于严重的痈、蜂窝织炎、骨关节化脓性感染等,多数为金黄色葡葡球菌所致,常伴高热、皮疹和转移性脓肿。

3) 厌氧菌:如脆弱拟杆菌、梭状杆菌、厌氧葡萄球菌、厌氧链球菌等;所致的脓毒症常继发于各类脓肿、会阴部感染、口腔颌面部坏死性感染等,感染灶组织坏死明显,有特殊腐臭味。

4) 真菌:如白念珠菌、曲霉、毛霉、新型隐球菌等;所致的脓毒症常继发于长期使用广谱抗生素或免疫抑制剂,或长期留置静脉导管,可出现结膜瘀斑、视网膜灶性絮样斑等栓塞表现。

(2) 常见表现:①发热,可伴寒战。②心率加快、脉搏细速,呼吸急促或困难。③神志改变,如淡漠、烦躁、谵妄、昏迷。④肝脾可肿大,可出现皮疹。

(3) 治疗:①早期复苏。②抗微生物治疗。③感染源控制。④其他辅助治疗。

8. 破伤风

(1) 病因:破伤风是由破伤风梭菌引起的特异性感染,常和创伤相关联。

(2) 临床表现

1) 潜伏期一般为7~8天,可短至24小时或长达数月、数年;潜伏期越短者,预后越差。

2) 前驱症状是全身乏力、头晕、头痛、咀嚼无力、局部肌肉发紧、扯痛、反射亢进等。

3) 典型症状是在肌紧张性收缩(肌强直、发硬)的基础上阵发性强烈痉挛,通常最先受影响的肌群是咀嚼肌,随后顺序为面部表情肌、颈、背、腹、四肢肌,最后为膈肌。相应征象为张口困难(牙关紧闭)、蹙眉、口角下缩、咧嘴"苦笑"、颈部强直、头后仰;当背、腹肌同时收缩,躯干扭曲成弓状,结合颈、四肢的屈膝、弯肘、半握拳等痉挛姿态,形成"角弓反张"或"侧弓反张";膈肌受影响后,发作时面唇青紫,通气困难,可出现呼吸暂停。

4) 发作可因轻微的刺激,如光、声、接触、饮水等而诱发。间歇期长短不一,发作频繁者,常示病情严重。

5) 患者死亡原因多为窒息、心力衰竭或肺部并发症。

(3) 治疗

1) 伤口处理:伤口内存留坏死组织、引流不畅者,在抗毒血清治疗后,在麻醉并控制痉挛下进行清创,并用3%过氧化氢溶液冲洗,置放引流物充分引流。

2) 抗毒素的应用:①常用破伤风抗毒素(TAT),目的是中和游离的毒素,只在早期应用有效。用药前应做皮内过敏试验。②肌内注射破伤风人体免疫球蛋白。

3) 抗生素治疗:首选青霉素,可抑制厌氧菌生长。

4) 支持对症治疗:①住隔离病室,避免光、声等刺激,避免骚扰患者。②使用镇静解痉药物,如10%水化氯醛保留灌肠、冬眠1号合剂静脉滴注等。③痉挛发作频繁不易控制者,可用2.5%硫喷妥钠缓慢静注,但要警惕发生喉头痉挛和呼吸抑制,用于已行气管切开者比较安全。

5) 防治并发症:重症患者应尽早进行气管切开,必要时可进行人工辅助呼吸,还可利用高压氧舱辅助治疗。

第八节 心肺复苏

例题

下列哪项是治疗心室颤动的最有效措施(E)

A. 吸氧 B. 镇静
C. 静脉注射利多卡因 D. 气管内滴注肾上腺素
E. 电除颤

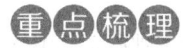

(一) 概念

心肺复苏是指针对心搏骤停所采取的紧急医疗措施,以人工呼吸替代自主呼吸,以心脏按压形成暂时的人工循环;目的是恢复自主呼吸和心跳及中枢神经系统功能。

(二) 基础生命支持

1. 尽早识别心搏骤停和启动紧急医疗服务系统 发现有人晕倒,立即拍打其肩部并呼叫,检查有无呼吸和大动脉(颈动脉)搏动,如无反应,同时没有呼吸则按心搏骤停处理,立即开始心肺复苏(CPR)。

2. 尽早开始 CPR CPR 是基础生命支持的关键,顺序为 C—A—B(胸外按压—开放气道—人工呼吸)。

(1) 心脏按压

1) 胸外心脏按压:①部位,胸部中央。②频率,100~120 次/分。③按压深度,成人 5~6 cm;儿童至少为胸廓前后径的 1/3;青春期前的儿童约为 5 cm;1 岁以内的婴儿约为 4 cm。

2) 开胸心脏按压:适用于开胸手术中发生心搏骤停或合并严重的开放性胸部外伤的患者。

(2) 通气:心脏按压 30 次后即进行 2 次通气。

1) 开放气道:昏迷患者发生呼吸道梗阻的常见原因有舌后坠和呼吸道内的分泌物、呕吐物或其他异物引起呼吸道梗阻。

2) 徒手人工呼吸:进行人工呼吸时,每次送气时间应大于 1 秒,以免气道压过高;潮气量以可见胸廓起伏即可,尽量避免过度通气;其间不能中断心脏按压。

3) 简易人工呼吸器和机械通气。

3. 尽早电除颤 心搏骤停最常见和最初发生的心律失常是心室颤动(简称室颤),无脉性室性心动过速可在短时间内迅速恶化为室颤,和室颤同等对待;电除颤是目前治疗室颤和无脉性室性心动过速的最有效方法。

(三) 高级生命支持

1. 呼吸支持 通过人工气道进行正压通气时,频率为 8~10 次/分,气道压低于

30 cmH$_2$O,避免过度通气。

2. **恢复和维持自主循环** 高质量的CPR和复苏的时间程序对于恢复自主循环非常重要。

3. **CPR期间的监测** ①心电图。②呼气末CO$_2$。③冠状动脉灌注压和动脉血压。④中心静脉血氧饱和度。

4. **药物治疗** 复苏期间给药途径首选经静脉(IV)或骨内注射(IO),如经中心静脉或肘静脉给药。肾上腺素、利多卡因和阿托品还可经气管内给药。

(1) 肾上腺素是心肺复苏中的首选药物。

(2) 抗心律失常药包括胺碘酮、利多卡因和硫酸镁。

(3) 不推荐在心搏骤停时常规使用的药物包括阿托品、钙剂和碳酸氢钠。

(四) 复苏后治疗

1. **优化通气和氧合** 对于昏迷、自主呼吸尚未恢复或有通气氧合功能障碍的患者,应给予机械通气辅助呼吸。

2. **维持血流动力学稳定** 一般认为,维持血压在正常或稍高于正常水平为宜,平均动脉压≥65 mmHg,ScvO$_2$≥70%较为理想,有利于脑内微循环血流的重建。

3. **脑复苏** 改善脑的氧供需平衡,防治脑水肿和颅内压升高,减轻或避免脑组织再灌注损伤,恢复脑细胞功能。

(1) 低温治疗:低温是脑复苏综合治疗的重要组成部分。

(2) 改善脑血流灌注:临床常用的防治急性脑水肿和降低颅内压的措施包括脱水、低温和肾上腺皮质激素。

(3) 药物治疗:包括应用钙通道阻滞剂、氧自由基清除剂等。

第九节 外科营养

 例题

长期肠外营养支持者,常选择的穿刺血管是(A)

A. 颈内静脉　　　　　　　　B. 大隐静脉

C. 颈外静脉　　　　　　　　D. 足背静脉

E. 头静脉

(一) 营养状况评定和营养不良的类型

1. **营养状况评定**

(1) 体重:临床上常用体重改变作为营养状况评估的指标。体重丢失>10%(无时间限定)或3个月体重丢失>5%,即存在营养不良。

(2) 体重指数(BMI):BMI = 体重(kg)/身高(m)^2。①BMI<18.5 kg/m^2,低体重,或营养不良风险。②BMI 18.5~23.9 kg/m^2,理想体重。③BMI 24~27.9 kg/m^2,超重。④BMI≥28 kg/m^2,肥胖。

(3) 皮褶厚度与臂围。

(4) 握力测定:是反映肌肉功能十分有效的指标。

(5) 血浆蛋白:可反映机体蛋白质营养状况、疾病的严重程度和预测手术风险程度,是临床上常用的营养评估指标之一。常用的血浆蛋白指标有白蛋白、前白蛋白、转铁蛋白和视黄醇结合蛋白等。

1) 白蛋白半衰期为18天,营养支持对其浓度的影响需较长时间才能表现出来。

2) 血清前白蛋白、转铁蛋白和视黄醇结合蛋白半衰期短、血清含量少且全身代谢池小,是反映营养状况更好、更敏感、更有效的指标。

(6) 贫血:血红蛋白正常值为120~160 g/L(男)、110~150 g/L(女),<90 g/L 时诊断为营养不良。

(7) 免疫功能

1) 外周血淋巴细胞计数(正常值为2000个/mL):①1200~2000个/mL 为轻度免疫功能缺陷。②800~1200个/mL 为中度免疫功能缺陷。③<800个/mL 为重度免疫功能缺陷。

2) 皮肤迟发超敏试验:阴性提示机体免疫状态差,间接提示营养不良。

2. 营养不良的类型

(1) 蛋白质营养不良:因应激状态下的分解代谢和营养素的摄取不足,导致血清白蛋白、转铁蛋白降低。

(2) 蛋白质-能量营养不良:表现为体重下降,人体测量数值及肌酐身高指数均较低,但血清蛋白可正常。

(3) 混合型营养不良:由于长期营养不良而表现有上述两种营养不良的某些特征,多合并多种维生素及微量元素缺乏,是一种非常严重、危及生命的营养不良。

(二) 肠内营养(EN)

1. 概述 肠内营养是通过胃肠道途径提供营养的方式,是临床营养支持首选的方法。

2. 优点 ①保护肠道黏膜屏障,维护免疫功能。②减少肠道细菌移位、肠道菌群紊乱及肠源性感染。③保护肝功能及蛋白质合成。④促进胃肠动力及释放内源性激素。⑤降低炎症反应,血糖符合生理需求。⑥节省医疗费用。

3. 分类与选择

(1) 非要素型制剂:适用于胃肠道功能较好的患者,是应用最广泛的肠内营养制剂。

(2) 要素型制剂:适合于胃肠道消化、吸收功能部分受损的患者,如短肠综合征、胰腺炎等患者。

(3) 组件型制剂:对完全型肠内营养制剂进行补充或强化,以适合患者的特殊需要。

(4) 疾病专用型制剂:主要有糖尿病、肝病、肿瘤、婴幼儿、肺病、肾病、创伤等专用制剂。

4. 肠内营养支持的途径 ①经口或鼻胃途径。②经鼻十二指肠途径。③经鼻空肠途径。

④胃造口。⑤空肠造口。⑥经皮内镜下胃造口。

5. **空肠造口**

(1) 适应证：①手术时有营养不良的患者。②重大复杂的上腹部手术后早期肠道营养输注。③坏死性胰腺炎。④需要剖腹探查的多处创伤患者。⑤准备手术后行放疗或化疗的患者。⑥食管、胃及十二指肠手术后备用性空肠造口，在发生吻合口瘘等并发症时用以维持营养。

(2) 优点：①较少发生液体饮食反流而引起的呕吐和误吸。②EN 支持与胃、十二指肠减压可同时进行，对胃、十二指肠外瘘及胰腺疾病患者尤为适宜。③喂养管可长期放置，适用于需长期营养支持的患者。④患者能同时经口摄食。⑤患者无明显不适，机体和心理负担小，活动方便。

6. **并发症**

(1) 机械性并发症：鼻、咽及食管损伤，喂养管堵塞，喂养管拔出困难，造口并发症等。

(2) 胃肠道并发症：恶心、呕吐、腹泻、腹胀、肠痉挛等。

(3) 代谢性并发症：水、电解质及酸碱代谢异常，糖代谢异常，微量元素、维生素及脂肪酸缺乏，各脏器功能异常。

(4) 感染性并发症：吸入性肺炎是最严重的并发症。

（三）**肠外营养（PN）**

1. **概述** 肠外营养是通过胃肠道以外途径（即静脉途径）提供营养支持的方式，分完全肠外营养和部分肠外营养。

2. **优点** ①很快达到所需的热量、蛋白质量及比例。②短时间纠正营养不良的状况。③可纠正体液丢失、电解质紊乱，能避免可能出现的 EN 并发症。

3. **基本原则** ①PN 的成分和特殊营养素的摄入，必须根据患者的需求和代谢能力进行周密计划。②完全肠外营养必须包括所有必需的营养素（氨基酸、碳水化合物、脂肪、水、电解质、维生素及微量元素），按需求量提供。

4. **分类与选择**

(1) 碳水化合物制剂：葡萄糖是肠外营养中最主要的能源物质。

(2) 氨基酸制剂：氨基酸是肠外营养氮源物质，是机体合成蛋白质所需的底物。

(3) 脂肪乳剂制剂：脂肪乳剂是肠外营养中理想的能源物质，可提供能量、生物合成碳原子及必需脂肪酸。

(4) 电解质制剂：电解质对维持机体水、电解质和酸碱平衡，保持人体内环境稳定有重要作用。

(5) 维生素及微量元素制剂：维生素及微量元素是维持人体正常代谢和生理功能不可缺少的营养素。

5. **适应证** ①高代谢状态（大面积烧伤、多发骨折等）。②胃肠道瘘及短肠综合征。③肛管及结肠手术前后。④急性肠道炎症性疾病（如克罗恩病）。⑤胃肠道梗阻。⑥肿瘤患者接受大面积放疗和大剂量化疗。⑦轻度肝肾功能障碍患者。

6. 输注途径

(1) 外周静脉途径:肠外营养支持在2周以内者适用。

(2) 中心静脉途径:肠外营养支持超过2周以上,营养液渗透压较高(>800 mOsm/L)时适用。常用静脉导管穿刺点:①经锁骨下静脉,常用,易于活动和护理。②经颈外静脉,颈外静脉瓣膜多,导管不易置入。③经颈内静脉,较常用,转颈和贴敷料稍受限。④经股静脉,导管易感染,少用。⑤经外周静脉至中心静脉(PICC),贵要静脉较头静脉宽,易置入,患者感觉较舒适,感染率低。⑥经外周静脉/中心静脉皮下埋置导管,用于肿瘤终末期患者。

7. 并发症 ①穿刺置管的并发症,如气胸、血胸等。②感染。③高血糖和低血糖。④非酮性高渗性昏迷。⑤肝脂肪变性。⑥高氯性代谢性酸中毒和高血氨症。⑦肝毒性反应。⑧重要营养基质缺乏(磷、锌、谷氨酰胺等)。

第十节 术前准备和术后处理原则

例题

下列哪种情况不需要预防性使用抗生素(E)

A. 阑尾炎　　　　　　　　　　B. 慢性胆囊炎

C. 开放性骨折　　　　　　　　D. 皮肤裂伤后0.5小时

E. 甲状腺腺瘤

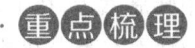

(一) 术前准备

1. 外科手术分类 ①急症手术:如外伤性肠破裂。②限期手术:如各种恶性肿瘤根治术。③择期手术:如胆囊结石胆囊切除术、腹股沟疝修补术等。

2. 一般准备

(1) 心理准备:医务人员应给予患者充分的关怀和鼓励;履行书面知情同意手续,包括手术、麻醉的知情同意书、输血治疗同意书等,由患者本人或法律上有责任的亲属(或监护人)签署。为挽救生命而需紧急手术,若亲属未赶到,须在病史中记录清楚。

(2) 生理准备

1) 适应性锻炼:练习在床上大小便;正确的咳嗽、咳痰方法;有吸烟史的患者,术前2周停止吸烟。

2) 输血和补液。

3) 预防性应用抗生素的指征:①涉及感染病灶或切口接近感染区域的手术。②胃肠道手术。③操作时间长、创伤大的手术。④开放性创伤,创面已污染或有广泛软组织损伤,创伤至实施清创的间隔时间较长,或清创所需时间较长及难以彻底清创者。⑤癌肿手术。⑥涉及大血管的手术。⑦需要植入人工制品的手术。⑧脏器移植术。

4) 胃肠道准备：成人术前8～12小时开始禁食，术前4小时开始禁饮，必要时行胃肠减压；涉及胃肠道手术者，术前1～2天开始进流质饮食，有幽门梗阻的患者，需在术前进行洗胃；结直肠手术，酌情在术前1天及手术当天清晨行清洁灌肠或结肠灌洗，并于术前2～3天开始进流食、口服肠道制菌药物。

5) 其他：给予镇静剂、留置导尿等。

3. **特殊准备**

(1) 营养不良：若血清白蛋白在30～35 g/L，应补充富含蛋白质饮食予以纠正；若低于30 g/L或转铁蛋白<0.15 g/L，则需输入血浆、人体白蛋白制剂或行术前肠内、肠外营养支持在短时间内予以纠正。

(2) 脑血管病：近期有脑卒中史者，择期手术至少推迟2周，最好6周。

(3) 心血管病：血压<160/100 mmHg，不作特殊准备。血压>180/100 mmHg，选用合适降压药，使血压平稳在一定水平，但不要求降至正常。急性心肌梗死患者发病后6个月内不做择期手术。

(4) 肺功能障碍：危险因素包括COPD、吸烟、年老、肥胖、急性呼吸系统感染。高危患者术前行肺功能检查。急性呼吸系统感染者，择期手术推迟至治愈后1～2周。

(5) 肾疾病：急性肾衰竭的危险因素包括术前血尿素氮和肌酐升高、充血性心力衰竭、老年、术中低血压、夹闭腹主动脉、脓毒症、使用肾毒性药物（如氨基糖苷类抗生素和放射性造影剂）等。如需透析治疗，应在计划手术24小时内进行。

(6) 糖尿病：①仅以饮食控制病情者，不需特殊准备。②口服降糖药者服至术前1天晚上，长效降糖药在术前2～3天停药；平时用胰岛素者，在手术日晨停用。③术前控制血糖在5.6～11.2 mmol/L。④伴酮症酸中毒，需接受急症手术者，尽可能纠正酸中毒、血容量不足、电解质失衡。

(7) 凝血障碍：术前10天停用抗血小板药噻氯匹定和氯吡格雷，术前7天停用阿司匹林，术前2～3天停用非甾体抗炎药。血小板(PLT)<50×10^9/L时，建议输血小板；大手术或涉及血管部位的手术，保持PLT>75×10^9/L；神经系统手术，保持PLT≥100×10^9/L。

(8) 预防下肢深静脉血栓形成：有静脉血栓危险因素者，应预防性使用低分子量肝素，间歇性气袋加压下肢或口服华法林。

（二）术后处理

1. **常规处理**

(1) 术后医嘱：包括诊断、施行的手术、监测方法和治疗措施。

(2) 监测：常规监测生命体征，记录出入量。有心肺疾病、心肌梗死危险的患者，监测中心静脉压、肺动脉楔压及心电监测。

(3) 静脉输液：根据手术的大小、患者器官功能状态和疾病严重程度，决定术后输液的量、成分和输注速度。

(4) 引流管：记录引流的种类、吸引的压力、灌洗液及次数、引流的部位及护理方式。乳胶片引流一般在术后1～2天拔除；烟卷式引流72小时内拔除；管状引流物视手术类型和引流情况确定拔除时间。

2. 卧位

(1) 颅脑手术后,如无休克或昏迷,可取 15°～30°头高脚低斜坡卧位。

(2) 颈、胸手术后,多采用高半坐位卧式;以便于呼吸及有效引流。

(3) 腹部手术后,多取低半坐位卧式或斜坡卧位,以降低腹壁张力。

(4) 脊柱或臀部手术后,可采用俯卧或仰卧位。

(5) 腹腔内有污染者,病情许可时,尽早改为半坐位或头高脚低位,以便体位引流。

(6) 全麻未清醒者,若无禁忌,平卧,头转向一侧,直到清醒,避免误吸。

(7) 蛛网膜下腔阻滞患者,应取平卧或头低卧位 12 小时。

(8) 休克患者,取下肢抬高 15°～20°,头和躯干抬高 20°～30°的特殊体位。

3. 各种不适的处理

(1) 疼痛:有效的止痛会改善大手术的预后,常用的麻醉类镇痛药有吗啡、哌替啶和芬太尼。

(2) 呃逆:①手术后早期发生者,可采用压迫眶上缘,短时间吸入二氧化碳,抽吸胃内积气、积液,给予镇静或解痉药物等措施。②上腹部手术后出现顽固性呃逆,警惕膈下积液或感染,行超声、X 线平片、CT 检查明确后及时处理。

4. 胃肠道 ①术后有显著肠梗阻、神志欠清醒,以及急性胃扩张者,应插鼻胃管,连接负压、间断吸引装置并留置 2～3 天,直到正常胃肠功能恢复。②胃或肠造口导管应进行重力(体位)引流或负压、间断吸引。③空肠造口的营养管在术后第 2 天滴入营养液。④造口的导管约在术后 3 周拔除。

5. 活动 ①术后镇痛效果良好,应早期床上活动,短期内下床活动。②有休克、心力衰竭、严重感染、出血、极度衰弱及施行过有特殊固定、制动要求的手术患者,不宜早期活动。

6. 缝线拆除

(1) 各部位缝线拆除时间:①头、面、颈部,术后 4～5 天。②下腹、会阴部,术后 6～7 天。③胸、上腹、背、臀部,术后 7～9 天。④四肢,术后 10～12 天(近关节处适当延长)。⑤减张缝合线 14 天拆线,电刀切口推迟 1～2 天拆线。

(2) 切口分类

1) 清洁切口(Ⅰ类切口):指缝合的无菌切口,如甲状腺大部切除术等。

2) 可能污染切口(Ⅱ类切口):指手术时可能带有污染的缝合切口,如胃大部切除术、皮肤不易彻底消毒的部位、6 小时内的伤口经过清创缝合、新缝合的切口再度切开者。

3) 污染切口(Ⅲ类切口):指邻近感染区或组织直接暴露于污染或感染物的切口,如阑尾穿孔的阑尾切除术等。

(3) 切口愈合等级:①甲级,指愈合优良,无不良反应。②乙级,指愈合处有炎症反应,但未化脓。③丙级,指切口已化脓,需切开引流。

(三) 术后并发症的防治

1. 术后出血

(1) 原因:术中止血不完善、创面渗血未控制、原痉挛的小动脉断端舒张、结扎线脱落、凝血功能障碍等。

(2) 预防及处理:①术中严格止血,结扎规范牢靠,关腹前仔细检查。②提示有术后出血时,应迅速再手术止血,清除血凝块,用生理盐水冲洗腹腔。

2. 术后发热与低体温

(1) 发热:是术后最常见的症状。

1) 非感染性发热:①主要原因包括手术时间长(>2 小时)、广泛组织损伤、术中输血、药物过敏、麻醉剂(氟烷或安氟醚)引起的肝中毒等。②如体温不超过 38 ℃,可不予处理;高于 38.5 ℃,患者感到不适时,可予以物理降温,对症处理,严密观察。

2) 感染性发热:①危险因素包括患者体弱、高龄、营养状况差、糖尿病、吸烟、肥胖、使用免疫抑制药物或原已存在的感染病灶;拟用的预防性抗生素被忽视。②手术因素有止血不严密、残留无效腔、组织创伤等。③除伤口和其他深部组织感染外,其他常见发热病因包括肺膨胀不全、肺炎、尿路感染、化脓性或非化脓性静脉炎等。

(2) 低体温:大量输注冷的液体和库存血液时,应通过加温装置,必要时用温盐水反复灌洗体腔,术后注意保暖,可以预防术后低体温。

3. 肺膨胀不全

(1) 上腹部手术的患者发生率为 25%,老年、肥胖、长期吸烟和有呼吸系统疾病的患者更常见,最常发生在术后 48 小时之内。若超过 72 小时,肺炎不可避免。

(2) 预防和治疗:①叩击胸、背部,鼓励咳嗽和深呼吸,经鼻气管吸引分泌物。②严重慢性阻塞性肺疾病患者,雾化吸入支气管扩张剂和溶黏蛋白药物有效。③有气道阻塞时,行支气管镜吸引。

4. 术后肺炎

(1) 原因:①易患因素有肺膨胀不全、异物吸入和大量的分泌物。②腹腔感染需长期辅助呼吸者。③气管插管损害黏膜纤毛转运功能、给氧、肺水肿和应用皮质激素。

(2) 治疗:50% 以上为革兰阴性杆菌感染,针对性用药。

5. 肺栓塞

(1) 易患因素:年龄(50 岁以上)、下肢深静脉血栓形成、创伤、软组织损伤、烧伤、心肺疾病、肥胖、某些血液病、代谢病(糖尿病)等。

(2) 治疗:①一般处理,包括重症监护、绝对卧床、适当应用镇静、止痛药物缓解患者的焦虑和惊恐症状。②呼吸支持,吸氧、气管插管机械通气。③循环支持。④溶栓、抗凝治疗等。

6. 术后感染

(1) 腹腔脓肿和腹膜炎:如为弥漫性腹膜炎,应急诊剖腹探查;腹腔脓肿定位后可在超声引导下行穿刺置管引流,必要时需开腹引流。

(2) 真菌感染:多为假丝酵母菌(念珠菌)所致,治疗可选用两性霉素 B 或氟康唑等。

7. 切口并发症

(1) 血肿、积血和血凝块:是最常见的并发症。在无菌条件下排空凝血块,结扎出血血管,再次缝合伤口。

(2) 血清肿:①皮下血清肿可用空针抽吸,敷料压迫,以防止淋巴液渗漏和再积聚。②腹股沟区域血清肿多在血管手术之后,空针抽吸有损伤血管和增加感染的危险,可自行吸收。③若血清肿继续存在,或通过伤口外渗,在手术室探查切口,结扎淋巴管。

(3) 切口裂开

1) 原因:①营养不良,组织愈合能力差。②切口缝合技术有缺陷。③腹腔压力突然增高的动作,如剧烈咳嗽或严重腹胀。

2) 预防:①减张缝合。②在良好麻醉、腹壁松弛条件下缝合切口。③及时处理腹胀。④咳嗽时平卧。⑤腹部适当加压包扎。

3) 处理:切口完全裂开时,立刻用无菌敷料覆盖切口,在良好的麻醉条件下重予缝合,同时加用减张缝线;切口完全裂开再缝合后常有肠麻痹,术后应胃肠减压;切口部分裂开视情况而定。

(4) 切口感染:①拆除伤口缝线,使脓液流出,同时行细菌培养。②选用相应的抗菌药物治疗。③累及筋膜和肌肉的严重感染,需急诊切开清创、防治休克和静脉应用广谱抗生素(含抗厌氧菌)。

8. 泌尿系统并发症

(1) 尿潴留:若时间过长,导尿时尿液量超过500 mL者,应留置导尿管1~2天。

(2) 泌尿道感染

1) 预防:严格要求无菌操作,防止泌尿系统污染,预防和迅速处理尿潴留。

2) 治疗:给足量的液体、膀胱彻底引流和针对性应用抗生素。

第十一节 外科用药等基础知识和基本理论

例题

以阿片类药物为主的麻醉性镇痛药不包括(C)

A. 吗啡　　　　　B. 羟考酮　　　　　C. 氯胺酮

D. 芬太尼　　　　E. 布托啡诺

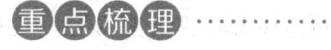

1. 慢性疼痛的药物治疗

药物类别	常用药	应用
解热镇痛消炎药 (非甾体抗炎药)	阿司匹林、吲哚美辛、布洛芬、双氯芬酸、酮咯酸、氟比洛芬酯、对乙酰氨基酚、COX-2抑制剂(如塞来昔布)	①对头痛、牙痛、神经痛、肌肉痛或关节痛效果较好,对创伤性剧痛和内脏痛有一定效果 ②除对乙酰氨基酚外有较强的抗炎和抗风湿作用
麻醉性镇痛药	吗啡、芬太尼、羟考酮、布托啡诺等	仅用于急性剧痛如外伤、手术诱发的剧烈疼痛和晚期癌症疼痛

续 表

药物类别	常用药	应用
抗癫痫药	卡马西平、加巴喷丁、普瑞巴林	①卡马西平用于治疗三叉神经痛和舌咽神经痛 ②加巴喷丁、普瑞巴林主要用于神经病理性疼痛的治疗,包括糖尿病性周围性神经痛、带状疱疹后神经痛、幻肢痛和外伤后神经痛等
抗抑郁药	阿米替林、多塞平和氟西汀等	对癌症诱发的持续性病理神经痛、对阿片类药物耐药者或对阿片类药物治疗效果不佳者,可合用抗抑郁药
糖皮质激素类	地塞米松、泼尼松龙、甲泼尼龙、利美达松、曲安奈德等	用于治疗炎症及创伤后疼痛、肌肉韧带劳损、神经根病变引起的疼痛、软组织或骨关节无菌性炎性疼痛、风湿性疼痛、癌痛及复杂区域疼痛综合征

2. 椎管内药物治疗

(1) 蛛网膜下腔注药:使用鞘内药物输注系统将吗啡注入,或注入5%~10%酚甘油以治疗晚期癌痛。

(2) 硬脊膜外间隙注药

1) 糖皮质激素:主要治疗颈椎病和腰椎间盘突出症。

2) 阿片类药物:常用吗啡。多限于癌症疼痛治疗。

3) 局麻药:可单独使用,常与糖皮质激素或阿片类药物合用。

3. 痛点注射 主要用于慢性疼痛疾病,如腱鞘炎、肩周炎、肱骨外上髁炎、紧张性头痛及腰肌劳损等。

4. 术后药物镇痛

(1) 常用药物:①阿片类药物,如吗啡和芬太尼等。②非阿片类药物,如曲马多等。③硬膜外镇痛时,局麻药常选罗哌卡因或布比卡因。

(2) 硬膜外镇痛:包括硬膜外单次和持续给药。

1) 方式:常选用吗啡,吗啡可透过硬膜外间隙进入蛛网膜下隙,作用于脊髓后角的阿片受体。成人常用剂量为2~3 mg/次,用生理盐水稀释至10 mL注入,注药后约30分钟起效;持续6~24小时,平均为12小时。疼痛再度出现时,可重复给药。

2) 不良反应:常有恶心、呕吐、皮肤瘙痒、尿潴留和呼吸抑制。药液中加入氟哌利多2.5 mg,既可增强镇痛,又可减少恶心、呕吐的发生。注射吗啡可产生延迟性呼吸抑制,应密切观察,控制一次剂量在2~3 mg。

第十二节 肿瘤学总论

 例题

恶性肿瘤的诊断,最重要的依据是(E)

A. 病程短,发展快 B. 肿块质硬、固定
C. 血清酶学及免疫学检查 D. X线、放射性核素或超声检查
E. 病理学检查

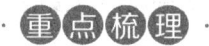

(一) 概论

1. 肿瘤的临床诊断

(1) 恶性肿瘤的早期信号:①身体任何部位发现肿块并逐渐增大。②身体任何部位发现经久不愈的溃疡。③中年以上妇女阴道不规则流血或白带增多。④进食时胸骨后不适,灼痛、异物感或进行性吞咽困难。⑤久治不愈的干咳或痰中带血。⑥长期消化不良,进行性食欲减退,不明原因的消瘦。⑦大便习惯改变或便血。⑧鼻塞、鼻出血。⑨黑痣增大或破溃出血。⑩无痛性血尿。

(2) 局部表现:包括肿块、疼痛、溃疡、出血、梗阻和转移症状。

(3) 全身症状:良性及早期恶性肿瘤多无明显的全身症状。恶性肿瘤患者常见的非特异性全身症状有贫血、低热、消瘦、乏力等。

(4) 病史和体格检查

1) 年龄:①儿童肿瘤多为胚胎性肿瘤或白血病。②青少年肿瘤多为肉瘤。③癌多发生于中年以上,青年癌症患者则往往发展迅速。

2) 病程:良性者病程较长,恶性者较短。

3) 其他病史:①家族多发或遗传倾向。②癌前病变或相关疾病病史,如胃癌与萎缩性胃炎等相关、肝癌与乙型肝炎相关等。③吸烟、长期饮酒、职业接触等个人史。

4) 体格检查:①全身检查。②局部检查,包括肿块的部位、性状,区域淋巴结或转移灶的检查。

2. 肿瘤的实验室诊断

(1) 血、尿及粪便常规检查。

(2) 血清学检查,包括酶学检查、糖蛋白、激素类、肿瘤标志物(癌胚抗原、甲胎蛋白等)。

(3) 流式细胞测定,用于了解细胞分化,分析染色体DNA倍体类型、DNA指数等,结合肿瘤病理类型用于判断肿瘤恶性程度及推测预后。

3. 肿瘤的影像学和内镜诊断

(1) X线检查:包括透视与平片、造影检查、特殊X线显影术。

(2) 超声:广泛应用于肝、胆、胰、脾、甲状腺、乳房、颅脑、子宫、卵巢等部位肿瘤的诊断。

(3) CT:常用于颅内肿瘤、实质性脏器肿瘤、实质性肿块及淋巴结等的鉴别诊断。

(4) 放射性核素显像:骨肿瘤诊断阳性率较高,且可早于X线显影,能较早发现骨转移瘤,但易有假阳性。

(5) MRI:对神经系统及软组织显像尤为清晰。

(6) 正电子发射断层显像(PET):对脑肿瘤、结肠癌、肺癌、黑色素瘤、乳腺癌、卵巢癌等诊

断率高。

(7) 内镜检查:直接观察空腔脏器、胸腔、腹腔及纵隔的肿瘤或其他病变,并可取细胞或组织行病理学检查诊断,还能对小的病变做治疗,如摘除息肉。

4. **肿瘤的病理学诊断**　为目前确定肿瘤的直接而可靠的依据,常是对肿瘤进行治疗的先决条件。

(1) 临床细胞学检查:取材来自体液自然脱落细胞、黏膜细胞、细针吸取肿瘤细胞等。

(2) 病理组织学检查:①穿刺活检。②钳取活检。③经手术能完整切除者则行切除活检,或于手术中切取部分组织做快速(冷冻)切片诊断。

5. **肿瘤分子诊断**　包括病理组织免疫组织化学检查、病理组织的基因检查及液体活检。

6. **实体肿瘤的常用治疗方法**

(1) 外科治疗

1) 预防性手术:用于治疗癌前病变,防止其发生恶变或发展成进展期癌。

2) 诊断性手术:①切除活检术。②切取活检术。③剖腹探查术。

3) 根治性手术:①瘤切除术,适用于良性肿瘤和某些瘤样病变。②广泛切除术,适用于软组织肉瘤和一些体表高分化癌。③根治术及扩大根治术,一般适用于转移主要发生在区域淋巴结的各类癌症。

4) 姑息性手术:目的是缓解症状、减轻痛苦、改善生存质量、延长生存期、减少和防止并发症。

5) 减瘤手术:仅适用于原发病灶大部切除后,残余肿瘤能用其他治疗方法有效控制者。

6) 复发或转移灶的手术治疗。

7) 重建和康复手术。

8) 肿瘤外科治疗的原则:①不切割原则。②整块切除原则。③无瘤技术原则。

(2) 化学治疗

1) 适应证:①首选化疗的恶性肿瘤,恶性滋养细胞肿瘤(绒癌、恶性葡萄胎)、睾丸精原细胞瘤、Burkitt淋巴瘤、大细胞淋巴瘤、中枢神经系统淋巴瘤、小细胞肺癌、急性淋巴细胞白血病、胚胎性横纹肌肉瘤等。②可获长期缓解的肿瘤,如部分霍奇金淋巴瘤、肾母细胞瘤、乳腺癌、肛管癌、膀胱癌、喉癌、骨肉瘤及软组织肉瘤等。③化疗配合其他治疗有一定作用的肿瘤:如胃肠道癌、鼻咽癌、宫颈癌、前列腺癌、非小细胞肺癌等。

2) 抗肿瘤药物:①细胞毒素类药物,如环磷酰胺、氮芥、卡莫司汀、洛莫司汀等。②抗代谢类药,如氟尿嘧啶、替加氟、甲氨蝶呤、巯嘌呤等。③抗生素类,如放线菌素D、丝裂霉素、阿霉素等。④生物碱类,如长春碱类、羟喜树碱、紫杉醇及鬼臼毒素类依托泊苷、替尼泊苷等。⑤激素和抗激素类,如他莫昔芬、托瑞米芬、黄体酮、甲状腺素、泼尼松等。⑥其他,如丙卡巴肼、羟基脲、铂类等。⑦分子靶向药物,包括单抗类(常用曲妥珠单抗、利妥昔单抗、西妥昔单抗等)和小分子化合物(伊马替尼、吉非替尼等)。

3) 化疗方式:①诱导化疗。②辅助化疗和新辅助化疗。③转化化疗。

4) 化疗毒副作用:①骨髓抑制,白细胞、血小板减少。②消化道反应,恶心、呕吐、腹泻等。

③毛发脱落。④血尿。⑤免疫功能降低。

(3) 放射治疗

1) 临床应用：①根治性放疗，按病变的性质、范围、耐受性和患者的一般情况等确定。②姑息性放疗，以缓解症状、改善生活质量为主要目的。③放射结合手术、化疗的综合治疗，包括传统模式(术后放化疗)、先放疗后手术、放疗化疗同时进行、放化疗加生物治疗。

2) 适应证：①适合放疗的肿瘤，包括对射线高度敏感的淋巴造血系统肿瘤、多发性骨髓瘤等低分化肿瘤，中度敏感的表浅肿瘤和位于生理管道的肿瘤，肿瘤位置使手术难以根治的恶性肿瘤。②放疗与手术综合治疗的肿瘤，主要有乳腺癌、淋巴结转移癌、食管癌、支气管肺癌、宫颈癌、肢体及躯干部皮肤癌等。③放疗价值有限，仅能缓解症状的肿瘤，如恶性唾液腺肿瘤、尿道癌等。④放疗价值不大的肿瘤，如成骨肉瘤、胃肠道高分化癌、胆囊癌、肝转移癌等。

3) 放疗的副作用：①骨髓抑制(白细胞减少、血小板减少)。②皮肤黏膜改变。③胃肠反应。④局部反应。

(4) 免疫治疗：包括免疫细胞疗法、抗体免疫检查点抑制剂和肿瘤治疗性疫苗。

(二) 常见体表肿瘤与肿块

1. **皮肤乳头状瘤** ①乳头状疣，非真性肿瘤，多由病毒所致。②老年性色素疣，多见于头额部、暴露部位或躯干。

2. **皮肤癌** ①皮肤基底细胞癌，好发于头面部，如鼻梁旁、眼睑等处。②鳞状细胞癌，早期即可呈溃疡，常继发于慢性溃疡或慢性窦道开口，或瘢痕部的溃疡经久不愈而癌变。

3. **痣与黑色素瘤**

(1) 黑痣：为色素斑块，可分为皮内痣、交界痣、混合痣。

(2) 黑色素瘤：为高度恶性肿瘤，发展迅速。

4. **脂肪瘤** 为正常脂肪样组织的瘤状物，好发于四肢、躯干。

5. **纤维瘤及纤维瘤样病变**

(1) 纤维黄色瘤：位于真皮层及皮下，多见于躯干、上臂近端。

(2) 隆突性皮纤维肉瘤：来源于皮肤真皮层，多见于躯干。

(3) 带状纤维瘤：位于腹壁。

6. **神经纤维瘤**

(1) 神经鞘瘤：①中央型，源于神经干中央，其包膜即为神经纤维。②边缘型，源于神经边缘，神经索沿肿瘤侧面而行。

(2) 神经纤维瘤：可夹杂有脂肪、毛细血管等，为多发性，常对称。

7. **血管瘤**

(1) 毛细血管瘤：多见于婴儿，大多数是女性。

(2) 海绵状血管瘤：一般由小静脉和脂肪组织构成。

(3) 蔓状血管瘤：由较粗的迂曲血管构成，大多数为静脉，也可有动脉或动静脉瘘。

8. **囊性肿瘤及囊肿** 包括皮样囊肿、皮脂囊肿、表皮样囊肿、腱鞘或滑液囊肿。

第六章

普外科临床常见病

第一节 甲状腺、甲状旁腺疾病和其他颈部疾病

例题

(1~3题共用题干)

女,29岁。患有原发性甲状腺功能亢进症(Graves病),甲状腺肿Ⅱ°~Ⅲ°,血清 T_3、T_4 均明显增高,脉搏110次/分。

1. 目前首先采用的治疗方案为(B)
   A. ^{131}I　　　　　　　　　　　B. 抗甲状腺药物(硫脲嘧啶类)
   C. 复方碘化钾溶液　　　　　　　D. 盐酸普萘洛尔(心得安)
   E. 手术

2. 目前治疗本病最有效的方法是(E)
   A. ^{131}I　　　　　　　　　　　B. 硫脲嘧啶类药物
   C. 盐酸普萘洛尔(心得安)　　　　D. 碘剂
   E. 甲状腺大部切除

3. 甲状腺大部切除后发生手足抽搐,选用有效的治疗药物是(E)
   A. 静脉注射5%葡萄糖酸钙　　　　B. 口服葡萄糖酸钙
   C. 维生素D　　　　　　　　　　　D. 地西泮(安定)
   E. 静脉注射10%葡萄糖酸钙或氯化钙

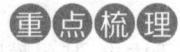

(一)结节性甲状腺肿

1. **概述**　单纯性甲状腺肿可分为弥漫性和结节性两种。青春发育期、妊娠期或绝经期的妇女,由于对甲状腺素的需要量暂时性增高,可发生轻度弥漫性甲状腺肿,称为生理性甲状腺肿。由于各个甲状腺滤泡细胞对促甲状腺激素(TSH)等多种生长刺激因子的反应存在异质性,扩张的滤泡有时会聚集成多个大小不等的结节,形成结节性甲状腺肿。

2. **临床表现**　甲状腺不同程度的肿大,能随吞咽上下活动。病程早期,甲状腺呈对称、弥漫性肿大,腺体表面光滑,质地柔软,随吞咽上下移动。甲状腺不同程度的肿大和肿大结节对周围器官引起的压迫症状是本病主要的临床表现。

(1) 气管压迫:出现堵塞感,呼吸不畅,甚至呼吸困难;气管可狭窄、弯曲移位或软化。

(2) 食管压迫:出现吞咽困难。

(3) 喉返神经压迫:出现声音嘶哑。

(4) 颈交感神经压迫:出现同侧眼球下陷,瞳孔变小,眼睑下垂,即 Horner 综合征。

(5) 上腔静脉压迫:出现上腔静脉综合征,即单侧面部、颈部或上肢水肿,多因胸骨后甲状腺肿压迫所致。

3. **辅助检查及术前特殊检查**

(1) 超声:能检测出 2~4mm 的小结节。

(2) 喉镜检查:确定声带的功能。

(3) 颈部 X 线片:胸骨后甲状腺肿时,可确定气管和食管的受压程度及甲状腺肿在胸骨后的范围。

4. **生理性甲状腺肿的治疗方案**

(1) 青春发育期或妊娠期:无需药物及手术治疗,多食含碘丰富的食物如海带、紫菜等。

(2) 25 岁以下的弥漫性单纯性甲状腺肿:可给予少量甲状腺素,缓解甲状腺的增生及肿大。常用左甲状腺素。

5. **手术指征**

(1) 胸骨后甲状腺肿。

(2) 因气管、食管或喉返神经受压引起临床症状者。

(3) 巨大甲状腺肿影响工作和生活者。

(4) 结节性甲状腺肿继发甲亢者,应按甲亢术前严格准备后再行手术。

(5) 结节性甲状腺肿疑有恶变者。

6. **术后低血钙处理** ①补充钙剂。②应用维生素 D 制剂。③补充镁剂。④给予血管扩张药,解除血管痉挛,防止血栓形成。⑤增加钙的摄入。

(二) 甲状腺腺瘤

1. **临床表现**

(1) 多见于 40 岁以下的女性。

(2) 甲状腺无痛性肿块,早期无症状,个别有吞咽不适或压迫感。

(3) 甲状腺内可触及单个圆形或椭圆形结节,个别为多发。表面光滑,界限清楚,与皮肤无粘连,随吞咽上下移动。质地不一,实性者软,囊性者则硬。

(4) 部分因肿瘤出血而突然增大,出现局部胀痛和压痛,肿瘤增大后可引起邻近器官组织压迫症状。

(5) 部分为自主高功能性腺瘤,可出现甲亢症状。

(6) 少数发生恶变。肿瘤质硬、固定或出现颈部淋巴结肿大。

2. **治疗** 甲状腺腺瘤有癌变和引起甲亢的可能,原则上应早期手术,可行腺瘤切除术。

3. **高功能腺瘤** 外科手术是治疗的首选方法。

(1) 特点:无须在促甲状腺激素(TSH)刺激下即可自主分泌 T_3 或 T_4,并抑制垂体分泌

TSH,使周围正常甲状腺功能受到不同程度的抑制,甚至腺体萎缩。

(2) 手术方式

1) 单纯腺瘤切除术:尽量保留正常甲状腺组织,以避免术后发生甲减。

2) 患侧腺叶次全切除术:部分高功能腺瘤患者除主要结节外,还存在小的自主功能性结节,若仅行大结节切除,遗留的小结节可再产生甲亢症状,可行患侧腺叶次全切除术,尽可能切除病变结节。

(三) 甲状腺功能亢进症

1. 概述 甲状腺功能亢进症(简称甲亢)是常见的内分泌疾病,可发生于任何年龄,常见的类型有原发性甲亢(毒性弥漫性甲状腺肿,又称 Graves 病、弥漫性甲状腺肿伴甲亢、突眼性甲状腺肿)、继发性甲亢和高功能腺瘤。本节主要介绍原发性甲亢进。

2. 临床表现

(1) 高代谢综合征:常有疲乏无力、怕热多汗、皮肤潮湿、多食善饥、体重明显下降等。

(2) 精神神经系统:多言好动、紧张焦虑、焦躁易怒、手和眼睑震颤等。

(3) 心血管系统:心悸、气短、心动过速、第一心音亢进;收缩压升高、舒张压降低,脉压增大。

(4) 消化系统:稀便、排便次数增加;重者可有肝大、肝功能异常。

(5) 肌肉骨骼系统:主要是甲状腺毒症性周期性瘫痪。

(6) 造血系统:循环血淋巴细胞比例增加,单核细胞增加,白细胞总数减低。

(7) 生殖系统:女性月经减少或闭经;男性阳痿,偶有男性乳腺发育。

3. Graves 病眼征

(1) 单纯性突眼:与甲状腺毒症所致的交感神经兴奋性增高有关。

(2) 浸润性突眼(恶性突眼):为 Graves 病特有的眼征;主要由于眶内和球后组织体积增加、淋巴细胞浸润和水肿所致。

4. 诊断 具备以下三项甲亢诊断即可成立:①高代谢症状和体征。②甲状腺肿大。③血清 TT_4、FT_4 增高,TSH 减低。

(1) 基础代谢率测定:在完全安静、空腹时进行。常用计算公式:基础代谢率 = (脉率 + 脉压) - 111。正常值为 ±10%;增高至 +20%~30% 为轻度甲亢,+30%~60% 为中度,+60% 以上为重度。

(2) 甲状腺摄 ^{131}I 率的测定:正常甲状腺 24 小时内摄取的 ^{131}I 量为人体总量的 30%~40%。若 2 小时内摄取 ^{131}I 量超过人体总量的 25%,或 24 小时内超过人体总量的 50%,且吸 ^{131}I 高峰提前出现,均可诊断甲亢。

(3) 血清中 T_3 和 T_4 含量的测定:甲亢时,血清 T_3 可高于正常 4 倍左右,T_4 为正常的 2.5 倍。T_3 测定对甲亢的诊断具有较高的敏感性。

5. 治疗 确诊为甲状腺功能亢进,可选择 ^{131}I 治疗、抗甲状腺药物治疗或手术治疗,手术的痊愈率达 90%~95%。

(1) 手术指征:①继发性甲亢或高功能腺瘤。②中度以上的 Graves 病。③腺体较大,伴有压迫症状,或胸骨后甲状腺肿等类型甲亢。④抗甲状腺药物或^{131}I治疗后复发者或坚持长期用药有困难者。⑤妊娠早、中期的甲亢患者凡具有上述指征者,应考虑手术治疗,并可以不终止妊娠。

(2) 手术禁忌证:①青少年患者。②症状较轻者。③老年患者或有严重器质性疾病不能耐受手术者。

(3) 手术方式:①行双侧甲状腺次全切除术,手术可选择常规或腔镜方式。②根据腺体大小或甲亢程度决定切除腺体量。③通常需切除腺体的80%~90%,并同时切除峡部,每侧残留腺体如成人拇指末节大小(3~4 g)。

6. 术前准备

(1) 一般准备:①精神过度紧张者适当应用镇静和安眠药;心率过快者可口服普萘洛尔;心力衰竭者可给予洋地黄制剂。②颈部摄X线片,了解有无气管受压或移位。③心电图检查。④喉镜检查,确定声带功能。⑤测定基础代谢率,了解甲亢程度。

(2) 药物准备

1) 抗甲状腺药物加碘剂:可先用硫脲类药物,待甲亢症状得到基本控制后,即改服2周碘剂,再进行手术。

2) 单用碘剂:适合症状不重,以及继发性甲亢和高功能腺瘤患者。常用的碘剂是复方碘化钾溶液,每日3次;从3滴开始,以后逐日每次增加1滴,至每次16滴为止,然后维持此剂量,以2周为宜。

3) 普萘洛尔:适用于常规应用碘剂或合并应用硫氧嘧啶类药物不能耐受或无效者。术前不用阿托品,以免引起心动过速。

7. 术后主要并发症

(1) 术后呼吸困难:常见原因及处理如下。

1) 甲状腺术后出血:拆除伤口缝线,清除血肿,敞开切口,解除对气道的压迫,再次手术并妥善止血,必要时行气管插管或气管切开。

2) 双侧喉返神经损伤:关键是预防和避免其损伤。

3) 气管痉挛:紧急气管切开。

4) 喉头水肿及呼吸道分泌物阻塞:立即面罩吸氧、静脉注射地塞米松,降低应激反应。处理后呼吸困难未改善,立即气管切开。

5) 气管软化、塌陷:术前及术中采取预防措施,如放置气管套管等。

(2) 喉上神经损伤:①外支损伤,使环甲肌麻痹,以致音调降低。②内支损伤,造成喉黏膜感觉丧失,容易误咽发生呛咳。

(3) 喉返神经损伤:一侧喉返神经损伤,大都引起声音嘶哑。双侧喉返神经损伤,可造成严重的呼吸困难,甚至窒息。

(4) 手足抽搐:因手术时误伤甲状旁腺或其血液供给受累所致。多表现为面、唇或手足部的针刺样麻木感或强直感。发作时,立即静脉注射10%葡萄糖酸钙或氯化钙10~20 mL。

(5) 甲状腺功能减退:因甲状腺组织切除过多,或残留腺体的血液供应不足所致。

(6) 甲亢术后复发：多在术后 2～5 年。

(7) 术后恶性突眼。

(8) 甲状腺危象：常发生于术后 12～36 小时，是甲亢的严重并发症，因甲状腺素过量释放引起暴发性肾上腺素能兴奋现象。

1) 主要表现：高热(>39 ℃)、脉快(>120 次/分)，同时合并神经、循环及消化系统严重功能紊乱如烦躁、谵妄、大汗、呕吐、水泻等。

2) 治疗：①应用镇静剂、降温、充分供氧、补充能量、维持水、电解质及酸碱平衡等。②口服复方碘化钾溶液，或紧急时用 10% 碘化钠 5～10 mL 加入 10% 葡萄糖溶液 500 mL 中静脉滴注。③肾上腺素能阻滞剂，可选用利血平、普萘洛尔。④氢化可的松。

（四）甲状腺癌

1. **病理类型**

(1) 乳头状癌：是成人甲状腺癌的最主要类型和儿童甲状腺癌的全部。恶性程度较低，较早出现颈淋巴结转移，预后较好。

(2) 滤泡状癌：肿瘤生长较快，属中度恶性，且有侵犯血管倾向，可经血运转移到肺、肝、骨及中枢神经系统。

(3) 髓样癌：来源于滤泡旁降钙素分泌细胞(C 细胞)，中度恶性，可有颈淋巴结侵犯和血行转移，预后不如乳头状癌，但较未分化癌好。

(4) 未分化癌：发展迅速，高度恶性，约 50% 早期便有颈淋巴结转移，或侵犯气管、喉返神经或食管，常经血运向肺、骨等远处转移。预后很差。

2. **临床表现**

(1) 甲状腺内发现肿块是最常见的表现。肿块增大常可压迫气管，使气管移位，并有不同程度的呼吸障碍症状。

(2) 肿瘤侵犯气管，可有呼吸困难或咯血；侵犯喉返神经可出现声音嘶哑；侵犯颈丛出现耳、枕、肩等处疼痛。肿瘤压迫或浸润食管，可引起吞咽障碍；交感神经受压引起 Horner 综合征。

(3) 局部淋巴结转移可出现颈淋巴结肿大。

(4) 晚期常转移到肺、骨等器官，出现相应临床表现。

(5) 髓样癌多有明显家族史，临床上可出现腹泻、心悸、面部潮红和血钙降低等症状；血清降钙素多增高。

3. **甲状腺超声恶性结节征象** 以下征象提示甲状腺癌可能性大：①实性低回声结节。②结节内血供丰富(TSH 正常情况下)。③结节形态和边缘不规则、晕圈缺如。④微小钙化、针尖样弥散分布或簇状分布的钙化。⑤纵横比≥1。⑥伴有颈部淋巴结超声影像异常，如淋巴结呈圆形、边界不规则或模糊、内部回声不均、内部出现钙化、皮髓质分界不清、淋巴门消失或囊性变等。⑦弹性成像Ⅲ～Ⅳ级。⑧血流阻力(RI)≥0.7 等。

4. **甲状腺结节分级**

(1) 0 级：正常甲状腺或弥漫性增生性甲状腺。

(2) 1级:良性病变。

(3) 2级:高度提示良性病变。

(4) 3级:不确定病变;倾向良性病变为3A级;倾向恶性病变为3B级。

(5) 4级:提示恶性病变。

(6) 5级:恶性病变。

5. 分化型甲状腺癌的临床分期

(1) Ⅰ期:①<55岁时,任何TNM_0。②≥55岁时,$T_{1\sim2}N_{0\sim x}M_0$。

(2) Ⅱ期:①<55岁时,任何TNM_1。②≥55岁时,$T_{1\sim2}N_1M_0$,$T_{3a}/T_{3b}NM_0$。

(3) Ⅲ期:≥55岁时,$T_{4a}NM_0$。

(4) ⅣA期:≥55岁时,$T_{4b}NM_0$。

(5) ⅣB期:≥55岁时,TNM_1。

分期	肿瘤情况	分期	转移情况
T_x	原发肿瘤不能评估	N_x	区域淋巴结不能评估
T_0	没有原发肿瘤证据	N_0	无证据表明存在区域淋巴结转移
T_1	肿瘤最大径≤2 cm,且在甲状腺内。①T_{1a},肿瘤最大径≤1 cm,且在甲状腺内。②T_{1b},肿瘤最大径>1 cm,≤2 cm;且在甲状腺内	N_1	区域淋巴结转移
T_2	2 cm<肿瘤最大直径≤4 cm,且在甲状腺内	N_{1a}	Ⅵ区转移(气管前、气管旁、喉前/Delphian淋巴结)或纵隔上淋巴结(Ⅶ区),包括单侧或双侧转移
T_3	肿瘤最大径>4 cm,且在甲状腺内,或任何肿瘤伴甲状腺外浸润(如累及胸骨甲状肌或甲状腺周围软组织)。①T_{3a},肿瘤最大直径>4 cm,局限在甲状腺腺体内的肿瘤。②T_{3b},任何大小的肿瘤伴有明显的侵袭带状肌的腺外侵袭(包括胸骨舌骨肌、胸骨甲状肌、甲状舌骨肌、肩胛舌骨肌)	N_{1b}	转移至Ⅰ、Ⅱ、Ⅲ、Ⅳ或Ⅴ淋巴结单侧、双侧或对侧,或咽后淋巴结
T_{4a}	适度进展性疾病。任何肿瘤浸润超过包膜浸润皮下软组织、喉、气管、食管、喉返神经	M_0	无远处转移
T_{4b}	远处转移。肿瘤浸润椎前筋膜或包绕颈动脉或纵隔血管	M_1	有远处转移

6. 手术治疗

(1) 满足以下任一指征者,建议行甲状腺全切或近全切:①颈部有放射史。②已有远处转移。③双侧癌结节。④甲状腺外侵犯。⑤肿块直径大于4 cm。⑥不良病理类型:高细胞型、柱状细胞型、弥漫硬化型、岛状细胞或分化程度低的变型。⑦双侧颈部多发淋巴结转移。

(2) 满足以下所有指征者,建议行腺叶切除:①无颈部放射史。②无远处转移。③无甲状腺外侵犯。④无其他不良病理类型。⑤肿块直径小于1 cm。

(3) 颈淋巴结清扫的范围目前仍有分歧,但最小范围清扫,即中央区颈淋巴结(Ⅵ)清扫已基本达成共识。

7. **术后 ^{131}I 治疗**

(1) 采用 ^{131}I 清除术后残留的甲状腺组织(^{131}I 清甲);采用 ^{131}I 清除手术不能切除的转移灶(^{131}I 清灶)。

(2) 除所有癌灶均<1cm 且无腺外浸润、无淋巴结和远处转移的甲状腺癌外,均可行 ^{131}I 清甲治疗。

(3) 妊娠期、哺乳期、计划短期(6个月)内妊娠者和无法依从辐射防护指导者,禁忌行 ^{131}I 清甲治疗。

8. **分化型甲状腺癌的复发危险度分层**

(1) 低危组(符合全部条件):①无局部或远处转移。②所有肉眼可见的肿瘤均被清除。③肿瘤没有侵犯周围组织。④肿瘤不是侵袭型的组织学亚型,且没有血管侵犯。⑤清甲后行全身碘显像,甲状腺床以外没有发现碘摄取。

(2) 中危组(符合任一条件):①初次手术后病理检查可在镜下发现肿瘤有甲状腺周围软组织侵犯。②有颈淋巴结转移或清甲后行全身 ^{131}I 显像发现有异常放射性摄取。③肿瘤为侵袭性的组织学类型,或有血管侵犯。

(3) 高危组(符合任一条件):①肉眼下可见肿瘤侵犯周围组织或器官。②肿瘤未能完整切除,术中有残留。③伴有远处转移。④全甲状腺切除后,血清 TG 水平仍较高。⑤甲状腺癌家族史。

9. **分化型甲状腺癌 TSH 抑制治疗的原则**

(1) 有残余病灶或有高危复发风险者,需将 TSH 抑制于 0.1 mU/L 以下。无病灶残留证据且低危复发风险者,使 TSH 维持在正常变动范围的低限。

(2) 低危但甲状腺球蛋白阳性、超声检查正常(化验有异常但影像学无异常)者,维持 TSH 于 0.1~0.5 mU/L。

(3) 复查多年均无病生存者,使 TSH 维持在正常范围内。

(4) TSH 长期抑制的患者,需保证每日摄取一定量的钙(1.2 mg/d)和维生素 D(1.0 U/d)。

(五)甲状旁腺功能亢进症

1. **病因** 原发性甲状旁腺功能亢进症(PHPT)的常见病因为甲状旁腺腺瘤(最多见)、甲状旁腺增生和甲状旁腺癌。

2. **高度可疑人群**

(1) 反复发作的肾绞痛(肾或输尿管结石)或肾钙盐沉积者。

(2) 不明原因的腰腿疼痛、自发性骨折、骨质疏松者。

(3) 长骨骨干、肋骨、颌骨、锁骨巨细胞瘤,特别是多发者。

(4) 原因不明的恶心、呕吐、久治不愈的消化性溃疡、顽固性便秘和反复发作的胰腺炎。

(5) 无法解释的精神症状,尤其是伴口渴、多尿和骨痛者。

3. **实验室检查**

(1) 血钙测定:是发现甲状旁腺功能亢进症的首要指标,正常人的血钙值一般为 2.1~2.5 mmol/L,甲状旁腺功能亢进症可>3.0 mmol/L。

(2) 血磷测定:诊断价值较血钙小。

(3) 甲状旁腺素(PTH)测定:PTH 测定值升高是诊断甲状旁腺功能亢进症最可靠的直接证据,可高达正常值的数倍。

(4) 尿中环腺苷酸(cAMP)的测定:PHPT 时,cAMP 排出量明显增高,可反映甲状旁腺的活性。

4. **定位检查**

(1) 超声是 PHPT 定位诊断首选的检查方法。影像学表现为甲状腺叶后面或侧面的低回声结节,与附近的组织界限清楚。

(2) 甲状腺核素扫描^{99m}Tc-甲氧基异丁基异腈(^{99m}Tc-MIBI)为首选的术前定位方法。

(3) CT 对颈部及纵隔异位的甲状旁腺病变均有识别作用。

(4) MRI 对 PHPT 定位诊断有较高的准确性。

5. **手术适应证** ①血清钙>2.75 mmol/L 或血清游离钙>1.28 mmol/L,同时伴有低血磷者。②PTH 明显增高。③影像学检查有骨病变。④肾功能低下。⑤尿路结石。⑥合并消化道病变者。⑦影像学检查提示甲状旁腺占位。⑧临床怀疑癌变。⑨不能长期随访观察者。

6. **高钙危象术前准备** ①大量输液,每日量 4~6 L,注意病情变化。②输液通道输入利尿药物如呋塞米(速尿)、利尿酸钠等,2~3 次/天。③维持酸碱、电解质平衡。④必要时应用降钙素。

7. **手术方式**

(1) 甲状旁腺腺瘤:切除腺瘤,术中送冰冻切片病理检查。

(2) 甲状旁腺增生:甲状旁腺次全切除术、全甲状旁腺切除+自体移植术。

(3) 甲状旁腺癌:①无颈淋巴结转移时,行同侧甲状腺及峡部、气管周围淋巴脂肪组织和部分胸腺组织在内的整块切除。②区域颈淋巴结转移时,行联合根治术。③累及患侧喉返神经,可切除受侵犯的神经。④术中肿瘤有残留,可术后补充放疗。

8. **术后暂时性低血钙原因** ①骨饥饿和骨修复。②暂时性甲状旁腺功能减退。③部分骨骼或肾对甲状旁腺的抵抗作用。

9. **手术常见并发症**

(1) 神经损伤:喉返神经损伤是常见的并发症。

(2) 甲状旁腺功能减退症:主要表现为皮肤干燥、色素沉着、毛发稀疏、脱落、四肢麻木、手足抽搐,Chvostek 征、Trousseau 征阳性。

(3) 病灶误切、遗漏。

(4) 出血及食管损伤。

(5) 高血钙持续和复发:术后 1 年内血钙再度升高为高血钙持续;术后 1 年以上再次出现高钙血症称为高钙血症复发。

(6) 甲状旁腺癌治疗不当:术中未能确定甲状旁腺肿瘤的良恶性,可能造成甲状旁腺癌切除范围不当。

(六) 其他颈部疾病

1. **颈淋巴结结核**

(1) 临床表现

1)颈部一侧或两侧有多个大小不等的肿大淋巴结。①初期,肿大的淋巴结较硬,无痛,可推动。②中期,发生淋巴结周围炎和(或)各个淋巴结互相融合成团,形成不易推动的结节性肿块。③后期,淋巴结发生干酪样坏死、液化,形成寒性脓肿,脓肿破溃后形成经久不愈的窦道或慢性溃疡。

2)少数患者可有低热、盗汗、食欲缺乏、消瘦等全身症状。

(2)治疗

1)全身治疗:①注意营养和休息。②口服异烟肼6～12个月;伴有全身症状或身体其他处有结核病变者,接受正规抗结核治疗。

2)局部治疗:①少数局限、较大、可推动的淋巴结可手术切除。②寒性脓肿尚未穿破者,可行穿刺抽吸,尽量抽尽脓液,然后向脓腔内注入5%异烟肼溶液行冲洗,并留适量溶液于脓腔内,每周2次。③继发感染不明显的溃疡或窦道,可行刮除术,开放引流。④寒性脓肿继发化脓性感染者,先行切开引流,待感染控制后,再行刮除术。

2. 常见颈部肿块

(1)慢性淋巴结炎:多继发于头、面、颈部和口腔的炎症病灶。常需与恶性病变鉴别,必要时应切除肿大的淋巴结做病理检查。

(2)转移性肿瘤:在颈部肿块中,发病率仅次于慢性淋巴结炎和甲状腺疾病。原发癌灶绝大部分在头颈部,以鼻咽癌和甲状腺癌转移最多见。锁骨上窝转移性淋巴结的原发灶,多在胸腹部;胃肠道、胰腺癌肿多经胸导管转移至左锁骨上淋巴结。

(3)恶性淋巴瘤:包括霍奇金淋巴瘤和非霍奇金淋巴瘤,来源于淋巴组织恶性增生的实体瘤,多见于男性青壮年。确诊需要淋巴结的病理检查。

(4)甲状舌管囊肿:是与甲状腺发育有关的先天性畸形。治疗需完整切除囊肿或瘘管,应切除部分舌骨以彻底清除囊壁或窦道,以免复发,术中冰冻切片检查有无恶变。

第二节 乳房疾病

例题

(1～4题共用题干)

女,37岁。无意中发现左乳腺肿块2天。体格检查:左乳腺外上象限可触及一外形不规则肿块。

1. 有助于明确临床诊断的体征有(ABCEF)

A. 肿块质地坚硬　　　　　　　　B. 肿块与表面皮肤有粘连

C. 肿块活动度小　　　　　　　　D. 双侧乳腺大小对称

E. 肿块表面皮肤凹陷　　　　　　F. 双侧乳头内陷

2. 为迅速明确临床诊断,首选的辅助检查方法包括(ABE)
A. 乳腺B超　　　　　　B. 乳腺钼靶检查　　　　C. 腹部B超
D. 胸部X线片　　　　　E. 穿刺病理活检　　　　F. 全身骨扫描
3. 为实现保乳治疗,进一步的首选治疗为(C)
A. 立即实行保乳手术　　B. 立即局部切除肿瘤　　C. 行新辅助化疗
D. 行新辅助内分泌治疗　E. 行局部放疗　　　　　F. 行新辅助化疗加局部放疗
4. 患者的手术切除标本除分化和淋巴结检查外,还必须进行的检查是(B)
A. SMA　　　　　　　　B. ER　　　　　　　　　C. P53
D. S-100　　　　　　　E. AFP　　　　　　　　F. CEA

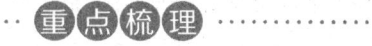

(一) 急性乳腺炎

1. 概述　急性乳腺炎是急性化脓性感染,患者多是产后哺乳的妇女,以初产妇多见,往往发生在产后3～4周。最常引起感染的微生物是金黄色葡萄球菌。

2. 病因

(1) 乳汁淤积:乳汁是富含乳糖的一类培养基,有利于入侵细菌的生长繁殖。乳汁淤积的原因:①乳头发育不良(过小或内陷)妨碍哺乳。②乳汁过多或婴儿吸乳少。③乳管不通,影响排乳。

(2) 细菌入侵:乳头破损或皲裂,细菌沿淋巴管入侵是感染的主要途径。婴儿口腔感染,吸乳或含乳头睡眠,也可使细菌直接侵入乳管,上行至腺小叶而致感染。

3. 临床表现

(1) 主要症状为患侧乳房肿胀疼痛、局部红肿、发热。若炎症进展,疼痛呈搏动性,可有寒战、高热、脉搏加快。

(2) 常有患侧淋巴结肿大、压痛,白细胞计数明显增高。

(3) 一般起初呈蜂窝织炎样表现,数天后可形成脓肿,表浅的脓肿可触及波动、深部的脓肿需穿刺才能确定。脓肿可以是单房性或多房性。

(4) 脓肿可向外溃破,深部脓肿还可穿至乳房与胸肌间的疏松组织,形成乳房后脓肿。严重感染者可导致乳房组织大块坏死,甚至并发脓毒症。

4. 治疗

(1) 早期呈蜂窝织炎表现而未形成脓肿时,应用抗生素治疗。

1) 首选青霉素,或用耐青霉素酶的苯唑西林钠(新青霉素Ⅱ),或第一代头孢菌素如头孢拉啶。

2) 对青霉素过敏者,应用红霉素。

3) 抗生素通过乳汁影响婴儿健康,避免使用四环素、氨基糖苷类、喹诺酮类、磺胺类和甲硝唑等药物。

(2) 脓肿形成后及时行脓肿切开引流。①为避免损伤乳管而形成乳瘘,放射状切开。②乳晕下脓肿沿乳晕边缘做弧形切口。③深部脓肿或乳房后脓肿沿乳房下缘做弧形切口,经乳房后间隙引流。④切开后以手指分离脓肿的多房间隔,利于引流。⑤脓腔较大时,可在脓腔的最低部位另加切口行对口引流。

(二) 乳腺囊性增生病

1. **概述** 乳腺囊性增生病多见于中年妇女。病理形态呈多样性表现,增生可发生于腺管周围并伴有大小不等的囊肿形成,囊内含淡黄色或棕褐色液体;或腺管内表现为不同程度的乳头状增生,伴乳管囊性扩张,也有发生于小叶实质者,主要为乳管及腺泡上皮增生。

2. **病因** 乳腺囊性增生病系雌、孕激素比例失调,使乳腺实质增生过度和复旧不全。

3. **临床表现** 一侧或双侧乳房胀痛和肿块是本病的主要表现,部分患者具有周期性。

(1) 部分患者乳房疼痛与月经周期有关,有时整个月经周期都有疼痛感,常无固定部位,月经来潮后疼痛缓解。

(2) 部分患者乳房疼痛常有固定的位置,以单侧乳房的外上象限或乳晕下居多,两侧乳房同时疼痛较少,大多患者描述为"针刺感""牵拉感"或"烧灼感",月经来潮后疼痛不缓解。

(3) 少数患者可同时伴有水样或淡黄色乳头溢液,以及显性乳房肿块。

4. **治疗**

(1) 药物治疗

1) 丹那唑:对显著性乳房疼痛有较好的效果,尤其是周期性乳房疼痛的患者。

2) 他莫昔芬:可用于症状较重者,于月经干净后5天开始口服,每天2次,每次10mg,连用15天后停药。

3) 溴隐亭:对乳房疼痛、结节有明显的改善,主要副反应为眩晕、呕吐,国内较少使用。

(2) 手术治疗:乳腺囊性增生病本身无手术治疗的指征,手术治疗的目的主要是经过影像学检查、针吸细胞学检查或空芯针穿刺病理活检仍不能排除乳腺癌可能时,应对病灶进行活检。

(三) 乳腺纤维腺瘤

1. **概述** 乳腺纤维腺瘤是青年女性常见的乳房肿瘤,高发年龄是20~25岁,其次为15~20岁和30岁,多数为单发,少数属多发。

2. **临床表现**

(1) 纤维腺瘤多发生在乳腺边缘及厚实区域,乳晕区较少见。

(2) 常呈圆球形或椭圆形;若有多发纤维腺瘤,增大后互相融合成一个瘤体,则常呈结节形。

(3) 边界清楚,活动度大,有包膜,触诊活动度佳,质韧,与皮肤及胸大肌无粘连,不会引起腋淋巴结肿大。周围可存在乳腺增生。

3. **辅助检查**

(1) 超声:对实质性和囊性肿块的鉴别诊断尤为准确,是年轻患者的首选检查方法。

(2) 钼靶摄片:对于35岁以上女性,当肿块不能除外癌诊断时,可在超声基础上,同时行钼靶检查。

(3) 针吸细胞学检查：有助于纤维腺瘤和乳腺癌的鉴别。

(4) 空芯针穿刺：多用于乳腺微小病变的检查。

4. 治疗 手术切除是目前治疗纤维腺瘤唯一有效的方法，应将肿瘤连同其包膜整块切除，以周围包裹少量正常乳腺组织为宜，肿块必须常规做病理检查。

（四）乳腺癌

1. 概述 乳腺癌是女性恶性肿瘤中发病率第一位的疾病，病理分型为非浸润性乳腺癌、浸润性乳腺癌、浸润性非特殊癌和其他罕见癌。

2. 转移途径

(1) 局部扩展：癌细胞沿导管或筋膜间隙蔓延，继而侵及 Cooper 韧带和皮肤。

(2) 淋巴转移

1) 癌细胞经胸大肌外侧缘淋巴管侵入同侧腋窝淋巴结，然后侵入锁骨下淋巴结以至锁骨上淋巴结，进而可经胸导管（左）或右淋巴管侵入静脉血流而向远处转移。

2) 癌细胞向内侧淋巴管，沿着乳内淋巴管的肋间穿支引流到胸骨旁淋巴结，继而达到锁骨上淋巴结，并可通过同样途径侵入血流。

(3) 血运转移：早期乳腺癌已有血运转移，癌细胞可直接侵入血液循环而致远处转移。最常见的远处转移依次为骨、肺、肝。

3. 临床表现

(1) 乳房肿块是最常见的临床表现，患者多以无痛性并进行性增大的乳房肿块首诊，肿块大小形态不一，不规则，表面欠光滑，边界欠清楚。

(2) 乳头溢液可呈乳汁样、清水样、血性、浆液性或脓性，溢液量可多可少，间隔时间不一致，可以是单管或多管性。

(3) 乳头乳晕改变：①在乳腺癌病程早期和晚期均可出现乳头牵拉、回缩。②乳头乳晕湿疹样癌表现为乳头皮肤糜烂、破溃、结痂、脱屑、灼痛，常伴有瘙痒感。

(4) 皮肤改变：①最常见肿瘤侵犯 Cooper 韧带，或与皮肤粘连使皮肤外观凹陷，出现"酒窝征"。②癌细胞阻塞皮下淋巴管产生"橘皮样变"。③"皮肤卫星结节"。④肿瘤进展可出现破溃，呈"菜花样"改变。⑤乳房皮下的淋巴管充满癌栓，使皮肤呈炎性改变，同时伴有皮肤水肿，即炎性乳腺癌。

(5) 区域淋巴结：最常见的淋巴转移部位为同侧腋窝淋巴结。腋淋巴结转移晚期，可压迫腋静脉，影响上肢的淋巴回流致上肢水肿。

4. 辅助检查

(1) 乳腺钼靶摄片：用于乳腺癌的筛查和早期诊断，是乳腺疾病最基本和首选的检查方法。

(2) 乳腺超声检查：适用于任何人群的乳腺检查。乳腺癌在超声上主要表现为边界不规则的肿块，可呈锯齿状或蟹足状。

(3) 乳腺 MRI 检查：在乳腺的检查中具有明显的优势，对乳腺癌的敏感性高达 94%～100%。

5. TNM 分期

分期	肿瘤情况	分期	转移情况
T_0	原发癌瘤未查出	N_0	同侧腋窝淋巴结无转移
Tis	原位癌	N_1	同侧腋窝可推动的淋巴结转移
T_1	肿瘤最大直径≤2 cm	N_2	同侧腋窝淋巴结转移融合,或与周围组织粘连
T_2	2 cm<肿瘤最大直径≤5 cm	N_3	同侧锁骨上淋巴结、同侧胸骨旁淋巴结转移
T_3	肿瘤最大直径>5 cm	M_0	无远处转移
T_4	癌瘤大小不计,侵犯皮肤或胸壁,包括炎性乳腺癌	M_1	有远处转移

6. 临床分期
①0期:$TisN_0M_0$。②Ⅰ期:$T_1N_0M_0$。③Ⅱ期:$T_{0\sim1}N_1M_0$,$T_2N_{0\sim1}M_0$,$T_3N_0M_0$。④Ⅲ期:$T_{0\sim2}N_2M_0$,$T_3N_{1\sim2}M_0$,T_4 任何 NM_0,任何 TN_3M_0。⑤Ⅳ期:包括 M_1 的任何 TN。

7. 治疗

(1) 手术治疗

1) 保留乳房的乳腺癌切除术:原发灶切除范围应包括肿瘤、肿瘤周围 1~2 cm 组织,确保标本边缘无肿瘤细胞浸润。术后必须辅以放疗。适用于临床Ⅰ期、Ⅱ期的患者,且乳房有适当体积,术后能保持外观效果者。

2) 乳腺癌改良根治术:包括保留胸大肌,切除胸小肌和保留胸大、小肌两种术式,术后外观效果好,是目前常用的手术方式。适用于临床Ⅰ期、Ⅱ期的患者。

3) 乳腺癌根治术和乳腺癌扩大根治术:现已较少使用。

4) 全乳房切除术:适用于原位癌、微小癌及年迈体弱不宜行根治术者。

5) 前哨淋巴结活检术及腋淋巴结清扫术:对腋淋巴结阳性者常规行腋淋巴结清扫术,范围包括Ⅰ、Ⅱ组腋淋巴结。对腋淋巴结阴性者可先行前哨淋巴结活检术。

(2) 化学治疗:乳腺癌是实体瘤中应用化疗最有效的肿瘤之一。

1) 肿瘤分化差、分期晚的病例:常用蒽环类与紫杉类联合化疗方案,如 EC(表柔比星、环磷酰胺)-T(多西他赛或紫杉醇)方案等。

2) 肿瘤分化较好、分期较早的病例:可考虑基于紫杉类的方案,如 TC(多西他赛或紫杉醇、环磷酰胺)方案等。

3) 术前化疗:又称新辅助化疗,多用于局部晚期的病例,目的在于缩小肿瘤,提高手术成功机会及探测肿瘤对药物的敏感性。

(3) 内分泌治疗:乳腺癌细胞中雌激素受体(ER)含量高者,对内分泌治疗有效。

1) 他莫昔芬:可降低乳腺癌术后复发及转移,降低对侧乳腺癌的发生率。

2) 芳香化酶抑制剂:如阿那曲唑、来曲唑和依西美坦;对绝经后患者效果优于他莫昔芬。

(4) 辅助放疗

1) 乳腺癌保乳术后的放射治疗:原则上所有浸润性乳腺癌保乳术后的患者均应接受术后放疗。

2) 乳腺癌根治术或改良根治术后需放射治疗的高危因素:①腋窝淋巴结转移≥4个者。②腋窝淋巴结转移1~3个的T_1/T_2患者如有下述情况:年龄≤40岁,激素受体阴性,组织学分级Ⅲ级,腋窝淋巴结转移比例>20%,HER2阳性等。③腋窝淋巴结阴性,但原发肿瘤最大直径≥5 cm,或腋窝淋巴结阴性但肿瘤侵及乳腺皮肤、胸壁的患者。④病理提示具有脉管癌栓。⑤化疗前影像学诊断内乳淋巴结转移可能者。⑥原发肿瘤位于内侧象限同时腋窝淋巴结有转移者。

(5) 靶向治疗:曲妥珠单抗是目前最常用的抗HER2靶向治疗药物。

8. 随访

(1) 每4~6个月进行一次病情随访及体格检查,持续5年,此后每12个月一次。

(2) 每12~24个月进行一次乳腺钼靶X线摄片(保乳手术者在放疗结束后6个月行患侧乳腺钼靶摄片一次)。

(3) 每12个月进行一次乳腺B超检查。

(4) 接受他莫昔芬者,若子宫仍保留,每12个月进行一次妇科检查。

(5) 绝经后患者应定期监测骨密度。

(6) 评估辅助内分泌治疗的依从性,并鼓励患者坚持治疗。

(7) 选择健康积极的生活方式,控制并保持理想体重(BMI 20~25 kg/m²)。

(8) 根据病情酌情行胸部CT、腹部B超等检查。

第三节 动脉性疾病

例题

下述哪项不属于动脉硬化性闭塞症的表现(D)
- A. 间歇性跛行
- B. 患肢肌萎缩
- C. 静息痛
- D. 足靴区色素沉着
- E. 患肢发凉

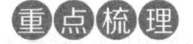

重点梳理

(一)颅外颈动脉硬化狭窄性疾病

1. 概述 颅外颈动脉硬化狭窄性疾病指颈总动脉和颈内动脉粥样硬化狭窄或闭塞,可引起缺血性脑卒中或短暂性脑缺血发作。

2. 颈动脉狭窄程度的分级 ①轻度狭窄:动脉内径缩小<30%。②中度狭窄:动脉内径缩小30%~69%。③重度狭窄:动脉内径缩小70%~99%。④完全闭塞。

3. 临床表现

(1) 有症状性狭窄:症状包括短暂性脑缺血发作、可复性缺血性神经功能障碍、缺血性脑卒中。

(2) 无症状性狭窄:无任何神经系统的症状和体征。

4. 非手术治疗

(1) 控制脑卒中的危险因素,包括戒烟、控制血压等。

(2) 若患者有血脂升高,药物治疗包括抗血小板治疗、降脂药物等。

5. 手术指征

(1) 绝对手术指征:①有一次或多次短暂性脑缺血发作,表现为24小时内明显的局限性神经功能障碍或一过性黑矇,伴颈动脉狭窄。②有一次或多次轻度非致残性脑卒中,症状或体征持续超过24小时,伴颈动脉狭窄。

(2) 相对适应证:①无症状性颈动脉狭窄。②有症状或无症状性颈动脉狭窄<70%,但血管造影或其他检查提示狭窄表面不光整、溃疡或有血栓形成。③颈动脉内膜切除术后严重再狭窄伴有症状。

6. 手术禁忌证 ①患侧颈动脉完全闭塞。②有明显脑卒中后遗症。③患有明显影响生存的疾病。④严重脑卒中尚未恢复。

7. 手术方式 ①颈动脉内膜切除术:是经典治疗方法,具有可靠的安全性和有效性。②颈动脉支架植入术:为介入下微创治疗的方式,对于颈动脉内膜切除术后再狭窄、高位颈动脉狭窄、颈动脉放射性狭窄和全身状况不能胜任颈动脉内膜切除术的患者,具有优越性。

(二) 动脉硬化性闭塞症

1. 概述 动脉硬化性闭塞症(ASO)是全身性疾病,发生在大、中动脉,涉及腹主动脉及其远侧主干动脉时,引起下肢慢性缺血。男性多见,发病年龄多在45岁以上。往往同时伴有其他部位的动脉硬化性病变。

2. 高危因素 包括高脂血症、高血压、吸烟、糖尿病、肥胖等。

3. 临床表现

(1) 早期症状为患肢冷感、苍白,进而出现间歇性跛行。病变局限在主-髂动脉者,疼痛在臀、髋和股部,可伴有阳痿;累及股-腘动脉时,疼痛在小腿肌群。慢性缺血引起皮肤及其附件的营养性改变、感觉异常及肌萎缩。患肢的股、腘、胫后及足背动脉搏动减弱或不能扪及。

(2) 后期,患肢皮温明显降低、色泽苍白或发绀,出现静息痛,肢体远端缺血性坏疽或溃疡。

4. 检查

(1) 一般检查:四肢和颈部动脉触诊及听诊,记录间歇性跛行时间与距离,对比测定双侧肢体对应部位皮温差异,肢体抬高试验。

(2) 超声多普勒:为首选影像检查,可了解患肢的血流状况。计算踝/肱指数(ABI,踝动脉压与同侧肱动脉压比值),正常值为0.9~1.3,<0.9提示动脉缺血,<0.4提示严重缺血。

(3) X线平片与动脉造影:平片可见病变段动脉有不规则钙化影;动脉造影、DSA、MRA与CTA等,能显示动脉狭窄或闭塞的部位、范围、侧支及阻塞远侧动脉主干的情况。

5. **Fontaine 法分期**

(1) Ⅰ期：患肢无明显临床症状，或仅有麻木、发凉自觉症状，检查发现患肢皮肤温度较低，色泽较苍白，足背和(或)胫后动脉搏动减弱；踝/肱指数<0.9。但患肢已有局限性动脉狭窄病变。

(2) Ⅱ期：以间歇性跛行为主要症状。根据最大跛行距离分为：Ⅱa，>200 m；Ⅱb，<200 m。患肢皮温降低、苍白更明显，可伴有皮肤干燥、脱屑、趾(指)甲变形、小腿肌萎缩。足背和(或)胫后动脉搏动消失。下肢动脉狭窄的程度与范围较Ⅰ期严重，肢体依靠侧支代偿而保持存活。

(3) Ⅲ期：以静息痛为主要症状。疼痛剧烈且持续，夜间更甚，迫使患者辗转或屈膝护足而坐，或借助肢体下垂以求减轻疼痛。除Ⅱ期所有症状加重外，趾(指)腹色泽暗红，可伴有肢体远侧水肿。动脉狭窄广泛、严重，侧支循环已不能代偿静息时的血供，组织濒临坏死。

(4) Ⅳ期：症状继续加重，患肢除静息痛外，出现趾(指)端发黑、干瘪、坏疽或缺血性溃疡。若继发感染，干性坏疽转为湿性坏疽，出现发热、烦躁等全身毒血症状。病变动脉完全闭塞，踝/肱指数<0.4。侧支循环所提供的血流，已不能维持组织存活。

6. **非手术治疗** 主要目的为降低血脂，稳定动脉斑块，改善高凝状态，扩张血管与促进侧支循环。

(1) 控制体重、禁烟，适量锻炼。

(2) 应用抗血小板聚集及扩张血管药物，如阿司匹林、双嘧达莫、前列腺素 E_1。

(3) 高压氧舱治疗可提高血氧量和肢体的血氧弥散，改善组织缺氧状况。

(4) 出现继发性血栓形成时，可先溶栓治疗。

7. **手术治疗**

(1) 经皮腔内血管成形术：结合支架应用，可以提高远期通畅率。可处理髂动脉的狭窄、闭塞性病变，疗效肯定。目前也用于治疗股动脉及其远侧动脉单个甚至多处狭窄或闭塞。

(2) 内膜剥脱术：适用于短段的髂-股动脉闭塞病变者。

(3) 旁路转流术：一般用于腔内手术难以重建血流的严重病变或腔内手术失败后。

(4) 腰交感神经节切除术：近期效果满意，适用于早期病例，或作为旁路转流术的辅助手术。

(5) 大网膜移植术：适用于动脉广泛性闭塞，不适宜行旁路转流术时。

8. **创面处理** 干性坏疽创面，应予以消毒包扎，预防继发感染。感染创面可湿敷处理。组织坏死界限明确者，或严重感染引起毒血症的，需行截肢(趾、指)术。合理选用抗生素。

(三) 血栓闭塞性脉管炎

1. **概述** 血栓闭塞性脉管炎(TAO)又称 Buerger 病，是血管的炎性、节段性和反复发作的慢性闭塞性疾病。多侵袭四肢中、小动静脉，以下肢多见，好发于男性青壮年。

2. **病因**

(1) 外来因素：主要有吸烟、寒冷与潮湿的生活环境、慢性损伤和感染。主动或被动吸烟是本病发生和发展的重要因素。

(2) 内在因素:自身免疫功能紊乱,性激素和前列腺素失调,以及遗传因素。

3. 病理特征 ①通常始于动脉,然后累及静脉,由远端向近端进展,呈节段性分布,两段之间血管比较正常。②活动期为受累动静脉管壁全层非化脓性炎症,有内皮细胞和成纤维细胞增生;淋巴细胞浸润,中性粒细胞浸润较少,偶见巨细胞;管腔被血栓堵塞。③后期,炎症消退,血栓机化,新生毛细血管形成。动脉周围广泛纤维组织形成,常包埋静脉和神经。④虽有侧支循环逐渐建立,但不足以代偿,因而神经、肌和骨骼等均可出现缺血性改变。

4. 临床表现

(1) 患肢怕冷,皮肤温度降低,苍白或发绀。

(2) 患肢感觉异常及疼痛,早期起因于血管壁炎症刺激末梢神经,后因动脉阻塞造成缺血性疼痛,即间歇性跛行或静息痛。

(3) 长期慢性缺血导致组织营养障碍改变。严重缺血者,患肢末端出现缺血性溃疡或坏疽。

(4) 患肢的远侧动脉搏动减弱或消失。

(5) 发病前或发病过程中出现复发性游走性浅静脉炎。

5. 血栓闭塞性脉管炎与动脉硬化性闭塞症的鉴别

鉴别要点	血栓闭塞性脉管炎	动脉硬化性闭塞症
发病年龄	青壮年多见	多>45岁
血栓性浅静脉炎	常见	无
高血压、冠心病、高脂血症、糖尿病	常无	常见
受累血管	中、小动静脉	大、中动脉
其他部位动脉病变	无	常见
受累动脉钙化	无	可见
动脉造影	节段性闭塞,病变近、远侧血管壁光滑	广泛性不规则狭窄和节段性闭塞,硬化动脉扩张、扭曲

6. 治疗

(1) 一般疗法

1) 严格戒烟、防止受冷、受潮和外伤,但不应使用热疗,以免组织需氧量增加而加重症状。

2) 疼痛严重者,可用止痛剂及镇静剂,慎用易成瘾的药物。

3) 患肢应进行适度锻炼,以利促使侧支循环建立。

(2) 非手术治疗:选用抗血小板聚集与扩张血管药物,高压氧舱治疗,中医中药治疗。

(3) 手术治疗:目的是重建动脉血流通道,增加肢体血供,改善缺血引起的后果。

1) 闭塞动脉近侧和远侧仍有通畅的动脉时,可施行旁路转流术。如仅腘动脉阻塞,可行股-胫动脉旁路转流术;小腿主干动脉阻塞,而远侧尚有开放的管腔时,可选择股、腘-远端胫(腓)动脉旁路转流术。

2) 血栓闭塞性脉管炎主要累及中、小动脉,不能施行上述手术时,可选用腰交感神经节切除术或大网膜移植术、动静脉转流术,或腔内血管成形术(PTA)。

3) 已有肢体远端缺血性溃疡或坏疽时,应积极处理创面,选用有效抗生素治疗。组织已发生不可逆坏死时,应考虑不同平面的截肢术。

(四) 腹主动脉瘤

1. **概述** 当腹主动脉的直径扩张至正常直径的1.5倍时称为腹主动脉瘤,是最常见的动脉扩张性疾病,一旦破裂出血可危及生命。

2. **病因** 弹力纤维和胶原纤维是维持动脉弹性和扩张程度的主要成分,两者的降解、损伤,使腹主动脉壁的机械强度显著下降,致动脉壁局限性膨出成瘤。

3. **临床表现**

(1) 搏动性肿物:多数患者自觉脐周或心窝部有异常搏动感。

(2) 疼痛:主要为腹部、腰背部疼痛,多为胀痛或刀割样痛等;瘤体巨大可压迫、侵蚀椎体,引起神经根性疼痛;突发性剧烈腹痛为瘤体急剧扩张甚至破裂的先兆。

(3) 压迫:表现为压迫胃肠道、胆道、肾盂、输尿管、下腔静脉而导致的相应梗阻性症状。

(4) 栓塞:瘤腔内的血栓或粥样斑块一旦脱落,可随血流冲至远侧,栓塞下肢动脉,导致肢体缺血甚至坏死。

(5) 破裂:是最严重的并发症。可破向腹膜后形成腹膜后血肿,继而破入腹腔,表现为剧烈的腹背痛、失血性休克,也可直接破入腹腔或十二指肠形成腹主动脉-十二指肠瘘,或破入下腔静脉导致主动脉-腔静脉瘘等。

(6) 其他:腹主动脉瘤内感染可导致发热、感染中毒症状等。

4. **辅助检查**

(1) 全主动脉髂动脉CTA、MRA:为有创检查,但为诊断的金标准。

(2) 超声多普勒:无创、方便、经济,可作为筛选检查。

(3) CT:判断有无解剖异常,发现有无伴发的其他腹内疾病。

5. **手术适应证** ①瘤体直径≥5 cm者;或瘤体直径<5 cm,但不对称易于破裂者。②伴有疼痛,特别是突发持续性剧烈腹痛者。③压迫胃肠道、泌尿系统引起梗阻或其他症状者。④引起远端动脉栓塞者。⑤并发感染。⑥瘤体破裂,或与下腔静脉、肠管形成内瘘者,应急诊手术。

6. **手术方式**

(1) 开腹人工血管置换术:治疗彻底,疗效可靠、持久,但手术创伤大、风险高、并发症多、高危高龄患者难以耐受。

(2) 腹主动脉瘤腔内覆膜支架隔绝术:手术创伤小,但费用高昂、技术难度较高。

(五) 主动脉夹层

1. **概述** 主动脉夹层指主动脉内血流将其内膜撕裂,并进入动脉壁中层形成血肿,进一步撕裂动脉壁向远端延伸,从而造成主动脉真假两腔分离的病理改变,其起病急骤,病情严重,死亡率高。

2. **临床表现**

(1) 突发胸背部持续性剧烈疼痛,呈撕裂样或刀割样,向肩胛区、前胸、腹部及下肢放射,可伴有面色苍白、出冷汗、四肢发凉、神志淡漠等休克样表现。

（2）高血压，但若发生心脏压塞、夹层破裂、冠状动脉血流供应障碍导致的急性心肌梗死，可表现为低血压。

（3）可有急性肝/肾衰竭、急性下肢缺血、急性脑供血障碍等急性缺血症状。

（4）可破入心包导致心脏压塞，破入胸膜腔导致胸腔积血、呼吸困难，破入食管、气管等导致咯血、呕血等症状，夹层破裂可导致失血性休克，死亡。

（5）其他，包括压迫冠状动脉导致患者急性猝死，急性主动脉关闭不全导致急性肺水肿等。

3. 分型

（1）DeBakey 分型：①Ⅰ型，夹层起于升主动脉，并累及主动脉弓，延伸至胸降主动脉或腹主动脉（或两者均被累及）。②Ⅱ型，夹层起于并局限于升主动脉。③Ⅲa型，夹层起于并局限于胸降主动脉。④Ⅲb型，夹层累及胸降主动脉和不同程度的腹主动脉。

（2）Stanford 分型：①A型，夹层起于升主动脉，包括 DeBakey Ⅰ型和Ⅱ型夹层。②B型，夹层起于左锁骨下以远的降主动脉，包括 DeBakey Ⅲa型和Ⅲb型。

4. 分期　①急性期：发病2周以内。②亚急性期：发病2周至2个月。③慢性期：超过2个月。

5. 治疗

（1）药物：无论何种类型的主动脉夹层均应首先以药物控制血压、心率和疼痛，防止夹层进一步扩展或破裂及其他严重并发症的发生。

（2）手术：①主动脉覆膜支架腔内修复手术是 Stanford B 型主动脉夹层的首选治疗。②急性 Stanford B 型主动脉夹层应在药物控制血压、心率稳定后，限期行血管腔内修复术。③Stanford A 型主动脉夹层原则上应按急诊手术治疗，开胸，在体外循环支持下行病损段血管的置换。

6. Stanford B 型主动脉夹层的手术指征

（1）急性期：①主动脉夹层破裂出血。②并发进行性血胸。③严重内脏和（或）肢体缺血。④无法控制的疼痛和高血压。⑤药物治疗后主动脉夹层进行性扩展。

（2）慢性期：①主动脉夹层进展。②脏器缺血。③主动脉夹层破裂。④主动脉直径>5 cm 或每6个月增大>1 cm。

7. 术后的治疗和随访　患者术后应严格控制血压（约 100/70 mmHg）和心室速率（60～70次/分），3～6个月定期门诊复查，避免体力活动，以预防夹层继续发展和远期并发症，如腹主动脉夹层动脉瘤等的发生。

第四节　周围静脉疾病

  例题

男，50岁。右侧下肢静脉曲张已10年，劳动后肢体肿胀，皮炎及溃疡经久不愈，应行（A）

A. 手术治疗　　　　　　B. 弹性绷带包扎治疗　　　　　　C. 抗感染治疗

D. 局部药物治疗　　　　E. 物理治疗

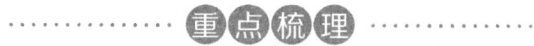

重点梳理

（一）下肢静脉曲张

1. **概述** 下肢静脉曲张是指仅涉及隐静脉，浅静脉伸长、迂曲而呈曲张状态，持久站立工作、体力活动强度高、久坐者多见。

2. **病因** 静脉壁软弱、静脉瓣膜缺陷及浅静脉内压升高，是引起浅静脉曲张的主要原因。长期站立、重体力劳动、妊娠、慢性咳嗽、习惯性便秘等后天性因素，使瓣膜承受过度的压力，逐渐松弛，不能紧密关闭。

3. **临床表现** ①下肢浅静脉扩张、迂曲，下肢沉重、乏力感。②可出现踝部轻度肿胀和足靴区皮肤营养性变化：皮肤色素沉着、皮炎、湿疹、皮下脂质硬化和溃疡形成。

4. **下肢静脉瓣膜功能检查方法**

（1）Trendelenburg 试验：患者仰卧，抬高下肢使静脉排空，在大腿上部扎止血带，阻断大隐静脉；让患者站立 30 秒，释放止血带，观察大隐静脉曲张的充盈情况。

1）松解止血带前，大隐静脉空虚，松解止血带时，大隐静脉自上而下逆向充盈。提示大隐静脉瓣膜功能不全，但大隐静脉与深静脉之间的交通支瓣膜功能正常。

2）松解止血带前，大隐静脉已部分充盈曲张，松解止血带后，充盈曲张更为明显。提示大隐静脉瓣膜及其与深静脉之间交通支瓣膜均功能不全。

3）松解止血带前，大隐静脉即充盈曲张，松解止血带后，曲张静脉充盈并未加重。提示大隐静脉与深静脉间交通支瓣膜功能不全，但大隐静脉瓣膜功能正常。

（2）小隐静脉瓣膜及小隐静脉与深静脉之间交通支瓣膜功能试验，与 Trendelenburg 试验的区别在于止血带置于腘窝处阻断小隐静脉血流。

（3）交通静脉瓣膜功能试验（Pratt 试验）：患者平卧，抬高患肢，在大腿根部扎止血带，先从足趾向上至腘窝缚缠第一根弹力绷带，再自止血带处向下，扎上第二根弹力绷带，一边向下解开第一根弹力绷带，一边向下继续缚缠第二根弹力绷带。如果在两根弹力绷带之间的间隙内出现曲张静脉，即意味该处有功能不全的交通静脉。

（4）深静脉通畅试验（Perthes 试验）：患者站立，在大腿根部扎止血带，阻断大隐静脉回流，嘱患者用力踢腿或做下蹲活动 10～20 次，使小腿肌泵收缩以促进静脉血液向深静脉系统回流。若曲张的浅静脉明显减轻或消失，表示深静脉通畅；若曲张静脉不减轻，张力增高甚至出现胀痛，表示深静脉不通畅。

（5）直腿伸踝试验（Homans 征）：嘱患者下肢伸直，被动或主动做踝关节过度背屈动作，如小腿剧烈疼痛提示深静脉血栓形成。

5. **鉴别诊断** ①原发性下肢深静脉瓣膜功能不全。②下肢深静脉血栓形成后综合征。③先天性静脉畸形骨肥大综合征。④动静脉瘘。

6. **非手术治疗** 患肢穿医用弹力袜或用弹力绷带使曲张静脉处于萎瘪状态；避免久站、久坐，间歇抬高患肢。适应证：①症状轻微又不愿手术者。②妊娠期发病，分娩后症状有可能消失者，可暂行非手术治疗。③手术耐受力极差者。

7. **手术治疗**

(1) 目的:去除曲张静脉和防止并发症的发生。

(2) 手术方式:①大隐静脉高位结扎加曲张静脉剥脱术。②微创手术,如硬化治疗、射频治疗、激光治疗、刨吸治疗、内镜下交通静脉结扎术等。

8. **并发症及其处理**

(1) 血栓性浅静脉炎:可用抗凝及局部热敷治疗,伴感染时应用抗生素。炎症消退后,行手术治疗。

(2) 溃疡形成:创面湿敷,抬高患肢以利于回流,较浅的溃疡一般都可愈合,然后采取手术治疗。较大或较深的溃疡,经上述处理后溃疡缩小,周围炎症消退,创面清洁后也应行手术治疗,同时清创植皮,可以缩短创面愈合期。

(3) 曲张静脉破裂出血:抬高患肢和局部加压包扎,必要时缝扎止血,择期行手术治疗。

(二) 下肢深静脉血栓形成

1. **概述** 下肢深静脉血栓形成指血液在下肢深静脉血管腔内不正常凝结,阻塞静脉腔导致静脉回流障碍,静脉壁呈炎性改变,远心端静脉高压致肢体肿胀、疼痛及浅静脉扩张等。

2. **易感因素** 凡导致静脉血流缓慢、静脉壁损伤和血液凝固功能异常的状态,均可导致下肢深静脉血栓形成。

(1) 造成血流缓慢的外因有久病卧床、术中、术后、肢体制动状态及久坐不动等。

(2) 血液高凝状态见于妊娠、产后或术后、创伤、长期服用避孕药、肿瘤组织裂解产物等。

3. **临床表现**

(1) 患肢肿胀,组织张力高,呈非凹陷性水肿,皮肤泛红,皮温较对侧高,肿胀严重时,皮肤可出现水疱。

(2) 血栓在静脉内引发炎症反应,使患肢局部持续性疼痛、压痛,下肢静脉回流受阻导致胀痛。急性期可导致低热。

(3) 主干静脉阻塞后,浅静脉发生代偿性扩张;血栓可导致静脉瓣膜破坏,后期可形成浅静脉曲张。

(4) 股青肿,表现为患肢剧烈疼痛,皮肤发亮,伴有水疱或血疱,皮色呈青紫色,皮温低,足背动脉、胫后动脉不能触及搏动;常有全身强烈反应,伴有高热,精神萎靡,甚至有休克表现。

4. **辅助检查**

(1) 血液 D-二聚体:浓度升高,提示血液纤溶系统被激活,血栓形成可能。

(2) 超声多普勒:可显示是否存在血栓和血栓部位,鉴别静脉回流障碍是外来压迫或静脉内血栓形成所导致。

(3) 下肢静脉造影:是诊断下肢深静脉血栓形成的金标准,但不主张急性期造影。

5. **治疗**

(1) 一般治疗:卧床休息,抬高患肢。急性期过后可穿弹力袜或弹力绷带加压包扎下肢后,进行轻度活动。

(2) 药物治疗:以抗凝为主,诊断明确立即开始抗凝治疗。

1) 皮下注射低分子肝素,不需检测 APTT 等指标。

2) 静脉注射普通肝素,需要检测 APTT。

3) 皮下注射普通肝素,检测 APTT 并调整剂量。

(3) 手术治疗:髂股静脉血栓病程不超过 48 小时者,可尝试行导管取栓或溶栓术。股青肿则常需要手术取栓。

(4) 其他:下腔静脉滤网置入术可预防肺栓塞,适用于复发高危患者、存在抗凝禁忌或有并发症时,以及充分抗凝治疗血栓仍然再发者。

(5) 出院后治疗:①口服维生素 K 拮抗剂长期抗凝治疗。检测 INR 维持在 2.0～3.0。②维生素 K 拮抗剂有禁忌(妊娠)或合并癌症者长期应使用低分子肝素治疗或抗Ⅹa因子的新型抗凝药物。③长期物理治疗,如穿弹力袜或间歇性脚部充气压迫法等。

第五节 腹外疝

 例题

(1~2题共用题干)

男,72岁。30小时前剧烈咳嗽后突然出现右下腹剧烈疼痛,疼痛性质为持续胀痛,伴有恶心、呕吐,右侧阴囊肿胀疼痛。既往有右侧腹股沟可复性包块史。查体:右侧腹股沟韧带中点上方至右侧阴囊隆起,呈梨形,不能回纳,有轻压痛。临床诊断初步考虑为"右腹股沟嵌顿疝"。

1. 若患者腹胀明显,全腹压痛,伴腹肌紧张,肠鸣音亢进。以下处理措施不恰当的是(E)

A. 胃肠减压,静脉输液　　　　　B. 拍摄腹部 X 线平片

C. 静脉输注抗生素治疗　　　　　D. 做好急诊手术的准备

E. 手法还纳

2. 若经初步处理后进行急诊手术治疗,术中发现肠管绞窄坏死,应采取的治疗为(B)

A. 坏死肠段切除,腹股沟疝不做处理　　B. 坏死肠段切除术+疝囊高位结扎术

C. 坏死肠段切除术+McVay 疝修补术　　D. 坏死肠段切除术+无张力疝修补术

E. 坏死肠段切除术+腹股沟疝填充修补术

(一) 腹股沟疝

1. **概述**　腹股沟疝分为斜疝和直疝两种。疝囊经过腹壁下动脉外侧的腹股沟管深环(内环)突出,向内、向下、向前斜行经过腹股沟管,再穿出腹股沟管浅环(皮下环),并可进入阴囊,称为腹股沟斜疝;疝囊经腹壁下动脉内侧的直疝三角区直接由后向前突出,不经过内环,也不进入阴囊,称为腹股沟直疝。

2. 病因

(1) 解剖因素：①精索、子宫圆韧带穿过腹股沟管。②股动静脉穿过股管造成此区域先天薄弱。③儿童腹股沟疝常因鞘状突闭合不全引起。

(2) 腹内压力增加：长期慢性咳嗽、慢性便秘、长期排尿困难包括前列腺增生及尿道梗阻等疾病、重体力劳动者、腹腔积液、妊娠、婴儿哭闹等。

(3) 腹壁局部薄弱：如老年人的组织胶原成分变化和腹壁肌肉萎缩。

(4) 其他：如遗传因素、吸烟、肥胖、下腹部低位切口等可能与腹股沟疝发生有关。

3. 解剖要点

(1) 腹股沟管：成年人长度为4～5 cm，由两口四壁组成，男性精索及女性子宫圆韧带由此通过。

1) 两口：内口为深环；外口为浅环。

2) 四壁：①前壁由皮肤、皮下组织及腹外斜肌腱膜组成，但外侧1/3有腹内斜肌覆盖。②后壁为腹横筋膜和腹膜，其内侧1/3有腹股沟镰。③上壁为腹内斜肌、腹横肌的弓状下缘。④下壁有腹股沟韧带及腔隙韧带。

(2) 直疝三角：外侧边为腹壁下动脉，内侧边为腹直肌外侧缘，底边为腹股沟韧带；缺乏完整的腹肌覆盖，且腹横筋膜较薄，易发生疝。

(3) 肌耻骨孔：即包括股疝、斜疝、直疝发生的同一薄弱区域。其内界为腹直肌外侧缘，外侧为髂腰肌，上侧为腹横筋膜和腹内斜肌，下界为骨盆的骨性边缘。

4. 临床表现

(1) 腹股沟区可复性肿块为特征性表现，肿块起初较小，伴有轻微坠胀感，随内环口逐渐增大进入阴囊。

(2) 易复性疝一般仅有轻度坠胀感，肿块呈梨形，可进入阴囊或阴唇；在站立、咳嗽或排便时肿块突出增大，平卧时肿块可全部或部分回纳入腹腔。

(3) 难复性疝和滑疝不能完全回纳腹腔，部分除坠胀感外可出现排便困难、腹胀等不完全肠梗阻症状。滑疝虽不多见，但滑入疝囊的盲肠或乙状结肠可能在疝修补术时被误认为疝囊的一部分而被切开，应特别注意。

(4) 嵌顿疝及绞窄性疝肿块不能用手还纳入腹腔，常伴腹股沟区剧烈疼痛、腹部绞痛、腹胀、肛门停止排便排气等完全肠梗阻症状。

5. 鉴别诊断

(1) 腹股沟斜疝与直疝的鉴别

鉴别要点	斜疝	直疝
发病年龄	多见于儿童、青壮年	多见于老年
突出途径	腹股沟管，可进入阴囊	直疝三角，一般不进入阴囊
疝外形	椭圆或梨形	半球形
回纳后压住内环	疝块不再突出	疝块仍可突出

续 表

鉴别要点	斜疝	直疝
精索与疝解剖的关系	疝囊与精索关系密切,精索位于疝囊后方	疝囊与精索分离,关系不密切,精索位于疝囊前外方
疝囊颈与腹壁下动脉的关系	疝囊颈在腹壁下动脉外侧	疝囊颈在腹壁下动脉内侧
嵌顿机会	较多	极少

(2) 腹股沟斜疝与其他疾病的鉴别

1) 鞘膜积液:鞘膜积液肿块透光试验阳性是本病具有特征性的临床表现。

2) 精索囊肿或睾丸下降不全:肿块位于腹股沟管或精索睾丸行径,边界清晰。前者有囊性感,张力高,阴囊内可扪到同侧睾丸;后者质坚韧,为实质感,阴囊内同侧睾丸缺如。

3) 股疝:多发生于中老年妇女,肿块由卵圆窝突出,易嵌顿,位于腹股沟韧带下方,体型肥胖的妇女不易发现。

4) 子宫圆韧带囊肿:肿块位于腹股沟管,呈圆形或椭圆形,有囊性感,边界清楚,张力高,其上端不伸入腹腔。可与疝同时并存。

6. 非手术治疗

(1) 1岁以下婴幼儿腹肌可随躯体生长逐渐强壮,疝有自行消失的可能。可暂不手术,采用棉线束带或细带压住腹股沟管深环,防止疝块突出并给发育中的腹肌以加强腹壁的机会。

(2) 年老体弱或伴有其他严重疾病而禁忌手术者,白天可在回纳疝内容物后,将医用疝带一端的软压垫对着疝环顶住,阻止疝块突出。

7. 手术治疗　是腹股沟疝唯一的治愈手段。

(1) 传统疝手术

1) 单纯疝囊高位结扎术:①婴幼儿的腹肌在发育中可逐渐强壮而使腹壁加强,单纯疝囊高位结扎常能获得满意的疗效,不需施行修补术。②绞窄性斜疝因肠坏死而局部有严重感染,通常采取单纯疝囊高位结扎、避免施行修补术,因感染常使修补失败。

2) 加强或修补腹股沟管前壁的方法:以Ferguson法最常用。适用于腹横筋膜无显著缺损、腹股沟管后壁尚健全的病例。

3) 加强或修补腹股沟管后壁的方法:①Bassini法,临床应用最广泛。②Halsted法。③McVay法,适用于后壁薄弱严重病例,还可用于股疝修补。④Shouldice法,适用于较大的成人腹股沟斜疝和直疝。

(2) 无张力疝修补术:是在无张力情况下,利用人工高分子材料网片进行修补,具有术后疼痛轻、恢复快、复发率低等优点。常用平片无张力疝修补术(Lichtenstein手术)、疝环充填式无张力疝修补术(Rutkow手术)、巨大补片加强内脏囊手术。

(3) 经腹腔镜疝修补术

1) 经腹腔的腹膜前修补(TAPP):适用于前入路复发疝、较大阴囊疝。

2) 完全经腹膜外路径的修补(TEP):适用于大多数腹股沟疝修补,因不进入腹腔,对腹腔内器官干扰较轻,推荐为首选。

3) 腹腔内的补片修补(IPOM):较少用于腹股沟修补,一般用于多次复发疝或者合并切口疝。

4) 单纯疝环缝合法:只用于较小的儿童斜疝。

8. 嵌顿疝与绞窄疝处理原则

(1) 嵌顿疝具备下列情况者可先试行手法复位:①嵌顿时间在3~4小时,局部压痛不明显,也无腹部压痛或腹肌紧张等腹膜刺激征者。②年老体弱或伴有其他较严重疾病而估计肠袢尚未绞窄坏死者。除上述情况外,嵌顿疝原则上需要紧急手术治疗。绞窄疝原则上应立即手术治疗。

(2) 手术的关键在于正确判断疝内容物的活力,然后根据病情确定处理方法。

1) 在扩张或切开疝环、解除疝环压迫的前提下,凡肠管呈紫黑色,失去光泽和弹性,刺激后无蠕动和相应肠系膜内无动脉搏动者,即可判定为肠坏死。如肠管尚未坏死,可将其送回腹腔,按一般易复性疝处理。

2) 不能肯定是否坏死时,可在其系膜根部注射0.25%~0.5%普鲁卡因60~80 mL,再用温热等渗盐水纱布覆盖该段肠管或将其暂时送回腹腔,10~20分钟后再观察。如果肠壁转为红色,肠蠕动和肠系膜内动脉搏动恢复,则证明肠管尚具有活力,可回纳腹腔。

3) 如肠管确已坏死,或经上述处理后病理改变未见好转,或一时不能肯定肠管是否已失去活力时,应在患者全身情况允许的前提下,切除该段肠管并进行一期吻合。患者情况不允许肠切除吻合时,可将坏死或活力可疑的肠管外置于腹外,并在其近侧段切一小口,插入一肛管,以期解除梗阻;7~14天后,全身情况好转,再施行肠切除吻合术。绞窄的内容物如系大网膜,可予以切除。

(3) 手术注意事项:①如嵌顿的肠袢较多,应警惕逆行性嵌顿的可能。不仅要检查疝囊内肠袢的活力,还应检查位于腹腔内的中间肠袢是否坏死。②切勿把活力可疑的肠管送回腹腔。③少数嵌顿性或绞窄性疝,临手术时因麻醉作用疝内容物自行回纳腹内,以致在术中切开疝囊时无肠袢可见。必须仔细探查肠管,以免遗漏坏死肠袢于腹腔内。必要时另做腹部切口探查。④凡施行肠切除吻合术者,因手术区污染,在高位结扎疝囊后,一般不宜行疝修补术。

9. 术后注意事项

(1) 手术切口有无红肿、出血、渗液,局部皮肤、阴囊及大腿内侧有无出血。

(2) 有无术后长期慢性疼痛,术后慢性疼痛一般为术中损伤或缝扎神经引起,少数为补片卡压精索引起,局部封闭治疗常可缓解疼痛,严重者须再次手术探查。

(3) 对糖尿病,免疫力低下者需使用抗生素。

(4) 有无补片感染,若补片感染需再次手术取出补片。

(5) 术后3个月内禁止重体力活动。

(二) 股疝

1. 概述

(1) 疝囊通过股环经股管向卵圆窝突出的疝为股疝,多见于中老年女性。

(2) 股管长 1~1.5 cm,分为两口四壁。上口为股环,下口为卵圆窝;前缘为腹股沟韧带,后缘为耻骨梳韧带,内侧缘为腔隙韧带,外侧缘为股静脉。

2. **临床表现**

(1) 常表现为腹股沟韧带下方卵圆窝处有一半球形肿块,肿块较小,平卧休息时可减小或消失,由于疝环较小咳嗽冲击感常不明显。易复性疝常无明显症状,少数患者可在久站或咳嗽时患侧有胀痛感。

(2) 易发生嵌顿,如肠管嵌顿,可表现为局部明显压痛,腹部压痛,肠鸣音亢进,严重时可出现反跳痛、腹肌紧张、急性肠梗阻等症状。

3. **诊断要点**

(1) 隐静脉裂孔区域突然出现的肿块,直径一般为 2~3 cm。

(2) 肿块常为不可复性,伴或不伴疼痛。

(3) 影像学检查肿块边界清晰,包膜与腹腔相连,可包含肠管等内容物。

(4) 肿块较大时可向腹股沟韧带的内上方延伸。

4. **鉴别诊断**

(1) 腹股沟斜疝:斜疝位于腹股沟韧带上方,股疝位于腹股沟韧带下方;用手指探查浅环,斜疝浅环常扩大。

(2) 大隐静脉曲张:大隐静脉曲张时卵圆窝处有结节样膨大的大隐静脉在站立或咳嗽时增大,平卧时消失,易被误诊。

5. **手术方式**

(1) 组织修补法:还纳疝内容物,高位结扎疝囊,用不可吸收线将后方的耻骨梳韧带和前方的腹股沟韧带与髂耻束或者上方的联合肌腱间断缝合关闭股环。

(2) 无张力修补术:可采用网塞充填式修补或腹膜前无张力疝修补。

6. **难复性或嵌顿疝疝囊的处理**

(1) 若疝内容物不多,疝囊体积较小常可通过股环直接将疝囊拉回,仍需切开疝囊探查其内容物是否坏死,如无缺血坏死则可一期行无张力疝修补术,如已缺血坏死处理原则同腹股沟斜疝。

(2) 若疝内容物较多,疝囊体积较大则需在腹股沟韧带下面游离疝囊直至疝囊颈,通过牵拉,推挤将疝囊拉回股环上方。

(3) 如疝囊张力较高不能拖回股环,需切开疝囊,必要时可切断腹股沟韧带解除嵌顿。

(三) 切口疝

1. **概述** 切口疝是腹壁手术常见的并发症之一,腹壁直切口发生率高于横切口,以经腹直肌切口最常见。

2. **诱因**

(1) 自身因素,如高龄、糖尿病、过度肥胖,或者术后贫血、严重低蛋白血症、营养不良、长期使用类固醇类药物等。

(2) 手术缝合关闭不当。

(3) 术后切口感染、脂肪液化、切口裂开、延迟愈合是切口疝常见的发病原因。

(4) 腹内压增高,如术后大量腹腔积液、长期慢性咳嗽、长期排尿排便困难等。

(5) 腹壁多次手术。

3. **根据疝环大小分类** ①小切口疝:疝环最大直径<3 cm。②中切口疝:疝环最大直径3~5 cm。③大切口疝:疝环最大直径5~10 cm。④巨大切口疝:疝环最大直径>10 cm,或者疝容积与腹腔容积的比值大于15%(不论疝环最大直径为多少)。

4. **腹腔间室综合征** 指对于巨大切口疝,特别是疝容积与腹腔容积的比值大于15%的巨大切口疝,当疝内容物回纳腹腔后易造成腹内高压继而导致的心血管、肺、肾、腹腔内脏、腹壁和颅脑等功能障碍或衰竭的综合征。以腹内高压、呼吸窘迫、少尿或无尿为特征,可危及生命。

5. **治疗** ①适合手术治疗的患者,推荐择期手术,存在手术风险,做适当的术前准备。②不宜手术或暂不宜手术的患者推荐采用腹带限制切口疝的增大和发展。

6. **手术禁忌证** ①腹壁或腹腔内存在感染灶的患者。②腹腔恶性疾病,考虑有肿瘤复发、转移或播散的患者。③原有的基础疾病无法控制,或存在重要器官功能障碍者。

7. **手术时机**

(1) 无切口感染者,切口愈合3个月后行切口疝修补术;有切口感染者,感染治愈3个月或更长时间再行切口疝修补术。

(2) 曾使用补片修补并出现感染的复发疝患者,感染治愈6个月或更长时间再行切口疝修补术。

(3) 急诊患者慎重选择术中是否使用补片,使用可吸收材料可降低补片感染的发生。

8. **手术方式**

(1) 小切口疝可选择单纯缝合修补,不吸收缝线,以长期维持张力和强度;中切口疝及以上者需加用补片修补。

(2) 补片放置位置分为腹壁肌前、腹壁肌间、腹壁肌后、腹腔内紧贴腹膜。

9. **术后注意事项**

(1) 生命体征,术后引流量及引流液体颜色,有无术后出血。

(2) 腹壁体征,有无迟发性肠道损伤;胃肠道功能恢复情况,有无肠梗阻。

(3) 心肺功能,腹腔压力增加是否严重影响心肺功能。

(4) 切口情况,有无切口感染,如发生补片感染,需再次手术取出补片。

(5) 术后加用腹带包扎最少3个月,术后2~3天可下床活动,3~6个月避免重体力劳动。

(6) 给予营养支持,降低腹内压,防止术后复发。

(四) 脐疝

1. **分类**

(1) 小儿脐疝:为脐环先天闭合不全或脐环薄弱在腹内压力增大的情况下发生,多为易复性疝,疝环较小,不易嵌顿。

(2) 成人脐疝:多见于中年女性患者,肝硬化腹腔积液易并发脐疝,疝环较小时易发生嵌顿,应及时手术。

2. 小儿脐疝的治疗方法

(1) 非手术治疗:2岁以内的脐疝多能自行闭锁;原则是在回纳疝块后,用一大于脐环的、外包纱布的硬币或小木片抵住脐环,然后用胶布或绷带加以固定勿使移动,6个月以内的婴儿疗效较好。

(2) 手术治疗:适用于2岁之前小儿脐疝嵌顿或穿破等紧急情况。满2岁后,如脐环直径还大于1.5 cm,可手术治疗。原则上,5岁以上儿童的脐疝均应采取手术治疗。

3. 脐疝修补术的注意事项

(1) 小儿脐疝修补常采用全身麻醉,切除多余疝囊,用不可吸收线做全层筋膜水平褥式缝合关闭疝环,脐眼加压包扎。

(2) 成人脐疝修补可使用组织缝合修补法。切除疝囊,缝合疝环,必要时可重叠缝合疝环两旁的组织。

第六节 腹部损伤

例题

(1~3题共用题干)

男,23岁。突然晕倒2小时。5天前因车祸撞伤左下胸部,曾卧床休息2天。查体:脉搏140次/分,呼吸30次/分,血压75/60 mmHg。神志清,面色苍白,左下胸有皮肤瘀斑,腹部膨隆,轻度压痛,反跳痛,移动性浊音阳性,肠鸣音减弱。

1. 最可能的诊断是(D)
A. 小肠破裂　　B. 结肠破裂　　C. 胃破裂　　D. 脾破裂　　E. 肾破裂
2. 为尽快明确诊断,首选的辅助检查是(C)
A. 腹部MRI　　B. 腹部X线片　　C. 腹部B超　　D. 腹部CT　　E. 胸部X线片
3. 最佳的处理方法是(D)
A. 小肠修补术　　B. 结肠修补术　　C. 胃修补术　　D. 脾切除术　　E. 肾切除术

(一) 概论

1. 分类

(1) 依据是否有腹壁伤口分类

1) 开放性损伤:①有腹膜破损者为穿透伤,无腹膜破损者为非穿透伤。②常见受损部位依次为肝、小肠、胃、结肠、大血管等。

2) 闭合性损伤:①可局限于腹壁,也可同时兼有内脏损伤。②常见受损部位依次为脾、肾、小肠、肝、肠系膜等。

(2) 依据受损伤脏器分类

1) 实质脏器损伤：主要为肝、脾、胰、肾等，表现为腹腔内（或腹膜后）出血，腹痛呈持续性，一般不剧烈，腹膜刺激征也并不严重。

2) 空腔脏器损伤：主要为胃肠道、胆道等，表现为弥漫性腹膜炎，除胃肠道症状及稍后出现的全身性感染外，最为突出的是腹膜刺激征。胃液、胆汁、胰液的刺激最强，肠液次之，血液最轻。

2. 腹部穿透损伤的判断 损伤伤口是获得临床诊断的重要窗口。

(1) 通过伤口的局部检查快速明确致伤物是否穿透腹壁进入腹腔。

(2) 伤口是否有活动性新鲜血液自腹腔溢出，初步判断腹腔是否存在内出血。

(3) 伤口溢出物是否存在胃肠道内容物或胆汁，初步判断是否存在胃肠道或大胆管损伤。

3. 腹部脏器损伤的判断

(1) 检查发现下列情况之一者，应考虑有腹腔内脏器损伤：①早期出现休克，尤其是出血性休克征象。②有持续性甚至进行性加重的腹部疼痛，伴恶心、呕吐等消化道症状。③明显腹膜刺激征。④气腹表现。⑤腹部出现移动性浊音。⑥便血、呕血或尿血。⑦直肠指检发现前壁有压痛或波动感，或指套染血。

(2) 以下各项对于判断何种脏器损伤有一定价值：①有恶心、呕吐、便血、气腹者多为胃肠道损伤，再结合暴力打击部位，腹膜刺激征最明显的部位和程度，可确定损伤在胃、上段小肠、下段小肠或结肠。②有排尿困难、血尿、外阴或会阴部牵涉痛者，提示泌尿系统脏器损伤。③有肩部牵涉痛者，多提示上腹部脏器损伤，其中以肝和脾破裂多见。④有下位肋骨骨折者，注意肝或脾破裂可能。⑤有骨盆骨折者，提示直肠、膀胱、尿道损伤可能。

4. 辅助检查 ①诊断性腹腔穿刺术和腹腔灌洗术。②X线检查。③B超检查。④腹部CT。⑤磁共振成像（MRI）。

(1) 诊断性腹腔穿刺术和腹腔灌洗术：对判断腹腔内脏有无损伤和哪类脏器损伤有很大帮助。

1) 腹腔穿刺术的穿刺点最多选于脐和髂前上棘连线的中、外1/3交界处或经脐水平线与腋前线相交处。若抽到不凝血，提示实质脏器破裂所致内出血。抽不到液体并不完全排除内脏损伤可能，应严密观察，必要时可重复穿刺，或改行腹腔灌洗术。

2) 诊断性腹腔灌洗术检查结果符合以下任何一项即属阳性：①灌洗液含有肉眼可见的血液、胆汁、胃肠内容物或证明是尿液。②显微镜下红细胞计数超过 100×10^9/L 或白细胞计数超过 0.5×10^9/L。③淀粉酶升高。④灌洗液中发现细菌。

(2) X线检查：最常用胸部X线片及平卧位腹部X线平片，必要时可拍摄骨盆X线片。

(3) 超声检查：主要用于诊断肝、脾、胰、肾等实质脏器的损伤，能根据脏器的形态和包膜连续性，以及周围积液情况，提示损伤的有无、部位和程度。

(4) CT检查：仅适用于伤情稳定而又需明确诊断者。能够清晰地显示实质器官损伤的部位及范围，为选择治疗方案提供重要依据。

(5) 诊断性腹腔镜检查：可应用于一般状况良好而不能明确有无或何种腹腔内脏器伤的

患者。

(6) MRI 检查:对血管损伤和某些特殊部位的血肿如十二指肠壁间血肿有较高的诊断价值。

5. 剖腹探查的指征 ①全身情况有恶化趋势,出现口渴、烦躁、脉率增快,或体温及白细胞计数上升,或红细胞计数进行性下降。②腹痛和腹膜刺激征进行性加重或范围扩大。③肠鸣音逐渐减弱、消失或腹部逐渐膨隆。④膈下有游离气体,肝浊音界缩小或消失,或者出现移动性浊音。⑤积极抗休克后病情未见好转或继续恶化。⑥消化道出血。⑦腹腔穿刺抽出气体、不凝血、胆汁、胃肠内容物等。⑧直肠指检有明显触痛。

6. 处理

(1) 对已确诊或高度怀疑腹内脏器损伤者,处理原则是做好紧急术前准备,力争尽早手术。如腹部以外另有伴发损伤,首先处理对生命威胁最大的损伤。

(2) 腹腔脏器损伤者很容易发生休克,故防治休克是救治中的重要环节。休克诊断已明确者,可给予镇静剂或止痛药;已发生休克的腹腔内出血者,要积极抗休克,力争在收缩压回升至 90 mmHg 以上后进行手术;若积极治疗下休克仍未能纠正,提示腹内可能有活动性大出血,应在抗休克的同时迅速剖腹止血。

(3) 手术切口选择常用腹部正中切口。

(二) 肝脏损伤

1. 肝外伤分级 Ⅲ级或以下者如为多处损伤,其损伤程度则增加一级。

(1) Ⅰ级:①血肿位于被膜下,<10%肝表面面积。②被膜撕裂,肝实质裂伤深度<1 cm。

(2) Ⅱ级:①血肿位于被膜下,10%~50%肝表面面积,或肝实质内血肿直径<10 cm。②肝实质裂伤深度 1~3 cm,长度<10 cm。

(3) Ⅲ级:①血肿位于被膜下,>50%肝表面面积或仍在继续扩大,或被膜下或实质内血肿破裂,或实质内血肿>10 cm 并仍在继续扩大。②裂伤深度>3 cm。

(4) Ⅳ级:肝实质破裂累及 25%~75%的肝叶,或单一肝叶内有 1~3 个 Couinaud 肝段受累。

(5) Ⅴ级:①肝实质破裂超过 75%肝叶或单一肝叶超过 3 个 Couinaud 肝段受累。②肝后下腔静脉/主肝静脉损伤。

(6) Ⅵ级:血管破裂,肝撕脱。

2. 手术治疗 基本要求是确切止血、彻底清创,消除胆汁溢漏和建立通畅的引流。

(1) 暂时控制出血,尽快查明伤情:开腹后发现肝破裂并有大量活动性出血时,立即用手指或橡皮管阻断肝十二指肠韧带暂时控制出血,同时用纱布压迫创面暂时止血,以利于探查和处理。常温下每次阻断肝十二指肠韧带的安全时间为 20~30 分钟,在肝硬化等病理情况时,每次不宜超过 15 分钟。

(2) 清创缝合术:探明肝破裂伤情后,应对损伤的肝进行清创。具体方法是清除裂口内的血块、异物,以及离断、粉碎或失去活力的肝组织。

(3) 肝动脉结扎术:如果裂口内有不易控制的动脉性出血,可考虑行肝动脉结扎。尽量不结扎肝固有动脉和肝总动脉。

(4) 肝切除术:适用于有大块肝组织破损,特别是粉碎性肝破裂,或肝组织挫伤严重者。但不宜采用创伤大的规则性肝切除术。

(5) 纱布填塞法:可用于裂口较深或肝组织已有大块缺损,止血不满意但又无条件进行较大手术的患者。

3. 非手术治疗要求

(1) 入院时神志清楚,能确证回答医生提出的问题和配合体格检查。

(2) 血流动力学稳定,收缩压>90 mmHg,心率<100次/分。

(3) 无腹膜炎体征。

(4) B超或CT检查确定肝损伤为AAST Ⅰ~Ⅲ级,或Ⅳ级和Ⅴ级的严重肝损伤经重复CT检查确认创伤已稳定或好转,腹腔积血量未增加。

(5) 未发现其他内脏合并伤。

4. 术后并发症

(1) 腹腔感染:包括肝周脓肿和肝脓肿,多与引流不畅或引流管拔除过早有关。可在B超或CT引导下穿刺置管引流处理治愈。

(2) 胆瘘:术中遗漏肝创面较大胆管分支或遗留失活肝组织坏死脱落后均可形成术后胆汁溢漏,形成胆瘘。保持引流通畅多能在1~2个月后自愈;如长期不愈需手术治疗,行肝部分切除术或胆瘘管空肠 Roux-en-Y 吻合术。

(3) 术后出血:可由术中止血不彻底或凝血功能障碍所致。

(4) 胆道出血:多源于肝损伤处动脉坏死、液化或感染造成血管与胆管的沟通,表现为周期性上腹痛、黄疸或呕血、黑便。首选放射介入血管造影检查并行选择性动脉栓塞治疗。

(三) 脾脏损伤

1. 脾破裂的分类

(1) 按病理解剖分类

1) 包膜下脾破裂:脾脏实质挫伤而包膜未破裂,可形成脾脏包膜下血肿。

2) 中央型脾破裂:脾脏实质深部挫裂伤,在脾脏实质内形成血肿。

3) 真性脾破裂:脾脏实质和被膜均破裂,形成腹腔内出血。

(2) 包膜下和中央型破裂临床上无明显出血征象,发现后可经卧床休息观察,保守治疗血肿吸收痊愈。但如果出血不能停止,或再受外力作用,可能突然转变为迟发性真性破裂。

2. 脾脏损伤分级

(1) Ⅰ级:脾包膜下破裂或包膜及实质轻度损伤,手术见脾裂伤长度≤5.0 cm,深度≤1.0 cm。

(2) Ⅱ级:脾裂伤长度>5.0 cm,深度>1.0 cm,但脾门未累及,或脾段血管受累。

(3) Ⅲ级:脾破裂伤及脾门部或脾部分离断,或脾叶血管受损。

(4) Ⅳ级:脾广泛破裂,或脾蒂、脾动静脉主干受损。

3. 处理 原则是抢救生命第一,保留脾脏第二。

(1) 生命体征平稳的包膜下、中央型脾破裂和表浅局限的真性破裂,无其他腹腔脏器合并伤者,可在严密观察血压、脉搏、腹部体征、血细胞比容及影像学监测的条件下行非手术治疗。

(2) 观察中如发现继续出血或发现有其他脏器损伤,应立即中转手术。

(3) 保留脾脏手术有生物胶黏合止血、物理凝固止血、单纯缝合修补、脾破裂捆扎、脾动脉结扎及部分脾切除等。

(4) 脾中心部碎裂,脾门撕裂或有大量失活组织,高龄及多发伤严重者需迅速施行全脾切除术。

(5) 在野战条件下或病理性肿大的脾发生破裂,应行全脾切除术。

(6) 一旦发生延迟性脾破裂,一般应行脾切除。

(四) 胰腺损伤

1. 概述 胰腺位于上腹部腹膜后深处,多为腹部穿透性损伤或严重暴力钝性损伤,且多伴有其他脏器损伤。胰腺损伤死亡率高,诊断延误、损伤部位和胰管损伤对预后影响大。

2. 处理 上腹部创伤,高度怀疑或诊断为胰腺损伤,特别有明显腹膜刺激征者,应立即手术探查胰腺。胰腺严重挫裂伤或断裂者,手术时较易确诊;而损伤范围不大可能漏诊。凡手术探查时发现胰腺附近后腹膜有血肿、积气、积液、胆汁者,应将此处切开,包括切断胃结肠韧带或按 Kocher 方法掀起十二指肠,探查胰腺的腹侧和背侧,以查清是否存在胰腺损伤。

3. 手术原则 目的为止血、清创、控制胰腺外分泌及处理合并伤。

(1) 包膜完整的胰腺挫伤,放置局部引流。

(2) 胰体部分破裂而主胰管未断者,行褥式缝合修补术。

(3) 胰颈、体、尾部的严重挫裂伤或横断伤,行胰腺近端缝合、远端切除术。

(4) 胰头损伤合并十二指肠破裂者,可施行十二指肠憩室化手术。

(5) 胰头严重毁损无法修复时,行胰头十二指肠切除术。

4. 术后并发症 ①胰瘘。②腹腔出血。③腹腔脓肿。④胰腺假性囊肿。⑤急性胰腺炎。⑥胰腺功能障碍。

5. 术后注意事项 ①密切观察腹腔引流性状和量,并动态监测引流液淀粉酶水平。②应用生长抑素或生长抑素衍生物抑制胰液分泌。③预防性应用抗生素。④胃肠减压,视胃肠道功能恢复状态,渐进性恢复饮食。⑤腹部超声或 CT 检查监测,如发现引流不畅腹腔积液及早 B 超引导下穿刺引流。

(五) 小肠外伤

1. 概述 小肠在腹腔内占据的位置最大、分布面广、相对表浅,且缺少骨骼的保护,容易受到外伤。小肠损伤率在开放性损伤中占 25%~30%,在闭合性损伤中占 15%~20%。外伤造成小肠破裂、穿孔,临床表现为急性腹膜炎。

2. 病因和分类

(1) 闭合性肠损伤:可由直接或间接暴力(如腹部钝器伤、高处坠落或突然减速等)将小肠挤压于腰椎体而破裂。

(2) 开放性肠损伤:主要为锐器致伤,如枪弹伤、弹片或弹珠伤等。

(3) 医源性小肠外伤：如手术分离粘连时损伤肠管，腹腔穿刺时刺伤胀气或高度充盈的肠管，内镜操作的意外损伤等。

3. **临床表现**

(1) 肠壁挫伤或血肿在受伤初期可有轻度或局限性腹膜刺激症状，全身无明显改变，随血肿的吸收或挫伤炎症的修复，腹部体征可消失，也可因病理变化加重造成肠壁坏死、穿孔引起腹膜炎。

(2) 肠破裂、穿孔时，肠内容物外溢，腹膜受消化液的刺激，可表现为剧烈的腹痛，伴有恶心、呕吐。查体可有面色苍白、皮肤厥冷、脉搏细弱等症状。可有全腹腹膜刺激征、移动性浊音阳性及肠鸣音消失，随受伤时间的推移，感染中毒症状加重。

(3) 小肠破裂后部分患者有气腹表现。部分患者可能在几小时或十几小时内无明确的腹膜炎表现。

(4) 小肠外伤可合并腹内实质脏器破裂，造成出血及休克，也可合并多器官和组织损伤。

4. **辅助检查**

(1) 胸部X线和(或)立位腹部X线平片：出现膈下游离气体或侧腹部游离气体是诊断小肠闭合性损伤合并穿孔的最有力证据。膈下游离气体阴性不能排除小肠破裂。

(2) B超检查：可指导具体的穿刺部位行介入诊断，可见腹腔积液或显示血肿部位。

(3) 腹腔穿刺术：是腹部损伤和急腹症常用的辅助诊断或确诊手段之一，对小肠破裂的确诊率高。

5. **鉴别诊断** ①胰腺损伤或急性胰腺炎。②胃和十二指肠损伤或溃疡穿孔。③阑尾穿孔。④结肠外伤。⑤肝破裂或脾破裂。

6. **术前确诊依据** ①有直接或间接的暴力外伤史，作用部位主要位于腹部。②有自发腹痛且持续存在。③腹痛位置固定或范围逐渐扩大。④有腹膜刺激征。⑤随诊发现腹部症状加重但无内出血征。⑥有膈下游离气体征。⑦局限性小肠气液平。⑧B超有局部液性暗区或游离腹腔内有气体影。⑨腹腔穿刺有积液。⑩有感染性休克表现。

7. **手术探查指征**

(1) 有腹膜炎体征，或开始不明显但随时间的进展腹膜炎加重，肠鸣音逐渐减弱或消失。

(2) 腹腔穿刺或腹腔灌洗检查阳性。

(3) 腹部X线平片发现有气腹者。

(4) 就诊较晚，有典型受伤史，呈现腹胀、休克者。

8. **术前注意事项** ①进行有效的液体复苏。②保持有效的胃肠减压，留置导尿。③尽早使用抗生素，针对肠道细菌选用广谱抗生素。④麻醉前准备。

9. **手术方式**

(1) 肠修补术：边缘整齐的裂伤，可用丝线(或可吸收线)做横向两层内翻缝合；边缘组织碾碎及血运障碍者，应行清创，证实创缘血供良好后，再行缝合修补。

(2) 肠切除吻合术：为防止吻合口瘘和肠管裂开，应注意断端的血液循环，防止局部血供障碍，认真处理肠壁和肠系膜的出血点，防止吻合口及系膜血肿形成。

(3) 肠造口术：空肠回肠穿孔 36~48 小时或以上，肠段挫伤或腹腔污染特别严重的，术中不允许肠切除吻合时可考虑外置造口。

(4) 腹腔冲洗术：腹腔污染严重者除彻底清除污染物和液体外，应使用 5 000~8 000 mL 温生理盐水反复冲洗腹腔。

10. 肠切除术的适应证　①裂口较大或裂口边缘部肠壁组织挫伤严重者。②小段肠管多处破裂者。③肠管大部分或完全断裂者。④肠管严重挫伤、血供障碍者。⑤肠壁内或系膜缘有大血肿者。⑥肠系膜损伤影响肠壁血液循环者。

（六）结肠外伤

1. 概述　结肠外伤是较常见的腹内脏器损伤，较小肠外伤发生率低，以开放性损伤为主。

2. 特点　①结肠壁薄，血液循环差，愈合能力弱。②结肠内充满粪便，含有大量细菌，肠管破裂后腹腔污染严重，易造成感染。③结肠腔内压力高，术后常发生肠胀气而致缝合处或吻合口破裂。④升、降结肠较固定，后壁位于腹膜外，伤后易漏诊而造成严重的腹膜后感染。⑤合并伤和穿透伤多。

3. 病因　①开放性损伤，多为锐器所致。②闭合性损伤，多为钝性暴力所致。③医源性损伤，主要有结肠镜检查损伤、钡灌肠损伤、手术损伤、化学性损伤。④继发于血管损伤的结肠延期穿孔，多见于横结肠和乙状结肠。

4. 临床特点　①有外伤史或结肠镜检查史。②主要是细菌性腹膜炎及全身感染中毒表现。③严重腹痛、恶心、呕吐。④黑便或便血，肛门指检可有血迹。⑤腹式呼吸减弱或消失，严重腹胀。⑥对疑有结肠外伤的患者，应反复观察病情。

5. 治疗　处理原则是做好术前准备、早期手术、清除坏死肠段、彻底冲洗腹腔及充分引流。

(1) 除少数裂口小，腹腔污染轻，全身情况良好的患者，可以考虑一期修补或一期切除吻合（尤其是右半结肠）外，大部分患者先采用肠造口术或肠外置术处理，待患者情况好转时，再行关闭瘘口。

(2) 对比较严重的损伤一期修复后，可加做近端结肠造口术，确保肠内容物不再进入远端。

(3) 一期修复手术的主要禁忌证：①腹腔严重污染。②全身严重多发伤或腹腔内其他脏器合并伤，须尽快结束手术。③全身情况差或伴有肝硬化、糖尿病等。④失血性休克需大量输血（>2 000 mL）者、高龄患者、高速火器伤者、手术时间已延误者。

（七）腹膜后血肿

1. 概述　腹膜后血肿为腰腹部损伤的常见并发症，多合并有腹盆腔、腹膜后脏器的损伤，是腹部严重创伤急救中一个比较棘手的危重症。死亡率可达 35%~42%。

2. 病因

(1) 开放性损伤：常见于刀刺伤、火器伤和异物击伤，往往伴有腹腔内、腹膜后脏器及血管损伤。

(2) 闭合性损伤：可因直接或间接暴力造成，多由高处坠落、挤压、车祸等所致腹膜后脏器损伤、骨盆或下段脊柱骨折和腹膜后血管损伤引起。

3. 临床表现 ①腹痛是最常见的症状,部分患者有腹胀和腰背痛。②主要表现有内出血征象和肠麻痹。③伴尿路损伤者常有血尿。④血肿巨大或伴有渗入腹膜腔者可有腹肌紧张和反跳痛、肠鸣音减弱或消失。⑤血肿进入盆腔者可有里急后重感。

4. 出现麻痹性肠梗阻表现的原因

(1) 血液可因后腹膜破损或渗出,流入腹腔内而出现腹膜刺激症状引起肠麻痹。

(2) 腹膜后血肿直接压迫胃肠道及刺激或压迫腹膜后的内脏神经,引起胃肠功能紊乱,加重肠麻痹。

(3) 骨折(如骨盆骨折)伤者多需卧床休息,肠蠕动减慢,或外伤后进食过早过多,加重胃肠负担。

5. 辅助检查

(1) 实验室检查:初期白细胞稍高或正常,红细胞及血红蛋白可减低,后期白细胞明显增高,中性粒细胞增高。

(2) X 线检查:若出现脊柱或骨盆骨折、腰大肌阴影消失和肾影异常等征象,提示腹膜后血肿可能。

(3) B 超:可发现血肿及腹主动脉瘤。

(4) CT:能较清楚地显示出血、血肿与其他组织的关系。当增强扫描时衰减值增加,提示活动性出血。

(5) 血管造影和同位素扫描:能提示出血的位置。

(6) B 超或 CT 引导下穿刺抽吸:可明确诊断。

6. 分型

(1) 中央型:血肿在中央,上下边界分别为横膈与骨盆上缘,侧方到腰肌内缘。

1) A 型常并发大血管损伤。

2) B 型常合并胰、十二指肠、肝、脾等破裂出血,并发胰及十二指肠周围血肿。

(2) 肋腹型:血肿处于直肠与腰肌侧方,上下边界分别为髂嵴与膈肌下方。最常见的原因是肾损伤,其次是结肠损伤。

(3) 盆腔型:血肿仅位于盆腔内,侧方位于髂嵴内。主要因骨盆骨折所致。

(4) 复合型:血肿范围广,囊括以上至少两种。

7. 治疗原则

(1) 保守治疗(抗休克和感染)。适应证:①实时 B 超检查血肿局限不再继续扩大。②一般情况好,症状轻。③脉搏、血压、体温正常。④血白细胞正常。

(2) 剖腹探查:适用于血肿继续扩大,病情不稳定,甚至恶化者。

(3) 尽可能明确血肿来源,术中发现上腹部或结肠旁的腹膜后血肿,必须切开探查,以排除相关脏器损伤。

第七节　急腹症

例题

（1~3题共用题干）

男,38岁。腹部疼痛4小时入院,患者于4小时前大量饮酒后突发腹部疼痛,为剑突下持续性疼痛,休息后无缓解,疼痛不随体位改变而减轻,并伴有呕吐、腹胀,无呕血、黑便,无发热、咳嗽、气促、心悸等不适。患者既往有胃、十二指肠溃疡病史,无外伤史、肝炎病史。

1. 该患者考虑的诊断有（ACEFG）
   A. 急性肠梗阻　　　　　B. 急性阑尾炎　　　　　C. 胃癌
   D. 脾破裂　　　　　　　E. 急性胆囊炎　　　　　F. 胃十二指肠溃疡穿孔
   G. 急性胃肠炎

2. 应予以哪些检查（ABCDEF）
   A. 肾功能　　　　　　　B. 腹部B超　　　　　　C. 血常规
   D. 胸部X线片　　　　　E. 凝血功能　　　　　　F. 粪便常规＋隐血试验
   G. 腹腔穿刺

3. 提示:消化道钡餐示胃小弯处有龛影,边缘整齐。胃镜示溃疡。立位腹部X线平片可见膈下游离气体。患者最可能的诊断为（D）
   A. 急性阑尾炎　　　　　B. 急性肠梗阻　　　　　C. 胃癌
   D. 胃溃疡穿孔　　　　　E. 急性胃肠炎　　　　　F. 急性胆囊炎

1. **概述**

   (1) 概念:急腹症是以急性腹痛为临床表现的腹部病症,特点是起病急、变化多、进展快、病情重,需紧急处理。

   (2) 病因:①空腔脏器病变,如穿孔、梗阻、炎症感染、出血。②实质脏器病变,如破裂出血、炎症感染。③血管病变,如腹主动脉瘤破裂、肠系膜血管血栓形成或栓塞、绞窄疝等。

2. **常见急腹症的诊断要点**

   (1) 胃十二指肠溃疡急性穿孔:患者常有溃疡病史,突发上腹部刀割样疼痛,迅速蔓延至全腹部,明显腹膜刺激症状,典型的"板状腹"体征,肝浊音界消失,X线检查见膈下游离气体。

   (2) 急性胆囊炎:患者进食油腻食物后发作右上腹绞痛,向右肩和右腰背部放射,Murphy征阳性。超声可见胆囊壁炎症、增厚、胆囊内结石有助于诊断。

   (3) 急性胆管炎:典型表现为上腹疼痛伴高热、寒战、黄疸。细菌易进入血液循环,导致休克和精神症状,宜尽早通过内镜进行经鼻胆管减压引流。

   (4) 急性胰腺炎:常见于饮酒或暴食后。左上腹持续剧烈疼痛,可向肩背部放射,伴有恶心、呕吐。呕吐后腹痛不缓解。血清和尿淀粉酶明显升高。增强 CT 可见胰腺弥漫性肿胀,胰周积液,胰腺有坏死时可见皂泡征。

(5) 急性阑尾炎:典型表现为转移性右下腹痛和右下腹固定压痛。疼痛始于脐周或上腹部,待炎症波及阑尾浆膜(脏腹膜),腹痛转移并固定于右下腹。阑尾炎病变加重达到化脓或坏疽时,可出现右下腹局限性腹膜炎体征。

(6) 急性小肠梗阻:通常有腹痛、腹胀、呕吐和肛门停止排气排便。梗阻初期肠蠕动活跃,肠鸣音增强,可闻"气过水声";梗阻后期出现肠坏死时,肠鸣音减弱或消失。立卧位 X 线平片可见气液平,肠腔扩张。超声检查对肠套叠引起的小肠梗阻有诊断意义。

(7) 腹部钝性损伤:有实质脏器破裂出血或伴有血管损伤者应伴有心率加快、血压下降等血容量降低表现。合并空腔脏器破裂穿孔者应伴有腹膜刺激症状和体征。

(8) 妇产科疾病所致急性腹痛:①急性盆腔炎。②卵巢肿瘤蒂扭转。③异位妊娠。

3. 急腹症的处理原则

(1) 尽快明确诊断,针对病因采取相应措施。

(2) 诊断尚未明确时,禁用强效镇痛剂,以免掩盖病情发展。

(3) 需要进行手术治疗或探查者,必须依据病情进行相应的术前准备。

(4) 如诊断不能明确,需要行急诊手术探查的情况:①脏器有血运障碍,如肠坏死等。②腹膜炎不能局限,有扩散倾向。③腹腔有活动性出血。④非手术治疗病情无改善或恶化。

(5) 手术原则:①救命放在首位,其次是根治疾病。②手术选择力求简单又解决问题。③在全身状况许可时,尽可能将病灶一次根治。④病情危重者,可先控制病情,待平稳后再行根治性手术。

第八节　腹膜、网膜和腹膜后间隙疾病

 例题

原发性腹膜炎的病原菌多为(C)

A. 大肠埃希菌或厌氧拟杆菌　　　　B. 肺炎双球菌或变形杆菌

C. 溶血性链球菌或肺炎双球菌　　　D. 溶血性链球菌或肺炎克雷伯菌

E. 多种细菌的混合感染

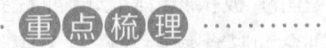

(一) 急性弥漫性腹膜炎

1. 分类及病因

(1) 继发性腹膜炎(最常见):常继发于腹腔空腔脏器穿孔、外伤引起的腹壁或内脏破裂,腹腔内脏器炎症的扩散和其他腹部手术中的腹腔污染。致病菌以大肠埃希菌最常见,其次为厌

氧拟杆菌、链球菌、变形杆菌等。

(2) 原发性腹膜炎：又称自发性腹膜炎。细菌可通过血行播散、上行性感染、直接扩散、透壁性感染的途径进入腹腔。腹腔内无原发病灶，致病菌多为溶血性链球菌、肺炎双球菌或大肠埃希菌。

2. **临床表现**

(1) 腹痛：呈持续性剧烈疼痛；先从原发病变部位开始，随炎症扩散而延及全腹。

(2) 恶心、呕吐：呕吐物多是胃内容物；若发生麻痹性肠梗阻，可吐出黄绿色胆汁，甚至棕褐色粪水样内容物。

(3) 体温、脉搏：体温逐渐升高、脉搏逐渐加快；如脉搏快体温反而下降，是病情恶化的征象。

(4) 感染中毒症状：可出现高热、脉速、呼吸浅快、大汗、口干；随病情进展，可出现重度缺水、代谢性酸中毒及休克表现。

(5) 腹部体征：腹部压痛、腹肌紧张和反跳痛(即腹膜刺激征)是腹膜炎的典型体征；腹式呼吸减弱或消失；腹胀加重是病情恶化的标志；可有移动性浊音、肠鸣音减弱等。

3. **辅助检查**

(1) 实验室检查：白细胞计数及中性粒细胞比例增高；病情险恶或机体反应能力低下时，白细胞计数不增高，仅中性粒细胞比例增高。

(2) 影像学检查

1) 立位腹部X线平片：小肠普遍胀气并有多个小液平面是肠麻痹征象；胃肠穿孔时多可见膈下游离气体。

2) B超：可显出腹腔内有不等量的液体，超声引导下腹腔穿刺抽液或腹腔灌洗可诊断液体性质。

3) CT：对腹腔内实质脏器病变(如急性胰腺炎)的诊断帮助较大，并有助于确定腹腔内液体量，诊断准确率高。

4) 直肠指检：若发现直肠前壁饱满、触痛，提示已形成盆腔脓肿。

4. **治疗**

(1) 非手术治疗：①取半卧位，休克患者取平卧位或头、躯干和下肢各抬高约20°的体位。②禁食、胃肠减压。③纠正水、电解质紊乱。④应用抗生素。⑤补充热量和营养支持。⑥镇静、止痛、吸氧。

(2) 手术治疗

1) 适应证：①经非手术治疗6～8小时后，腹膜炎症状及体征不缓解反而加重者。②腹腔内原发病严重。③腹腔内炎症较重，有大量积液，出现严重的肠麻痹、中毒症状甚至休克。④腹膜炎病因不明确，且无局限趋势者。

2) 原发病的处理：手术切口应根据原发病变的脏器所在部位而定。如不能确定原发病变源于哪个脏器，则以右旁正中切口为好，开腹后可向上下延长。如曾做过腹部手术，可经原切口或在其附近做切口。化脓坏疽的阑尾或胆囊应及时切除；胃十二指肠溃疡穿孔可行穿孔修补或胃大部切除术等。

3) 彻底清洁腹腔：开腹后立即用吸引器吸净腹腔内的脓液及渗出液，清除食物残渣、粪便和异物等。可用甲硝唑及生理盐水冲洗腹腔至清洁。

4) 充分引流：目的是将腹腔内的残留液和渗液排出体外，减轻腹腔感染和防止术后发生腹腔脓肿。留置腹腔引流管的指征：①坏死病灶未能彻底清除或有大量坏死组织无法清除。②预防胃肠道穿孔修补等术后发生渗漏。③手术部位有较多的渗液或渗血。④已形成局限性脓肿。

5) 术后处理：继续禁食、胃肠减压、补液、应用抗生素和营养支持治疗，保证引流管通畅。

（二）腹腔脓肿

1. 概述 脓液在腹腔内积聚，由肠管、网膜或肠系膜等内脏器官粘连包裹，与游离腹腔隔离，形成腹腔脓肿。一般均继发于急性腹膜炎或腹腔内手术，原发性感染少见。

2. 膈下脓肿 十二指肠溃疡穿孔、胆囊及胆管化脓性感染、阑尾炎穿孔，其脓液常积聚在右膈下；胃穿孔、脾切除术后感染，脓肿常发生在左膈下。

(1) 临床表现

1) 全身症状：①发热，初为弛张热，脓肿形成以后呈持续性。②脉率增快，舌苔厚腻。③乏力、衰弱、盗汗、厌食及消瘦等。

2) 局部症状：①脓肿部位可有持续性钝痛。②脓肿刺激膈肌可引起呃逆。③膈下感染可引起胸膜反应，出现胸腔积液、肺不张、咳嗽、胸痛等。④季肋区有叩痛，严重可出现皮肤凹陷性水肿，皮温升高。⑤右膈下脓肿可使肝浊音界扩大。⑥患侧胸部下方呼吸音减弱或消失。

(2) 辅助检查

1) X线透视：可见患侧膈肌升高，随呼吸活动受限或消失，肋膈角模糊、积液。

2) X线平片：显示胸膜反应、胸腔积液、肺下叶部分不张等；膈下可见占位阴影。左膈下脓肿，胃底可受压移位。可有液气平面。

3) 超声检查：可在超声引导下穿刺抽脓、冲洗脓腔并注入有效的抗生素治疗。

(3) 手术治疗

1) 经皮穿刺置管引流术：适用于与体壁靠近的、局限性单房脓肿。

2) 切开引流术：较常采用经前腹壁肋缘下切口，适用于肝右叶上、肝右叶下间隙位置靠前及左膈下间隙靠前的脓肿。目前已很少应用。

3. 盆腔脓肿

(1) 临床表现及诊断

1) 急性腹膜炎治疗过程中，如阑尾穿孔或结直肠手术后，出现体温升高，典型的直肠或膀胱刺激征，里急后重，大便数频而量少，有黏液便、尿频、排尿困难等，应考虑盆腔脓肿可能。

2) 腹部检查多无阳性发现。

3) 直肠指检可发现肛管括约肌松弛，在直肠前壁可触及向肠腔内膨出、有触痛、有时有波动感的肿物。

4) 已婚女患者可行阴道检查。如是盆腔炎性肿块或脓肿，可行后穹隆穿刺。

5)下腹部、经直肠或经阴道超声有助于明确诊断。必要时行 CT 检查。

(2) 治疗

1)非手术治疗:脓肿较小或尚未形成时,可应用抗生素,辅以腹部热敷、温热盐水灌肠及物理透热等疗法。

2)手术治疗:脓肿较大时,可用肛门镜显露直肠前壁,在波动处穿刺抽脓后切开排脓并放置橡皮管引流。已婚女患者可经后穹隆穿刺后切开引流。

4. 肠间脓肿

(1) 概述:肠间脓肿指脓液被包裹在肠管、肠系膜与网膜之间的脓肿。可能是单发脓肿,也可能是多个大小不等的脓肿。

(2) 临床表现

1)患者出现化脓性感染症状,并有腹胀、腹痛、腹部压痛或扪及肿块。

2)如脓肿周围广泛粘连,可发生不同程度的粘连性肠梗阻。

3)如脓肿自行穿破入肠腔或膀胱,则形成内瘘,脓液随粪便、尿液排出。

(3) 辅助检查:立位腹部 X 线平片可见肠壁间距增宽及局部肠管积气,也可见小肠液气平面。

(4) 治疗

1)非手术治疗:应用抗生素、物理透热及全身支持治疗。

2)手术治疗:非手术治疗无效或发生肠梗阻者,考虑行剖腹探查术,解除梗阻,清除脓液并行引流术。如超声或 CT 检查提示脓肿较局限且为单房性,并与腹壁贴靠,也可采用超声引导下经皮穿刺置管引流术。

第九节 胃、十二指肠疾病

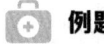
例题

(1~3 题共用题干)

女,62 岁。因胃溃疡行 Billroth Ⅱ式胃大部切除术,术后第 3 天突然发生右上腹疼痛。查体:体温 38.8℃,右上腹部压痛、反跳痛明显。白细胞 $16.1×10^9$/L。腹腔穿刺抽出胆汁样液体。

1. 此患者最可能出现的并发症是(C)

   A. 术后出血   B. 急性完全性输入袢梗阻

   C. 十二指肠残端破裂   D. 吻合口梗阻

   E. 术后急性胆囊炎

2. 出现此并发症最可能的原因是(D)

   A. 感染   B. 结扎不牢固   C. 吻合口张力过大

   D. 空肠输入袢梗阻   E. 腹腔粘连较重

3. 此时最适宜的治疗方法为(B)
A. 十二指肠裂口置管引流并腹腔引流
B. 急诊裂口缝合、十二指肠造瘘并腹腔引流
C. 胆囊切除术
D. 改行 Roux-en-Y 吻合术
E. 胃肠减压并抗生素治疗、静脉补液支持

(一) 急性胃十二指肠溃疡穿孔

1. **概述** 急性穿孔是胃十二指肠溃疡(消化性溃疡)的常见并发症。起病急,变化快,病情重,需紧急处理。急性十二指肠溃疡穿孔多发生在球部前壁,胃溃疡穿孔多见于胃小弯。

2. **临床表现**

(1) 患者多有溃疡病史,部分患者有服用阿司匹林等非甾体抗炎药或皮质激素病史。患者在穿孔发生前常有溃疡症状加重或有过度疲劳、精神紧张等诱发因素。

(2) 患者突发上腹部剧痛,呈"刀割样",腹痛迅速波及全腹。面色苍白、出冷汗。常伴有恶心、呕吐。严重时可伴有血压下降。

(3) 查体见患者表情痛苦,取屈曲体位,不敢移动。腹式呼吸减弱或消失,全腹压痛,以穿孔处最重。腹肌紧张呈"板状腹",反跳痛明显。肠鸣音减弱或消失。叩诊肝浊音界缩小或消失,可闻及移动性浊音。

(4) 实验室检查见白细胞计数升高。

3. **腹部 X 线检查** 是诊断腹部空腔脏器穿孔的首选方法。立位腹部 X 线片可见膈下新月形的游离气体,气体的形态和位置可随体位变动而变化。

4. **鉴别诊断**

(1) 急性胆囊炎:患者常有胆结石病史,腹部体征局限于右上腹,Murphy 征阳性。超声检查可见胆囊壁增厚、模糊等表现。

(2) 急性胰腺炎:患者常有暴饮暴食史,血、尿淀粉酶升高,CT 平扫检查可见胰腺肿胀,周围渗出。

(3) 急性阑尾炎:腹部体征局限于右下腹,腹痛不如溃疡病穿孔剧烈,无"板状腹"体征和膈下游离气体。

(4) 胃癌穿孔:胃癌患者腹痛多在饱腹情况下发生,由于肿瘤消耗,通常表现为消瘦、面色灰暗或苍白。

5. **保守治疗** 适合年轻患者,空腹穿孔,穿孔时间短,腹膜炎程度轻、范围局限,腹腔污染不严重。包括取半卧体位,禁食水、放置胃管,持续胃肠减压,输液保持体液和酸碱平衡,抗感染治疗等。

6. **手术治疗** 包括穿孔修补术(首选)、胃大部切除术和穿孔修补+迷走神经切断术。

(1) 首选穿孔修补术。如合并其他并发症,可选择胃大部切除术。穿孔时间短,腹腔污染

轻微者可选择腹腔镜方式;穿孔时间长,腹腔污染重者选择开腹方式。

(2) 穿孔修补术的注意事项:①对溃疡有怀疑恶变者要取穿孔处组织做病理检查。②缝针贯穿全层胃壁时,不要缝到对面胃壁。③穿孔处胃壁水肿明显,打结时要松紧适度,以免缝线切割组织。必要时可先覆盖大网膜,再结扎缝线可防止组织切割。

7. **随访** 未获得病理学诊断的患者在6周后行上消化道内镜检查。如证实为消化性溃疡的患者行溃疡药物治疗。

(二) 胃十二指肠溃疡大出血

1. **概述**

(1) 胃十二指肠溃疡大出血是因胃或十二指肠溃疡引起呕血、大量柏油样便,导致红细胞计数、血红蛋白和血细胞比容下降,患者心率加快、血压下降,甚至出现休克症状。

(2) 出血原因为溃疡基底因炎症腐蚀到血管,导致其破裂出血。多为动脉性出血。十二指肠溃疡出血多位于球部后壁,胃溃疡出血多位于小弯。

2. **临床表现**

(1) 出血量少者可仅有黑便。出血量大且速度快者可伴呕血,色泽红。便血色泽可由黑色转呈紫色,便血前有头晕、眼前发黑、心慌、乏力。

(2) 出血量更多者可出现晕厥和休克症状。短期内出血超过800 mL,可表现为烦躁不安、脉搏细速、呼吸急促、四肢湿冷。

(3) 出血时患者通常无明显腹部体征。由于肠腔内积血,刺激肠蠕动增加,肠鸣音增强。

3. **胃镜检查** 可明确出血部位和原因,是急性上消化道出血的首选辅助检查。还可根据出血情况进行止血,方法包括电凝止血、喷洒药物止血、血管夹或圈套止血。

4. **治疗**

(1) 补充血容量:快速输入平衡盐溶液,同时进行输血配型试验。观察生命体征,包括心率、血压、尿量、周围循环等。

(2) 放置胃管:吸出残血,冲洗胃腔,直至胃液变清,以便观察后续出血情况。

(3) 药物治疗:静脉或肌内注射凝血酶。静脉输注H_2受体阻滞剂或质子泵抑制药以抑制胃酸。静脉应用生长抑素类制剂。

(4) 胃镜下止血。

(5) 手术治疗

1) 适应证:①经积极保守治疗无效者。②出血速度快,短期内出现休克症状者。③高龄患者伴有动脉硬化,出血自行停止可能性小。④经保守治疗出血已停止,但短期内再次出血者。

2) 手术方式:①出血部位的贯穿缝扎术。十二指肠球部后壁溃疡出血,可以切开球部前壁,胃溃疡可以切开胃前壁,贯穿缝扎溃疡止血。②胃大部切除术。

(三) 胃十二指肠溃疡瘢痕性幽门梗阻

1. **概述** 胃十二指肠溃疡瘢痕性幽门梗阻见于胃幽门、幽门管或十二指肠球部溃疡反复发作,形成瘢痕狭窄。通常伴有幽门痉挛和水肿。

2. **临床表现** 主要表现为腹痛和反复呕吐。

(1) 症状初期表现为上腹部胀和不适,阵发性上腹部痛,同时伴有嗳气、恶心。

(2) 随着症状加重,出现腹痛和呕吐,呕吐物为宿食,有腐败酸臭味,不含胆汁。

(3) 出现脱水时,可见皮肤干燥、皱缩、弹性降低,眼眶凹陷;尿量减少,尿液浓缩,色泽变深。

(4) 上腹部可见胃型,振水音阳性。

3. 治疗

(1) 先行保守治疗,放置胃管,进行胃肠减压和引流。由于胃壁水肿,需高渗温盐水洗胃,同时补充液体、电解质,维持酸碱平衡和营养。

(2) 保守治疗后症状未缓解,提示多为瘢痕性梗阻,需行手术治疗以解除梗阻、消除病因,首选胃大部切除术。

(四) 胃大部切除术

1. **解剖标志**　小弯侧胃左动脉第一降支至大弯侧胃网膜左动脉的最下第一个垂直分支的连线为胃切断线,按此连线可切除60%的远端胃组织。

2. **适应证**　胃十二指肠溃疡保守治疗无效或者并发穿孔、出血、幽门梗阻、癌变者。

3. **胃切除的范围**　应切除远端2/3~3/4胃组织并包括幽门、近胃侧部分十二指肠球部;此手术切除了含有大量壁细胞和主细胞的远端胃体,降低了胃酸和胃蛋白酶的分泌;切除了胃窦就减少了G细胞分泌的胃泌素,从而降低了胃酸分泌;好发溃疡的部位也一并切除。

4. **重建胃肠连续性**

(1) Billroth Ⅰ式:是胃与十二指肠吻合,应注意吻合口不得有张力。

(2) Billroth Ⅱ式:为十二指肠断端缝闭,胃和空肠吻合,分为结肠后和结肠前方式。

1) 结肠前方式:将空肠袢直接于结肠前方提到胃断端做吻合。

2) 结肠后方式:在横结肠系膜打孔,将空肠袢经此孔从结肠后提到胃断端做吻合。

(3) 胃空肠 Roux-en-Y 术式:是胃大部切除后,十二指肠断端关闭,取 Treitz 韧带以远10~15 cm 空肠横断,远断端与残胃吻合,近断端与距前胃肠吻合口 45~60 cm 的远断端空肠侧行端侧吻合。此术式可防止胆胰液流入残胃招致的反流性胃炎。

5. **术后早期并发症及处理**

(1) 术后出血:包括胃肠道腔内出血和腹腔内出血。胃肠道腔内出血可通过内镜明确出血部位并止血;腹腔内出血可通过腹腔穿刺抽得不凝血或腹腔引流管引流液性状明确诊断。若出血无明显缓解应再次手术止血。

(2) 术后胃瘫:是胃手术后以胃排空障碍为主的综合征。

1) 通常发生在术后2~3天。患者出现恶心、呕吐,呕吐物多呈绿色。

2) 需放置胃管进行引流、胃减压。胃管引流量减少,引流液由绿转黄、转清是胃瘫缓解的标志。辅助用药宜选用甲氧氯普胺(胃复安)和红霉素等。

(3) 术后胃肠壁缺血坏死、吻合口破裂或瘘:多见于高选择性迷走神经切断术。一旦发现,应立即禁食,放置胃管进行胃肠减压,并严密观察;若发生坏死穿孔,出现腹膜炎体征应立即手术探查并进行相应处理。

(4) 十二指肠残端破裂：见于十二指肠残端处理不当或 Billroth Ⅱ式输入袢梗阻。腹腔穿刺可得腹腔液含胆汁，一旦确诊立即手术，术中应尽量关闭十二指肠残端，并行十二指肠造瘘和腹腔引流。如因输入袢梗阻所致需同时解除输入袢梗阻。

(5) 术后梗阻

1) 输入袢梗阻：多见于 Billroth Ⅱ式吻合。表现为上腹部剧烈腹痛伴呕吐。呕吐物不含胆汁。上腹部常可扪及肿块。

2) 输出袢梗阻：多见于 Billroth Ⅱ式吻合。表现为上腹部饱胀不适，严重时有呕吐，呕吐物含胆汁。

3) 吻合口梗阻：多见于吻合口过小或吻合时内翻过多，加上术后吻合口水肿所致。处理方法是胃肠减压，消除水肿。经保守治疗后症状常可缓解，如保守方法失败，需要再次手术。

6. 术后远期并发症

(1) 倾倒综合征：胃大部切除术后，由于失去了幽门的节制功能，导致胃内容物排空过快，产生一系列临床症状，称为倾倒综合征，多见于 Billroth Ⅱ式吻合。

1) 早期倾倒综合征：进食后半小时出现心悸、出冷汗、乏力、面色苍白等短暂血容量不足的表现。并伴有恶心、呕吐、腹部绞痛和腹泻。保守治疗为调整饮食，少食多餐，避免过甜的高渗食品；症状重者可采用生长抑素治疗；手术宜慎重。

2) 晚期倾倒综合征：又称低血糖综合征，发生在进食后 2~4 小时。主要表现为头晕、面色苍白、出冷汗、乏力、脉搏细数。治疗应采用饮食调整，减缓碳水化合物的吸收，严重病例可采用皮下注射生长抑素。

(2) 碱性反流性胃炎：碱性肠液反流至残胃，导致胃黏膜充血、水肿、糜烂，破坏了胃黏膜屏障。表现为胸骨后或上腹部烧灼痛，呕吐物含胆汁，体重下降。多采用保护胃黏膜、抑酸、调节胃动力等综合措施。

(3) 溃疡复发：由于胃大部切除术未能切除足够胃组织或迷走神经切断不完全所致。

(4) 营养性并发症：术后由于残胃容量减少，消化吸收功能受影响，常出现上腹部饱胀、贫血、消瘦等症状。治疗应采取调节饮食，少食多餐，选用高蛋白、低脂肪饮食，补充维生素、铁剂和微量元素。

(5) 残胃癌：因良性疾病行胃大部切除术后 5 年以上，残胃出现原发癌称为残胃癌。多数患者残胃癌发生在前次因良性病变行胃大部切除术后 10 年以上。临床症状为进食后饱胀伴贫血、体重下降。胃镜检查可以确定诊断。

（五）胃癌

1. 概述 胃癌是常见的恶性肿瘤。

(1) 好发部位：依次为胃窦、贲门、胃体、全胃或大部分胃；胃小弯多于胃大弯。

(2) 病因：①地域环境。②饮食生活因素。③幽门螺杆菌（Hp）感染。④慢性疾病和癌前病变，包括胃息肉、慢性萎缩性胃炎、胃部分切除后的残胃等。⑤遗传因素。

2. 大体类型

(1) 早期胃癌：病变仅限于黏膜或黏膜下层，不论病灶大小或有无淋巴结转移。癌灶直径在10 mm以下称小胃癌,5 mm以下为微小胃癌。

1) Ⅰ型(隆起型):癌灶突向胃腔。

2) Ⅱ型(表浅型):癌灶比较平坦,没有明显的隆起与凹陷,分为三个亚型,即Ⅱa(浅表隆起型)、Ⅱb(浅表平坦型)、Ⅱc(浅表凹陷型)。

3) Ⅲ型(凹陷型):表现为较深的溃疡。

(2) 进展期胃癌:指癌组织浸润深度超过黏膜下层的胃癌。

1) Ⅰ型(息肉型或肿块型):为边界清楚突入胃腔的块状癌灶。

2) Ⅱ型(溃疡局限型):为边界清楚并略隆起的溃疡状癌灶。

3) Ⅲ型(溃疡浸润型):为边界模糊不清的溃疡,癌灶向周围浸润。

4) Ⅳ型(弥漫浸润型):癌肿沿胃壁各层全周性浸润生长,边界不清。

3. **组织类型** 包括腺癌(肠型和弥漫型)、乳头状腺癌、管状腺癌、黏液腺癌、印戒细胞癌、腺鳞癌、鳞状细胞癌、小细胞癌、未分化癌等。胃癌绝大部分为腺癌。

4. **转移**

(1) 直接浸润:浸润性生长的胃癌突破浆膜后,易扩散至网膜、结肠、肝、脾、胰腺等邻近器官。贲门胃底癌易侵及食管下端;胃窦癌可向十二指肠浸润。

(2) 淋巴转移:是胃癌的主要转移途径,通常是循序渐进,即先由原发部位经淋巴网向胃周淋巴结转移(1~6组),继之癌细胞随支配胃的血管,沿血管周围淋巴结向心性转移,并可向更远重要血管周围转移(7~16组)。也可发生跳跃式淋巴转移,终末期胃癌可经胸导管向左锁骨上淋巴结转移,或经肝圆韧带转移至脐部。

(3) 血行转移:常见转移的器官有肝、肺、胰、骨骼等,以肝转移为多。

(4) 腹膜种植转移:当胃癌组织浸润至浆膜外后,肿瘤细胞脱落并种植在腹膜和脏器浆膜上,形成转移结节。直肠前凹的转移癌,直肠指检可以发现。癌细胞腹膜广泛播散时,可出现大量癌性腹腔积液。

5. **临床表现**

(1) 早期胃癌多无明显症状,有时出现上腹部不适,进食后饱胀、恶心等非特异性的上消化道症状。

(2) 随病情进展,上腹疼痛加重、食欲缺乏、乏力、消瘦、体重减轻。

(3) 部分患者可出现类似十二指肠溃疡的症状。胃十二指肠良性溃疡的疼痛通常具有规律性,胃癌的疼痛无规律性。

6. **特殊表现**

(1) 贲门胃底癌可有胸骨后疼痛和进食哽咽感。

(2) 幽门附近的胃癌生长到一定程度,可导致幽门部分或完全性梗阻而发生呕吐,呕吐物多为隔夜宿食和胃液。

(3) 肿瘤破溃或侵犯胃周血管可有呕血、黑便等消化道出血症状;也有可能发生急性穿孔。

7. **辅助检查**

(1) 电子胃镜:能够直接观察胃黏膜病变的部位和范围,并可以对可疑病灶钳取小块组织作病理学检查,是诊断胃癌的最有效方法。

(2) 上消化道造影:是诊断胃癌的常用方法,缺点是不如胃镜直观且不能取活检进行组织学检查。X 线征象主要有龛影、充盈缺损、胃壁僵硬胃腔狭窄、黏膜皱襞的改变等。

(3) 腹部增强 CT:可作为胃癌术前分期的首选方法。

(4) 其他检查:如 MRI、肿瘤标志物等。

8. **胃癌普查人群** ①40 岁以上,既往无胃病史而出现上述消化道症状者,或已有溃疡病史但症状和疼痛规律明显改变者。②有胃癌家族病史者。③有胃癌前期病变者,如萎缩性胃炎、胃溃疡等。④有原因不明的消化道慢性失血或短期内体重明显减轻者。

9. **TNM 分期**

分期	肿瘤情况	分期	转移情况
T_1	肿瘤侵及固有层、黏膜肌层或黏膜下层	N_0	无淋巴结转移
T_2	肿瘤浸润至固有肌层	N_1	1~2 个区域淋巴结转移
T_3	肿瘤穿透浆膜下结缔组织而未侵犯脏腹膜或邻近结构	N_2	3~6 个区域淋巴结转移
T_{4a}	肿瘤侵犯浆膜	N_3	7 个以上区域淋巴结转移
T_{4b}	肿瘤侵犯邻近组织或脏器	M_0	无远处转移
—	—	M_1	有远处转移

10. **临床病理分期**

临床病理分期	TNM 分期
Ⅰ A 期	$T_1N_0M_0$
Ⅰ B 期	$T_1N_1M_0$、$T_2N_0M_0$
Ⅱ A 期	$T_1N_2M_0$、$T_2N_1M_0$、$T_3N_0M_0$
Ⅱ B 期	$T_1N_3M_0$、$T_2N_2M_0$、$T_3N_1M_0$、$T_{4a}N_0M_0$
Ⅲ A 期	$T_2N_3M_0$、$T_3N_2M_0$、$T_{4a}N_1M_0$
Ⅲ B 期	$T_3N_3M_0$、$T_{4a}N_2M_0$、$T_{4b}N_{0\sim1}M_0$
Ⅲ C 期	$T_{4a}N_3M_0$、$T_{4b}N_{2\sim3}M_0$
Ⅳ 期	$T_{1\sim4b}N_{0\sim3}M_1$

11. **治疗**

(1) 早期胃癌的内镜下治疗:治疗直径小于 2 cm 的无溃疡表现的分化型黏膜内癌,可在内镜下行胃黏膜切除术(EMR)或内镜下黏膜下剥离术(ESD)。对于肿瘤浸润深度达到黏膜下层、无法完整切除和可能存在淋巴结转移的早期胃癌,原则上应采用标准的外科根治性手术。

(2) 根治性手术:原则为彻底切除胃癌原发灶,按临床分期标准清除胃周围淋巴结,重建消化道。目前公认的胃癌根治手术的标准术式是 D_2 淋巴结清扫的胃切除术。

1) 切除范围:胃切断线要求距肿瘤肉眼边缘 5 cm 及以上;远侧部癌应切除十二指肠第一

部 3~4 cm,近侧部癌应切除食管下端 3~4 cm。

2) 淋巴结清扫:淋巴结清扫范围以 D 表示,依据不同的胃切除术式系统地规定了淋巴结清扫的范围。D 级标准可分为 D_1 和 D_2 手术。D_1 手术仅适用于临床分期为 T_1N_0,并且肿瘤不适合内镜下切除的早期胃癌。进展期胃癌,即临床分期为 T_2~T_4 期或临床发现淋巴结转移的肿瘤,均应行 D_2 淋巴结清扫。

3) 手术方式:①根治性远端胃切除术,切除胃的 3/4~4/5,幽门下 3~4 cm 切断十二指肠,距癌边缘 5 cm 切断胃,按照 D_2 标准清扫淋巴结,切除大网膜、网膜囊;消化道重建可选 BillrothⅠ式胃十二指肠吻合或 BillrothⅡ式胃空肠吻合。②根治性全胃切除术,多适用于胃体与胃近端癌,切除全部胃,幽门下 3~4 cm 切断十二指肠,食管胃交界部以上 3~4 cm 切断食管,按照 D_2 标准清扫淋巴结,切除大网膜、网膜囊,根据情况切除脾脏,消化道重建常行食管空肠 Roux-en-Y 吻合。③腹腔镜胃癌根治术:可作为临床Ⅰ期胃癌的标准治疗方式。

(3) 姑息性手术:指原发灶无法切除,针对由于胃癌导致的梗阻、穿孔、出血等并发症状而作的手术,如胃空肠吻合术、空肠造口等。

12. **化学治疗** 对于不可切除性、复发性或姑息手术后等胃癌晚期患者,化疗可能有减缓肿瘤的发展速度,改善症状等效果。常用化疗方案有顺铂或奥沙利铂或紫杉烷类联合氟尿嘧啶类药物。

(六) 胃肠道间质瘤

1. **概述** 胃肠道间质瘤是消化道最常见的间叶源性肿瘤,60%~70% 发生在胃,20%~30% 发生在小肠。分子学特点是 c-kit 基因发生突变,c-kit 基因编码 KIT 蛋白(CD117)是重要的诊断标志物。

2. **临床表现** ①瘤体小时症状不明显,可有上腹部不适或类似溃疡病的消化道症状。②瘤体较大可扪及腹部肿块。③肿瘤浸润到胃肠道腔内常有消化道出血表现。④小肠的间质瘤易发生肠梗阻。⑤十二指肠间质瘤可压迫胆总管引起梗阻性黄疸。

3. **辅助检查**

(1) 内镜:常表现为黏膜下肿物,胃黏膜相对完整,有时肿物顶端可有中心溃疡,是导致出血的原因。

(2) 超声内镜:可明确肿物的来源,胃肠道间质瘤主要位于肌层内。

(3) 腹部增强 CT:可以明确肿瘤的部位、大小、形态、与周围脏器的关系和有无远处转移。

4. **危险度分级**

肿瘤大小(cm)	核分裂/50HPF	原发肿瘤部位	危险度分级
<2.0	≤5	任意	极低危
	6~10	任意	中危
2.1~5.0	≤5	任意	低危
	6~10	胃	中危
		非胃	高危

续表

肿瘤大小(cm)	核分裂/50HPF	原发肿瘤部位	危险度分级
5.1~10.0	≤5	胃	中危
		非胃	高危
	6~10	任意	高危
>10	>10	任意	高危
任意	任意	肿瘤破裂	高危

5. **手术治疗** 是胃肠道间质瘤的唯一根治手段,手术争取彻底完整切除,保证切缘阴性并极力避免肿瘤破裂溢出。腹腔镜手术容易引起肿瘤破裂和导致腹腔种植,不推荐常规应用。

6. **分子靶向治疗**

(1) 术前治疗:作用在于减小肿瘤体积,降低临床分期。适应证:①术前估计难以达到根治切除。②肿瘤体积巨大(大于10 cm),术中易出血、破裂,可能造成医源性播散。③特殊部位的肿瘤(如胃食管结合部、十二指肠、低位直肠等),手术易损害重要脏器的功能。④肿瘤虽可以切除,但估计手术风险较大,术后复发率、死亡率较高。⑤估计需要进行多脏器联合切除手术。

(2) 术后辅助治疗:推荐使用伊马替尼预防复发。

(3) 伊马替尼是转移、复发或不可切除胃肠道间质瘤的一线治疗药物。

第十节 小肠、结肠疾病

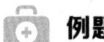 **例题**

女,29岁。克罗恩病病史5年。近日突然出现剧烈腹痛,伴恶心、呕吐胃内容物,发热,3天未排粪便。其原因可能是(B)

A. 克罗恩病复发　　B. 并发肠梗阻　　C. 并发癌变
D. 瘘管形成　　E. 发生急性阑尾炎

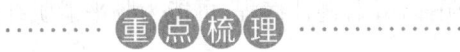

(一) 克罗恩病

1. **概述** 克罗恩病(CD)是一种原因不明的慢性肠道炎症性疾病,可累及胃肠道的任何部位,以回肠末端和盲肠、升结肠最多见,多发生于年轻人;特点为病变局限于肠管一段或多段,呈节段性跳跃式分布,病变肠管与正常肠管分界线明显。

2. **临床表现**

(1) 特征性表现:发作性腹痛、腹泻,伴有间歇期不等的无症状期。

(2) 全身表现:如低热、体重减轻、贫血、乏力不适。

(3) 肠道外表现:如皮肤病变(最常见)、关节炎和关节痛、葡萄膜炎和虹膜炎、肝炎、口腔炎等。

3. **体征** ①早期无明显体征,随着疾病进展,部分患者可触及腹部包块。②如并发肠梗阻,部分患者可闻及肠鸣音亢进,气过水声。③如并发腹膜炎,可表现为腹膜刺激征。

4. **主要并发症**

(1) 肠梗阻:主要是由于慢性炎症造成肠壁纤维化,引发肠腔狭窄。

(2) 肠穿孔:极少数患者可发生肠穿孔,多数与邻近器官形成内瘘,如小肠结肠瘘等。少数患者可穿孔致腹腔引发弥漫性腹膜炎。

5. **常用药物**

(1) 水杨酸类柳氮磺吡啶和5-氨基水杨酸:适用于慢性期和轻、中度活动期患者。

(2) 肾上腺皮质激素:常用于中、重症或暴发型患者,对不能耐受口服者,可静脉滴注氢化可的松或甲泼尼龙。

(3) 其他药物:如硫唑嘌呤、环孢素等免疫抑制药,左旋咪唑、免疫球蛋白等免疫增强剂。甲硝唑和广谱抗生素等也可应用。

6. **手术治疗**

(1) 适应证:肠狭窄梗阻、腹腔脓肿、肠内瘘或肠外瘘、游离性肠穿孔、不可控制的肠道出血、癌肿形成、肛周病变,内科治疗无效,儿童生长发育迟缓者亦应考虑手术干预。

(2) 切除病变部位:包括近远侧肉眼观正常肠管2 cm,肠管吻合推荐侧侧吻合方式。

(二) 肠梗阻

1. **病因和分类**

(1) 按梗阻原因分类

1) 机械性肠梗阻:①肠外因素,如粘连、疝嵌顿、肿瘤压迫等。②肠壁因素,如肠套叠、肠扭转、先天性畸形等。③肠腔内因素,如蛔虫梗阻、异物、粪块、胆石堵塞等。

2) 动力性肠梗阻:由于神经抑制或毒素刺激以致肠壁平滑肌运动紊乱,但无器质性肠腔狭小;分为麻痹性和痉挛性,以麻痹性较常见。

3) 血运性肠梗阻:由于肠系膜血管栓塞或血栓形成,使肠管血运障碍,肠管失去蠕动能力,肠内容物停止运行。可迅速继发肠绞窄,需要积极处理。

4) 假性肠梗阻:无明显病因,慢性病程,可能为肠平滑肌纤维或肠壁内神经节细胞异常所致。

(2) 按肠壁有无血运障碍分类:①单纯性肠梗阻。②绞窄性肠梗阻。

(3) 按梗阻部位分类

1) 高位小肠(空肠)梗阻:呕吐发生早而频繁,腹胀不明显。

2) 低位小肠(回肠)梗阻:腹胀明显,呕吐出现晚而次数少,可吐出粪样物。

3) 结肠梗阻:X线片见扩大的肠袢分布在腹部周围,可见结肠袋,胀气的结肠阴影在梗阻部位突然中断,盲肠胀气最显著。

(4) 按梗阻程度分类:①完全性肠梗阻。②不完全性肠梗阻。

2. **粘连性肠梗阻的病因分型** ①先天性粘连(约占5%)。②炎症后粘连(占10%～

20%)。③手术后粘连(约占80%),是最常见的粘连性肠梗阻类型。

3. 急性肠梗阻的病理生理改变

(1) 局部变化

1) 梗阻近端肠蠕动增强,以克服肠内容物通过障碍;肠腔内因气体和液体的积存而膨胀。

2) 急性完全性梗阻时,肠管迅速膨胀,肠壁变薄,肠腔压力不断升高。最初表现为静脉回流受阻,肠壁充血、水肿,继而出现动脉血运受阻,血栓形成。最后,肠管可因缺血、坏死而破溃、穿孔。

(2) 全身变化:①水、电解质紊乱和酸碱平衡失调。②血容量下降。③休克。④呼吸和心脏功能障碍。

4. 临床表现

(1) 症状

1) 腹痛:①机械性肠梗阻呈阵发性绞痛。同时伴有高亢的肠鸣音,可见到肠型和肠蠕动波。若腹痛的间歇期不断缩短,呈剧烈的持续性腹痛,应警惕绞窄性肠梗阻可能。②麻痹性肠梗阻无阵发性腹痛,只有持续性胀痛或不适。

2) 呕吐:①高位梗阻呕吐出现较早,较频繁;吐出物主要为胃及十二指肠内容物。②低位小肠梗阻的呕吐出现较晚,主要为积蓄在肠内并经发酵、腐败呈粪样带臭味的肠内容物。③呕吐物呈棕褐色或血性,提示肠管血运障碍。④麻痹性肠梗阻时,呕吐多呈溢出性。

3) 腹胀:高位肠梗阻腹胀不明显,有时可见胃型。低位肠梗阻及麻痹性肠梗阻腹胀显著,遍及全腹。腹壁较薄者,常可见肠管膨胀,出现肠型。结肠梗阻时,若回盲瓣关闭良好,梗阻以上肠袢可成闭袢,则腹周膨胀显著。腹部隆起不均匀对称,提示肠扭转等闭袢性肠梗阻。

4) 排气排便停止:完全性肠梗阻发生后,表现为停止排气排便。梗阻初期,尤其是高位下积存的气体和粪便仍可排出,不能排除完全性肠梗阻。某些绞窄性肠梗阻,如肠套叠、肠系膜血管栓塞或血栓形成,可排出血性黏液样粪便。

(2) 体征:单纯性肠梗阻早期全身情况无明显变化。晚期因呕吐、脱水及电解质紊乱可出现唇干舌燥、眼窝内陷、皮肤弹性减退、脉搏细弱等。绞窄性肠梗阻可出现全身中毒症状及休克。

1) 腹部视诊:机械性肠梗阻常可见肠型和蠕动波。肠扭转时腹胀多不对称;麻痹性肠梗阻则腹胀均匀。

2) 触诊:单纯性肠梗阻因肠管膨胀,可有轻度压痛,但无腹膜刺激征;绞窄性肠梗阻时,可有固定压痛和腹膜刺激征,压痛的肿块常为有绞窄的肠袢。

3) 叩诊:绞窄性肠梗阻时,腹腔有渗液,移动性浊音可呈阳性。

4) 听诊:肠鸣音亢进,有气过水声或金属音,提示机械性肠梗阻。麻痹性肠梗阻时,肠鸣音减弱或消失。

5. 辅助检查

(1) X线检查:空肠黏膜的环状皱襞在肠腔充气时呈鱼骨刺状;回肠扩张的肠袢多,可见阶梯状的液平面;结肠胀气位于腹部周边,显示结肠袋形。

(2) CT:可显示肠梗阻的部位、程度和性质。

6. 考虑绞窄性肠梗阻的表现

(1) 腹痛发作急骤,初始即为持续性剧烈疼痛,或在阵发性加重之间仍有持续性疼痛。有时出现腰背部痛。

(2) 病情发展迅速,早期出现休克,抗休克治疗后改善不明显。

(3) 有腹膜炎的表现,体温上升、脉率增快、白细胞计数增高。

(4) 腹胀不对称,腹部有局部隆起或触及有压痛的肿块(孤立胀大的肠袢)。

(5) 呕吐出现早而频繁,呕吐物、胃肠减压抽出液、肛门排出物为血性。腹腔穿刺抽出血性液体。

(6) 腹部X线检查见孤立扩大的肠袢。

(7) 经积极的非手术治疗症状体征无明显改善。

7. 单纯性肠梗阻与绞窄性肠梗阻的鉴别要点

鉴别要点	单纯性肠梗阻	绞窄性肠梗阻
腹痛	阵发性腹痛为主	腹痛剧烈,持续性绞痛
腹胀	均匀全腹胀	不对称,麻痹性肠梗阻
肠鸣音	气过水音,金属音	气过水音
压痛	轻,部位不固定	固定压痛
腹膜刺激征	无	有
一般情况	良好	感染中毒症状
休克	无	感染中毒性休克
腹腔穿刺	阴性	血性液体或炎性渗出液
血性大便或呕吐物	无	可有
X线表现	小肠袢扩张呈梯形排列	孤立、位置形态不变的肠袢

8. 急性肠梗阻的基础治疗

(1) 胃肠减压:多采用鼻胃管减压,持续负压吸引。

(2) 纠正水、电解质紊乱和酸碱平衡失调:初期以晶体液为主;依据电解质丢失的情况补充电解质。

(3) 抗感染:根据肠道细菌的分布特点选用敏感的抗菌药物。

(4) 抑制胃肠道液体分泌:适当使用抑酸甚至生长抑素等药物。

(5) 对症治疗:如解痉、镇静、镇痛等。

9. 术中判断肠管坏死的方法 ①肠壁呈紫黑色并已塌陷。②肠壁失去张力和蠕动能力,肠管扩大,对刺激无收缩反应。③相应的肠系膜终末小动脉无搏动。④在肠系膜血管根部注射1%普鲁卡因或酚妥拉明以缓解血管痉挛,将肠管放回腹腔,观察15~30分钟,如仍不能判断有无生机,可重复一次;最后确认无生机后方可考虑切除。

10. 粘连性肠梗阻的预防措施 ①清除手套上的滑石粉,不遗留线头、纤维、切除的组织异物于腹腔内,减少肉芽组织的产生。②不做大块的组织结扎,减少缺血的组织。③注意无菌操作,减少炎性渗出。④保护肠管浆膜面,防止损伤。⑤清除腹腔内的积血、积液,必要时放置引流。⑥及时治疗腹腔内的炎性病变,防止炎症扩散。⑦术后早期活动,促进肠蠕动及早恢复。

(三) 肠扭转和肠套叠

1. 概述

(1) 小肠扭转是指小肠肠袢沿其系膜为轴线旋转180°以上而形成的闭袢性肠梗阻,由于伴有肠系膜血管受压,可造成绞窄性肠梗阻;是严重的急腹症之一,以青壮年多见。

(2) 肠套叠是指一段肠管套入与其相连的肠管腔内;是小儿肠梗阻的常见病因,成人肠套叠较少见。

2. 肠扭转和肠套叠的鉴别要点

鉴别要点	肠扭转	肠套叠
病因	① 先天性解剖异常,如肠系膜固定不全等 ② 继发性解剖异常,如腹部外伤手术等 ③ 最常见的诱因为饱食后剧烈活动	① 解剖因素,如盲肠活动度过度 ② 病理因素,如息肉、肿瘤等 ③ 肠功能失调和蠕动异常等
临床表现	剧烈、持续脐周或上腹部绞痛,向腰背部放射;无法平卧;频繁呕吐;腹胀不明显	典型症状是腹痛、血便和腹部肿块;表现为突然发作剧烈的阵发性腹痛,患儿阵发哭闹不安,有安静如常的间歇期。伴有呕吐和果酱样血便
体征	① 早期可无明显体征,如症状与体征不符应考虑绞窄缺血性急腹症 ② 随病程进展,可触及腹部局限性膨隆肠袢或压痛性肿块	可扪及腊肠形、表面光滑、稍可活动、具有压痛的肿块,常位于脐右上方,右下腹扣诊有空虚感
超声	可见肠管充气	多呈"靶环征"
X线	立位腹部X线平片可见肠管呈倒"U"字形	钡剂灌肠见"杯口状"阴影
CT	可显示"漩涡征""鸟喙征""缆绳征"等	显示"彗星尾征"

3. 小肠扭转的手术治疗

(1) 小肠扭转复位术:术中探查未见明确坏死病灶的受累肠管,可按照扭转相反方向轻柔将肠管复位。

(2) 小肠切除吻合术:如术中探查确定肠袢已坏死,应先结扎切断坏死肠管血管,再行复位后切除;复位后观察肠管活力恢复不佳,也应将受累肠管进行切除;切除后应在有良好血供的肠管处进行吻合。

4. 肠套叠的发生部位 ①回盲部套叠:回肠套入结肠。②小肠套叠:小肠套入小肠。③结肠套叠:结肠套入结肠。

5. 肠套叠的手术方式

(1) 先试行手术复位,复位后应仔细检查套叠处肠管有无肿块、结节、憩室、局灶性坏死等病变。

(2) 肠管有明显广泛坏死,应迅速行肠切除术。

(3) 若患者全身状况不良或肠管条件较差时,可先切除肠段,将断端暂至切口外,关闭腹壁,以后再行二期肠吻合术。

(4) 回盲部型肠套叠,手法复位后若未发现其他病变,可行阑尾切除并行盲肠及回肠末端固定术。

(四) 肠系膜血管病

1. **概述** 肠系膜缺血性疾病是少见的急腹症,主要病因为肠系膜血管急性血液循环障碍,导致肠管缺血坏死。可分为肠系膜上动脉栓塞(最常见)、肠系膜上动脉血栓形成、肠系膜上静脉血栓形成、非肠系膜血管阻塞性缺血。

2. **肠系膜上动脉栓塞的危险因素**

(1) 长期心房颤动、心室室壁瘤、细菌性心内膜炎、风湿性心脏病和心脏瓣膜病。

(2) 高血压、高血脂、长期吸烟者合并动脉硬化的概率较大,血管内径狭窄,较易在此基础上发生动脉栓塞。

3. **肠系膜上动脉栓塞的临床表现**

(1) 早期有剧烈腹痛,部分患者合并恶心、呕吐和腹泻等胃肠道症状。随病情的进展,肠黏膜缺血、坏死脱落,可能会出现血便。

(2) 特点是"症状重、体征轻"。发病早期腹痛剧烈,但全身改变不明显,腹部平坦、柔软,可有轻度压痛,肠鸣音正常。

4. **肠管缺血坏死的临床表现** ①全身状况出现恶化趋势,如发热、心率增快、血压下降等。②腹部压痛加重,伴有反跳痛和肌紧张,听诊肠鸣音减弱或消失。③缺血导致肠黏膜坏死脱落,可出现消化道出血。

5. **辅助检查**

(1) 实验室检查:血液浓缩,白细胞升高,血气分析常提示代谢性酸中毒,血清淀粉酶和乳酸脱氢酶等酶学指标可升高。

(2) 血管造影:是诊断肠系膜缺血性疾病的金标准。

(3) CT 血管造影:对肠系膜缺血性疾病诊断的敏感性和特异性很高,为疑似肠系膜缺血性疾病患者的首选检查。

(4) 腹部 CT:肠管缺血坏死可见肠腔扩张积液,肠管壁增厚或变薄,肠壁积气和门静脉积气。

(5) 超声:患者多有肠壁水肿,肠管积气,对超声检查的影响较大。

(6) 腹部 X 线平片:早期无特异性表现,随着病情进展可出现气液平面、肠管积气扩张等肠梗阻的征象。

6. **肠系膜缺血疾病的治疗方法**

(1) 非手术治疗:包括液体复苏,稳定循环血容量,纠正水、电解质紊乱和酸碱平衡失调;针对性应用抗生素;对于症状较轻、没有腹膜炎症状的患者可以进行溶栓、抗凝等治疗。

(2) 手术治疗:①肠系膜上动脉栓塞可行介入或开腹手术取栓。②血栓形成可行血管内膜切除或"搭桥"手术改善病变肠管的血液供应。③出现肠坏死,行肠切除吻合术。④肠系膜静脉血栓形成,切除范围应包括全部有静脉血栓形成的肠系膜。

7. **术后治疗** ①抗凝治疗,预防再次栓塞。②争取建立肠内营养通路,改善患者的营状况。

（五）短肠综合征

1. **概述** 短肠综合征是由于大量小肠切除后，机体不能吸收足够的营养以维持生理代谢的需要，而导致营养不足的吸收不良综合征。成年人保留小肠100 cm以上具有回盲部，或是残留小肠长150 cm以上但无回盲部，一般不会发生短肠综合征。

2. **临床表现**

(1) 早期：主要表现为腹泻、水和电解质紊乱，以及营养不良。

(2) 后期：出现营养不良的症状，如体重下降、肌萎缩、贫血、低蛋白血症，各种维生素与电解质缺乏的症状。

3. **治疗** 重在预防。

(1) 第一阶段（急性期）：一般为术后2个月，治疗目标是控制腹泻，维持水、电解质和酸碱平衡，并主要通过全胃肠外营养（TPN）进行营养支持。

(2) 第二阶段（代偿期）：一般为术后2个月至术后2年。患者逐渐出现肠道适应和代偿，腹泻次数和量减少，应尽早开始循序渐进的肠内营养，应从少量、等渗食物开始，随着肠道适应能力增加，食物的量、渗透压及所含热量可适当增加。

(3) 第三阶段（维持期）：术后2年以后。此时患者肠道已完成适应，腹泻基本控制，代谢和营养状况趋于稳定。若患者仍不能达到维持正常代谢的要求，考虑长期甚至终身应用肠外营养支持或特殊的肠内营养。

（六）肠瘘

1. **概述** 肠瘘是指肠管之间、肠管与其他脏器或者体外出现病理性通道，可造成肠内容物流出肠腔，引起感染、体液丢失、营养不良和器官功能障碍等一系列的病理生理改变。可分为肠内瘘和肠外瘘。

2. **病因**

(1) 常见原因有手术、创伤、腹腔感染、恶性肿瘤、放射线损伤、化疗，以及肠道炎症与感染性疾病等。

(2) 肠外瘘主要的病因是术后腹腔感染、吻合口裂开、肠管血运不良造成吻合口瘘。

3. **肠外瘘的临床表现**

(1) 腹壁有一个或多个瘘口，有肠液、粪便、气体或胆汁等排出。

(2) 瘘口部位皮肤糜烂或出血。

(3) 较小的肠外瘘可仅表现为经久不愈的感染性窦道，于窦道口间歇性地有肠内容物或气体排出。

(4) 严重的肠外瘘可直接在创面见到破裂的肠管和外翻的肠黏膜，即唇状瘘；若不能见到肠管，但有大量肠内容物流出，称管状瘘。

(5) 肠外瘘发生后，若消化液大量丢失，患者可出现明显的水、电解质紊乱及酸碱平衡失衡。

(6) 肠瘘出现后可致肠袢间脓肿、膈下脓肿或瘘口周围脓肿。

4. **鉴别诊断** ①腹壁脓肿。②消化道穿孔。③肠道炎性疾病(溃疡性结肠炎等)。④消化道肿瘤。⑤缺血性结肠炎。

5. **辅助检查** ①立位腹部平片:判断是否存在肠梗阻。②超声:检查腹腔内有无脓肿及其分布情况。③CT:是诊断肠瘘及其并发腹腔和盆腔脓肿的理想方法。④消化道造影:包括口服造影剂行全消化道造影和经腹壁瘘口行消化道造影,是诊断肠瘘的有效手段。⑤内镜检查:慎用。

6. **治疗原则** ①给予禁食、胃肠减压、建立并保持通畅的腹腔引流。②抗感染,瘘口皮肤予以氧化锌软膏保护。③维护器官功能及水、电解质平衡。④应用生长抑素,减少瘘口肠液溢出量。⑤早期给予全胃肠外营养。⑥根据瘘口引流量,逐步从肠外+肠内联合营养,过渡为完全胃肠内营养。

7. **手术的主要内容及术式**

(1) 内容:松解所有粘连、彻底清除及引流所有脓肿、解除远端梗阻、切除瘘管和坏死组织,将健康、血供丰富的肠管吻合。

(2) 术式:①肠瘘局部肠袢切除吻合术和肠管部分切除吻合术(最常用)。②肠袢浆膜覆盖修补术。③带血管蒂肠浆肌层覆盖修补术。④肠瘘部外置造口术。⑤肠外瘘旷置术等。

(七) 结肠癌

1. **概述** 结肠癌是消化道最常见的恶性肿瘤之一,我国以41~65岁人群发病率高。

2. **病因**

(1) 高危因素:包括长期高脂肪、高蛋白质、低纤维素和低维生素饮食及肥胖等。

(2) 某些疾病:如结肠息肉病、结肠腺瘤样息肉、绒毛状腺瘤和溃疡性结肠炎等都具有较高的结肠癌发病潜能。

(3) 遗传性因素:①一级亲属(父母、兄弟姐妹、子女)中有结肠癌患者。②家族性大肠腺瘤病。③Lynch综合征。

3. **分型**

(1) 大体分型

1) 溃疡型:多见,占50%以上。肿瘤形成深达或贯穿肌层的溃疡。早期即可有溃疡,易出血,分化程度较低,转移较早。

2) 隆起型:肿瘤的主体向肠腔内突出,肿块增大时表面可产生溃疡,向周围浸润少,预后较好。

3) 浸润型:癌肿沿肠壁各层弥漫浸润,使局部肠壁增厚、肠腔狭窄,但表面常无明显溃疡或隆起。分化程度低,转移早而预后差。

(2) 组织学分类:①腺癌,主要为管状腺癌和乳头状腺癌,其次为黏液腺癌。②腺鳞癌。③未分化癌,预后差。

4. **临床表现** ①早期多无明显症状,偶可出现下腹部隐痛不适,腹胀、排便习惯改变等。②随病情发展,可出现下腹疼痛加重、排便不规则,甚至便中出现黏液或脓血便。③进展期常伴有食欲减退、乏力、消瘦、体重减轻。④部分患者可扪及腹部包块,或表现为明显腹胀、停止排便、排气等肠梗阻症状。

5. 左、右半结肠癌的比较

鉴别要点	左半结肠癌	右半结肠癌
血液供应	肠系膜下动脉	肠系膜上动脉
肠道内容物	固体、细菌多	液体、细菌少
病理类型	常见浸润型	多为肿块型
生长速度	较快	较慢
好发部位	乙状结肠	盲肠
临床表现	梗阻症状	中毒症状

6. 重点普查对象

(1) 40岁以上，既往无结肠病史而出现排便习惯改变或腹部隐痛不适症状者，或原有慢性肠病史但症状和疼痛规律明显改变者。

(2) 有结肠癌家族病史或遗传性病因者。

(3) 有结肠癌癌前疾病者，如结肠息肉病、结肠腺瘤样息肉、绒毛状腺瘤、溃疡性结肠炎、克罗恩病等。

(4) 有原因不明的慢性便血或短期内体重明显减轻者。

7. 转移途径

(1) 淋巴转移：是结肠癌的主要转移途径，通常先转移至结肠壁与结肠旁淋巴结，然后进入肠系膜血管周围及肠系膜根部淋巴结，偶尔也可发生跳跃式淋巴转移。

(2) 血行转移：肝脏转移最先且最常见，其次为肺与骨组织。

(3) 腹膜种植转移：横结肠癌可以侵犯胃、胰腺等；乙状结肠癌可侵犯子宫、膀胱等；肿瘤细胞一旦脱落可种植在腹膜和脏器浆膜上，形成转移结节。

8. 结肠癌的TNM分期

TNM分期	定 义
原发肿瘤(T)	—
T_x	原发肿瘤无法评估
T_0	无原发肿瘤证据
Tis	原位癌；局限于上皮内或仅侵犯黏膜固有层
T_1	肿瘤侵犯黏膜下层
T_2	肿瘤侵犯固有肌层
T_3	肿瘤穿透固有肌层至浆膜下或侵犯无腹膜覆盖的结直肠旁组织
T_{4a}	肿瘤穿透腹膜脏层
T_{4b}	肿瘤直接侵犯或粘连于其他器官或脏器
区域淋巴结(N)	—
N_x	区域淋巴结状况无法评估
N_0	无区域淋巴结转移

续表

TNM 分期	定 义
N_1	1~3 个区域淋巴结转移
N_{1a}	有 1 个区域淋巴结转移
N_{1b}	有 2~3 个区域淋巴结转移
N_{1c}	浆膜下、肠系膜、无腹膜覆盖结肠、直肠周围组织有肿瘤种植无区域淋巴结转移
N_2	4 个或更多的区域淋巴结转移
N_{2a}	4~6 个区域淋巴结转移
N_{2b}	7 个及更多区域淋巴结转移
远处转移(M)	—
M_x	远处转移无法评估
M_0	无远处转移
M_1	有远处转移
M_{1a}	远处转移局限于单个器官或部位(如肝、肺、卵巢,非区域淋巴结)
M_{1b}	远处转移分布于一个以上的器官/部位或腹膜转移

9. 结肠癌的临床分期

临床分期	TNM 分期	Dukes 分期
0 期	$TisN_0M_0$	—
Ⅰ 期	$T_{1\sim2}N_0M_0$	A 期
ⅡA 期	$T_3N_0M_0$	B 期
ⅡB 期	$T_{4a}N_0M_0$	B 期
ⅡC 期	$T_{4b}N_0M_0$	B 期
ⅢA 期	$T_{1\sim2}N_1/N_{1c}$、$T_1N_{2a}M_0$	C 期
ⅢB 期	$T_{3\sim4a}N_1M_0$、$T_{2\sim3}N_{2a}M_0$、$T_{1\sim2}N_{2b}M_0$	C 期
ⅢC 期	$T_{4a}N_{2a}M_0$、$T_{3\sim4a}N_{2b}M_0$、$T_{4b}N_{1\sim2}M_0$	C 期
ⅣA 期	$T_{0\sim4b}N_{0\sim2b}M_{1a}$	D 期
ⅣB 期	$T_{0\sim4b}N_{0\sim2b}M_{1b}$	D 期

10. 辅助检查

(1) 结肠镜检查:可直接观察结肠黏膜病变的部位和范围,并可对可疑病灶钳取小块组织作病理学检查,是诊断结肠癌的最有效方法。

(2) X 线钡剂灌肠或气钡双重对比造影检查:可见肠腔内肿块、管腔狭窄或龛影,对诊断结肠癌有很大的价值。

(3) 胸部 X 线检查:可提示有无肺部的远处转移。

(4) 腹部增强 CT:为结肠癌术前分期的重要方法。

11. 手术治疗

(1) 结肠癌根治手术:要求整块切除肿瘤及其远、近两端 10 cm 以上的肠管,并包括系膜和区域淋巴结。

1) 右半结肠切除术:适用于盲肠、升结肠、结肠肝曲的癌肿;切除范围包括右半横结肠以近及回肠末段和相应系膜、胃第6组淋巴结,回肠与横结肠端端或端侧吻合。

2) 横结肠切除术:适用于横结肠癌;切除包括肝曲或脾曲的整个横结肠、大网膜及其相应系膜及胃第6组淋巴结,行升结肠和降结肠端端吻合术。

3) 左半结肠切除术:适用于结肠脾曲和降结肠癌;切除范围包括横结肠左半以远及部分或全部乙状结肠,行结肠间或结肠与直肠端端吻合术。

4) 乙状结肠切除术:适用于乙状结肠癌。

(2) 结肠癌并发急性梗阻的手术:在进行胃肠减压、纠正水和电解质紊乱及酸碱失衡等适当的准备后,早期施行手术。

1) 右侧结肠癌做右半结肠切除一期回肠结肠吻合术;如癌肿不能切除,可行回肠横结肠侧侧吻合。

2) 左侧结肠癌并发急性梗阻时,可置入支架缓解梗阻,限期行根治性手术;若开腹手术见粪便较多可行术中灌洗后予以吻合;若肠管扩张、水肿明显,可行近端造口、远端封闭,将封闭的断端固定在造口周围;若肿物不能切除,可在梗阻部位的近侧做横结肠造口;术后行辅助治疗,待肿瘤缩小降期后,评估可否行二期根治性切除。

12. 根治手术的注意要点

(1) 切除距肿瘤缘近、远端 10 cm 的肠管,以保证能清扫周淋巴结。

(2) 如果肿瘤为较小的早期病例,可术前经肠镜下染色定位,后术中经结肠镜协助定位以确定肠段切除范围。

(3) 区域淋巴结清扫基于结肠特定部位的血供,清扫淋巴结至少在12个以上。

(4) 完整切除结肠系膜对预防肿瘤复发有重要意义。

13. 经腹腔镜手术的适应证 ①术者具有足够的经验。②肿瘤不位于直肠,且无严重的腹腔内粘连。③非局部晚期肿瘤。④不适用于肿瘤引起的急性肠梗阻或穿孔。⑤需进行全腹腔探查。

14. 化疗方案

(1) 顺铂联合氟尿嘧啶类药物:CF 方案(顺铂/5-FU)、XP(顺铂/卡培他滨)、SP(顺铂/TS-1)。

(2) 奥沙利铂联合氟尿嘧啶类药物:FOLFOX(奥沙利铂/CF/5-FU)、XELOX(奥沙利铂/卡培他滨)、SOL(奥沙利铂/TS-1)。

(3) 紫杉烷类联合氟尿嘧啶类药物:如紫杉醇或多西紫杉醇联合 5-FU 或卡培他滨或 TS-1。

15. 肝转移 肝转移灶完整切除是获得治愈的唯一机会;同时合理应用生物靶向药物与化疗联合治疗。

(1) 同时性肝转移:结肠癌确诊时发现的,或结肠癌根治术后 6 个月内发生的肝转移。

(2) 异时性肝转移:结肠癌根治术后 6 个月后发生的肝转移。

第十一节 阑尾疾病

例题

(1~3题共用题干)

女,18岁。转移性右下腹痛8小时,伴恶心、呕吐,发热,体温38℃,脉搏90次/分,右下腹压痛,反跳痛,肌紧张。白细胞$12×10^9/L$,尿白细胞1~2个/HP。

1. 最可能的诊断是(C)
   A. 急性胰腺炎　　　　B. 急性胆囊炎　　　　C. 急性化脓性阑尾炎
   D. 急性肠梗阻　　　　E. 消化性溃疡穿孔

2. 最有诊断意义的表现是(A)
   A. 转移性右下腹痛　　B. 闭孔内肌试验阳性　C. 腰大肌试验阳性
   D. 直肠指检右前方触痛　E. 发热及白细胞增高

3. 该患者最佳的治疗方法是(C)
   A. 观察　　　　　　　B. 补液,抗感染　　　C. 急诊手术治疗
   D. 对症治疗　　　　　E. 中药治疗

重点梳理

(一) 急性阑尾炎

1. 病因　①阑尾管腔阻塞,是急性阑尾炎最常见的病因。阻塞原因包括淋巴滤泡的明显增生(约占60%)、肠石(约占35%)、异物、炎性狭窄、食物残渣、蛔虫、肿瘤等。②细菌入侵。③阑尾先天畸形,如阑尾过长、过度扭曲、管腔细小、血运不佳等。

2. 临床表现

(1) 腹痛:典型的腹痛发作始于上腹,逐渐移向脐部,数小时(6~8小时)后转移并局限在右下腹。多数患者具有这种典型的转移性腹痛特点。部分病例发病开始即出现右下腹痛。

1) 单纯性阑尾炎表现为轻度隐痛;化脓阑尾炎呈阵发性胀痛和剧痛;坏疽性阑尾炎呈持续性剧烈腹痛;穿孔性阑尾炎因阑尾腔压力骤减,腹痛可暂时减轻,但出现腹膜炎后,腹痛又会持续加剧。

2) 盲肠后位阑尾炎疼痛在右侧腰部,盆位阑尾炎腹痛在耻骨上区,肝下区阑尾炎可引起右上腹痛,极少数左下腹部阑尾炎呈左下腹痛。

(2) 伴随症状:①早期常有食欲减退、恶心、呕吐等。②部分患者有腹泻。③阑尾穿孔致腹膜炎时,可出现麻痹性肠梗阻表现。④可出现乏力、发热、心悸等全身症状。

(3) 体征

1) 右下腹压痛:是急性阑尾炎最常见的重要体征。压痛点通常位于麦氏点,可随阑尾位置

的变异而改变,但压痛点始终在一个固定的位置上。发病早期腹痛尚未转移至右下腹时,右下腹便可出现固定压痛。阑尾穿孔时,疼痛和压痛的范围可波及全腹,但仍以阑尾所在位置的压痛最明显。

2) 腹膜刺激征象:反跳痛,腹肌紧张,肠鸣音减弱或消失等。提示阑尾炎症加重,出现化脓、坏疽或穿孔等病理改变。腹膜炎范围扩大,说明局部腹腔内有渗出或阑尾穿孔。但小儿、老人、孕妇、肥胖、虚弱者或盲肠后位阑尾炎时,腹膜刺激征象可不明显。

3) 右下腹肿块:体检发现右下腹饱满,扪及一压痛性肿块,边界不清,固定,应考虑阑尾周围脓肿的诊断。

(4) 可作为辅助诊断的其他体征

1) 结肠充气试验:患者仰卧位,右手先压住左下腹,左手挤压左侧结肠,肠腔内气体向近端移动传导至盲肠及阑尾,引起右下腹疼痛为阳性。

2) 腰大肌试验:患者左侧卧位,将右大腿后伸,引起右下腹疼痛为阳性,提示阑尾位于腰大肌前方,盲肠后位或腹膜后位。

3) 闭孔内肌试验:患者仰卧位,屈曲右髋及右大腿,使其被动内旋,引起右下腹疼痛为阳性,说明阑尾邻近闭孔内肌。

4) 直肠指检:①盆位阑尾可有直肠右前方压痛。②阑尾穿孔时直肠前壁压痛明显,形成脓肿时可触及痛性包块。

3. **辅助检查**

(1) 实验室检查:大多数急性阑尾炎患者的白细胞计数和中性粒细胞比例增高。白细胞计数升高到$(10\sim20)\times10^9/L$,可发生核左移。部分患者白细胞可无明显升高,多见于单纯性阑尾炎或老年患者。尿检查一般无阳性发现,如尿中出现少数红细胞,说明炎性阑尾与输尿管或膀胱相靠近。

(2) 影像学检查:①腹部 X 线平片,可见盲肠扩张和气液平面,偶可发现粪石及异物影。②超声,可检出右下腹肿胀的阑尾、脓肿或积液。③CT,有利于阑尾周围脓肿的诊断。

4. **鉴别诊断** ①胃十二指肠溃疡穿孔。②右输尿管结石。③妇产科疾病。④急性肠系膜淋巴结炎。⑤急性胃肠炎等。

5. **并发症**

(1) 腹腔脓肿:以阑尾周围脓肿最为常见,有时脓液也可能积聚于盆腔、肠间甚至膈下而形成相应部位的脓肿。

(2) 内、外瘘形成:阑尾脓肿未能及时引流,可向小肠或大肠内穿破,亦可向膀胱、阴道或腹壁穿破,形成各种内瘘或外瘘。

(3) 化脓性门静脉炎:阑尾静脉中的感染血栓回流至门静脉所致。表现为寒战、高热、肝大、剑突下压痛、轻度黄疸等。病情加重会产生感染性休克和脓毒症,治疗延误可发展为细菌性肝脓肿。行阑尾切除并大剂量抗生素治疗有效。

6. **不同类型阑尾炎手术方式的选择**

(1) 急性单纯性阑尾炎:行阑尾切除术,切口一期缝合;有条件可采用经腹腔镜阑尾切除术。

(2) 急性化脓性或坏疽性阑尾炎：行阑尾切除术；腹腔如有脓液，应冲洗腹腔，吸净脓液后关腹；注意保护切口，一期缝合；也可采用腹腔镜阑尾切除术。

(3) 穿孔性阑尾炎：宜采用右下腹经腹直肌切口，利于术中探查和确诊，切除阑尾，清除腹腔脓液，并彻底冲洗腹腔，根据情况放置腹腔引流；术中注意保护切口，冲洗切口，一期缝合；术后注意观察切口，有感染时及时引流；也可采用腹腔镜阑尾切除术。

(4) 阑尾周围脓肿：通常如脓肿局限，则应使用抗生素治疗，促进吸收，必要时超声引导下穿刺抽脓或置管引流；如脓肿无法局限，则可采用超声定位后手术切开引流，同时处理阑尾。

7. 术后并发症 ①出血。②切口感染。③粘连性肠梗阻。④阑尾残株炎。⑤粪瘘等。

(二) 特殊类型阑尾炎

1. 新生儿急性阑尾炎 少见，早期临床表现无特殊性，仅有厌食、恶心、呕吐、腹泻和脱水等，发热和白细胞升高均不明显，术前难以早期确诊，穿孔率高，死亡率高。诊断时应仔细检查右下腹部压痛和腹胀等体征，并早期手术治疗。

2. 小儿急性阑尾炎

(1) 临床特点：①病情发展较快且较重，早期即出现高热、呕吐等症状。②右下腹体征不明显、不典型，但有局部压痛和肌紧张，是小儿阑尾炎的重要体征。③穿孔率较高，并发症和死亡率也较高。

(2) 治疗原则：早期手术，并配合输液、纠正脱水，应用广谱抗生素等。

3. 妊娠期急性阑尾炎

(1) 临床特点：①妊娠中期子宫增大较快，盲肠和阑尾被增大的子宫推挤向右上腹移位，压痛部位也随之上移。②腹壁被抬高，炎症阑尾刺激不到壁腹膜，使压痛、肌紧张和反跳痛均不明显。③大网膜难以包裹炎症阑尾，腹膜炎易在腹腔内扩散。④炎症发展易致流产或早产，威胁母子生命安全。

(2) 治疗：以早期阑尾切除术为主。妊娠后期的腹腔感染难以控制，更应早期手术。

1) 围术期应加用黄体酮。手术切口需偏高，操作要轻柔，以减少对子宫的刺激。尽量不用腹腔引流。术后使用广谱抗生素。加强术后护理。

2) 临产期的急性阑尾炎如并发阑尾穿孔或全身感染症状严重时，可考虑经腹剖宫产术，同时切除病变阑尾。

4. 老年人急性阑尾炎 主诉不强烈，体征不典型，临床表现轻而病理改变重，体温和白细胞升高均不明显，容易延误诊断和治疗。老年人动脉硬化，阑尾动脉也会发生改变，易导致阑尾缺血坏死。且老年人常伴发心血管病、糖尿病、肾功能不全等，一旦诊断应及时手术，同时注意处理伴发的内科疾病。

(三) 慢性阑尾炎

1. 概述 慢性阑尾炎大多数由急性阑尾炎转变而来，少数也可开始即慢性过程；主要病变为阑尾壁不同程度的纤维化及慢性炎性细胞浸润；多数慢性阑尾炎患者的阑尾腔内有肠石，或者阑尾粘连，淋巴滤泡过度增生，使管腔变窄。

2. **病因** ①急性阑尾炎发作时病灶未能彻底去除、残留感染,病情迁延不愈导致。②与阑尾的慢性梗阻相关,如粪石堵塞、阑尾开口狭窄等。

3. **临床表现** 表现为反复发作的右下腹疼痛,多为隐痛;有时合并上腹部不适,进食后饱胀、恶心等症状。

4. **体征** 右下腹麦氏点深压痛多为慢性阑尾炎重要体征。结肠充气试验、腰大肌试验、闭孔内肌试验多为阴性。

5. **钡灌肠造影检查** 通过了解阑尾是否显影、阑尾的形状、开口、管腔有无狭窄、管腔有无充盈缺损等情况,有助于诊断。

6. **手术方式** ①开腹手术。②腹腔镜手术。

第十二节 肛管、直肠疾病

例题

(1~3题共用题干)

女,54岁。近1个月来排便次数增加,有里急后重感,偶有便血。

1. 此时应首选的检查为(C)
   A. 直肠乙状结肠镜检查　　B. X线钡剂灌肠　　C. 直肠指检
   D. 肛门镜检查　　E. 粪便常规检查

2. 经检查发现距肛门8 cm有一质硬菜花状肿块,应首先考虑的诊断是(E)
   A. 直肠息肉　　B. 痔　　C. 肛裂
   D. 肛瘘　　E. 直肠癌

3. 为进一步明确诊断,应选择(A)
   A. 经肛门取病理检查　　B. 增强CT检查　　C. 便常规
   D. 便肿瘤细胞检查　　E. X线钡剂灌肠检查

重点梳理

(一) 溃疡性结肠炎

1. **概述** 溃疡性结肠炎是一种病因不明的慢性炎性肠病,好发部位以直肠和乙状结肠最常见,多见于20~35岁人群,炎性病变多见于结直肠黏膜层和黏膜下层,长期慢性炎症可以累及肠壁全层。

2. **临床表现** 表现为持续或反复发作的腹泻、黏液脓血便伴腹痛、里急后重和不同程度的全身症状,病程多在4~6周或以上。

3. **结肠镜检表现** ①黏膜多发浅溃疡,充血水肿,呈弥漫性分布。②黏膜粗糙呈细颗粒状,黏膜血管模糊,质脆易出血,可附有脓性分泌物。③假息肉(炎性息肉)形成,结肠袋变钝或消失。

4. **临床分型** ①初发型。②慢性复发型。

5. **活动期严重程度分型**

分型	排便(次/天)	脉搏(次/分)	体温(℃)	血红蛋白	便血	ESR(mm/h)
轻度	<4	正常	正常	正常	轻或无	正常
重度	≥6	>90	>37.8	<75%正常值	重	>30

注:介于轻、重度之间为中度。

6. **内科治疗**

(1) 药物治疗:以氨基水杨酸、糖皮质激素或免疫抑制药等为主,如美沙拉嗪、泼尼松、硫唑嘌呤和6-巯基嘌呤等。

(2) 生物治疗:如抗肿瘤坏死因子单克隆抗体(英夫利昔单抗与阿达木单抗等)。

7. **难治性溃疡性结肠炎** ①积极的药物治疗不能完全控制症状且患者生活质量低下。②虽然治疗有效但患者不能耐受治疗药物的毒副作用。③患者对药物治疗难以依从。

8. **手术治疗的指征**

(1) 绝对指征:消化道大出血、穿孔、癌变及高度疑为癌变。

(2) 相对指征:①积极内科治疗无效的重度溃疡性结肠炎,以及合并中毒性巨结肠内科治疗无效者。②内科治疗疗效不佳和(或)药物不良反应已严重影响生存质量者也可考虑外科手术。

9. **手术危险因素** ①无效的内科治疗。②使用糖皮质激素。③营养不良。④腹腔感染。⑤急诊手术。⑥活动期手术。

10. **急诊手术选择** ①结直肠次全切除加回肠末端造口(最常用)。②回肠断端造口及横结肠或乙状结肠造口:适用于中毒性巨结肠症不能耐受结肠大部切除者。③回肠断端造口:适用于不能耐受以上两种手术者。

11. **择期手术选择** ①乙状结肠直肠切除、结肠肛管吻合术:适用于病变局限于结肠远端和直肠的患者。②全结肠切除、回直肠吻合术:严重的直肠炎或直肠扩张性的显著下降是禁忌证。③全结肠直肠切除、回肠造口术:是治疗的金标准及衡量其他术式的基础。④全结肠直肠切除、回肠贮袋造口术。⑤全结肠直肠切除、回肛吻合术。⑥全结肠直肠切除、回肠贮袋肛管吻合术:是彻底切除病变组织、重建消化道的理想术式,为治疗溃疡性结肠炎的标准术式。

12. **造口术后并发症** ①造口缺血性坏死。②造口回缩。③造口脱垂。④造口出血。⑤造口旁脓肿或瘘管。⑥造口周围皮肤病。

(二) 结直肠息肉及结直肠息肉病

1. **概述** 息肉是一个形态学描述,凡从黏膜表面突出到肠腔的息肉状病变,在未确定病理性质前均称为息肉;从病理上可分为腺瘤性息肉、炎性息肉、错构瘤性息肉及化生性息肉、黏膜肥大赘生物等。结直肠息肉多见于乙状结肠及直肠,成人大多为腺瘤,腺瘤直径大于2 cm者,约半数癌变,绒毛状腺瘤癌变率更高。

2. **结直肠息肉的临床表现** ①多无明显症状,部分患者可有间歇性便血或粪便表面带血,多为鲜红色。②继发炎症感染可伴多量黏液或黏液血便,可有里急后重,便秘或便次增多,长蒂或位置近肛者可有息肉脱出肛门。③少数可有腹部闷胀不适、隐痛等症状。④直肠指检可触及低位息肉。

3. **辅助检查**　①钡剂灌肠检查。②电子结肠镜。

4. **形态学分型**　常用山田分型:①Ⅰ型,呈丘状,隆起的起始部较平滑而无明确的境界。②Ⅱ型,呈半球状,隆起的起始部有明确的境界。③Ⅲ型,隆起的起始部略小,形成亚蒂。④Ⅳ型,隆起的起始部有明显的蒂部。

5. **结直肠息肉的治疗**

(1) 内镜下切除:①息肉切除术,适用于有蒂或隆起较明显的亚蒂息肉。②EMR,适用于较小的无蒂或平坦型病变。③ESD,适用于较大的平坦型病变。

(2) 腹腔镜或开腹手术治疗。

6. **结直肠息肉内镜下切除、手术切除的适应证**

(1) 内镜下切除适应证:无明显黏膜下层浸润,首先考虑内镜下切除。

(2) 手术切除适应证:①息肉较大,内镜切除困难。②息肉有癌变,侵及黏膜下层深层。

7. **结直肠息肉内镜下切除术后并发症**　①肠穿孔,一旦发生立即手术治疗。②息肉残蒂出血,可经内镜行电凝或钛夹止血。

8. **家族性腺瘤性息肉病**

(1) 流行病学特点:家族性腺瘤性息肉病是一种常染色体显性遗传疾病,是公认的癌前病变,具有家族遗传性。

(2) 临床表现:①早期症状为出血、腹泻及黏液便,少数可有肠梗阻、穿孔;晚期可出现严重贫血、恶病质等。②部分患者可伴有胃十二指肠息肉、十二指肠及壶腹周围癌。③1/4～1/3患者有肠道外表现,如甲状腺乳头状癌、骨瘤等。

(3) 息肉好发部位及特点

1) 家族性腺瘤性息肉病最好发部位为直肠和乙状结肠。

2) 息肉有多发性和多态性:①多发性,结直肠息肉弥漫性分布。②多态性,既有广基底型,又有带蒂型,有管状腺瘤,也有绒毛状腺瘤或混合腺瘤等。

(4) 诊断标准(符合条件之一即可诊断):①腺瘤数＞100个。②具有遗传倾向的患者,腺瘤数＞20个。

(5) 手术方式

1) 结直肠全切除、永久性回肠造口术:根治性最佳,复发及癌变少,但功能效果较差。

2) 结肠全切除回直肠吻合术和结肠次全切除升结肠直肠吻合术:保留了肛门排便、控便功能,术后生活质量较好,但残余结肠、直肠有腺瘤复发及癌变可能。

3) 结肠全切除、直肠黏膜剥除、回肠储袋肛管吻合术:切除全部结直肠黏膜,消除息肉复发和癌变风险,同时保留部分排便和控便功能,但手术复杂耗时,技术要求高,并发症发生率高。

(三) 直肠癌

1. **概述**　直肠癌是常见的恶性肿瘤之一,以腹膜返折为界分为上段直肠癌和下段直肠癌,按肿瘤位置分为低位直肠癌(距肛缘 5 cm 以内)、中位直肠癌(距肛缘 5～10 cm)和高位直肠癌(距肛缘 10 cm 以上)。

2. **病因** ①地域环境。②饮食生活因素:长期食用高胆固醇食物的人群发病率高。③病史:胆囊切除术后粪胆酸升高,增加了直肠癌风险;炎症性肠病患者继发直肠癌风险较一般人群大。④遗传因素。

3. **转移途径**

(1) 直接浸润:直肠癌可向肠壁深层浸润,穿透浆膜并侵入前列腺、阴道、精囊腺与膀胱等周围组织脏器。

(2) 淋巴结转移:是直肠癌的主要转移途径。向上沿直肠上动脉、肠系膜下动脉、腹主动脉周围淋巴结;向侧方经直肠下动脉旁淋巴结引流至盆腔侧的髂内淋巴结;向下沿肛管动脉、阴部内动脉到达髂内淋巴结。

(3) 血行转移:手术挤压是造成转移的危险因素。

(4) 种植转移:高位直肠癌浸润至浆膜外时,癌细胞脱落腹腔内可发生盆腹腔内种植播散。

4. **临床表现**

(1) 直肠刺激症状:便意频繁,排便习惯改变;便前肛门有下坠感、里急后重、排便不尽感,晚期有下腹痛。

(2) 肠腔狭窄症状:癌肿侵犯致肠管狭窄,初时粪便变细,当造成肠管部分梗阻后,有腹痛、腹胀、肠鸣音亢进等不全性肠梗阻表现。

(3) 癌肿破溃感染症状:粪便表面带血及黏液,甚至有脓血便。

5. **辅助检查**

(1) 直肠指检:是诊断低位直肠癌最重要的体格检查,凡遇直肠刺激症状、便血、粪便变细等均应采用。

(2) 实验室检查:包括粪便潜血、癌胚抗原(CEA)等。

(3) 电子结肠镜检查:可直接观察直肠黏膜病变的部位和范围,并可对可疑病灶钳取小块组织做病理学检查,是诊断直肠癌最准确的方法。

(4) 全腹增强 CT:可明确有无肝脏、腹膜、盆腔及肺部的远处转移。

(5) 直肠增强 MRI:可作为直肠癌术前分期的首选方法。

(6) 直肠腔内超声:用于术前评估肿瘤的浸润深度及直肠周围淋巴结的侵犯情况。

6. **直肠癌的 TNM 分期**

分期	肿瘤情况	分期	转移情况
T_1	肿瘤侵及黏膜或黏膜下层	N_0	没有区域淋巴结转移
T_2	肿瘤浸润至固有肌层	N_1	结肠或直肠周围有 1～3 个淋巴结转移
T_3	肿瘤穿透固有肌层进入浆膜下或非腹膜化的直肠组织	N_2	结肠或直肠周围有 4 个或更多的淋巴结转移

续 表

分期	肿瘤情况	分期	转移情况
T_4	肿瘤穿透脏层腹膜或直肠浸润到其他组织器官(包括浆膜浸润到结肠的其他肠段)	M_0	无远处转移
—	—	M_1	有远处转移

7. **直肠癌的临床分期**

临床分期	TNM 分期
Ⅰ 期	$T_{1\sim2}N_0M_0$
Ⅱ 期	$T_{3\sim4}N_0M_0$
Ⅲ 期	$T_{1\sim4}N_{1\sim2}M_0$
Ⅳ 期	$T_{1\sim4}N_{0\sim2}M_1$

8. **手术治疗**

(1) 局部手术:早期直肠癌不伴淋巴结转移者(T_1N_0 期)有可能获得治愈性切除,酌情选择内镜下治疗,如 EMR 和 ESD;经肛门或肛门内镜微创手术局部切除。

(2) 根治性切除术:适用于进展期直肠癌患者(T_2 期及以上)。

1) 常选择的术式:①直肠前切除术(Dxion 术)。②腹会阴联合切除术(Miles 术)。

2) 其他术式:①经腹切除、近端造口、远端封闭术(Hartmann 术),适用于一般情况很差,不能耐受 Miles 术或急性梗阻不宜行 Dixon 术的患者。②经腹直肠癌切除、经肛门结肠肛管吻合术(Parks 术)。③经肛门括约肌间直肠癌切除术(ISR 术)、拖出式低位直肠癌切除术等。

3) 直肠切除范围:①对于保留肛门的手术,要求远端切除线距离肿瘤远端至少 2 cm;近端切除线距离肿瘤近端约 10 cm。②对于不保留肛门的手术,切除范围为乙状结肠远端、全部直肠、肠系膜下动脉及其区域淋巴结、全直肠系膜、肛提肌、坐骨直肠窝内脂肪、肛管及肛门周围约 5 cm 直径的皮肤、皮下组织及全部肛管括约肌,于左下腹行永久性结肠造口。

(3) 姑息手术:晚期直肠癌的姑息手术以解除痛苦和处理并发症为主要目的,如排便困难或肠梗阻可行乙状结肠双腔造口;肿瘤出血无法控制可行肿瘤姑息性切除。

9. **化学治疗**

(1) FOLFOX 方案:奥沙利铂、亚叶酸钙,化疗第一天静脉滴注,随后 5 - FU 持续 48 小时静脉滴注,每 2 周重复。

(2) CAPEOX 方案:奥沙利铂于首日静脉滴注,随后连续口服 2 周氟尿嘧啶的前体卡培他滨,每 3 周重复。

(四) 痔

1. **分类**

(1) 内痔:是由肛垫支持结构、静脉丛及动静脉吻合支发生病理性改变,导致肛垫充血增生肥大移位而形成。

(2) 外痔：是由齿状线远侧皮下静脉丛的病理性扩张或结缔组织增生形成。

(3) 混合痔：是由内痔通过丰富的静脉丛吻合支和相应部位的外痔相互融合形成。

2. 临床表现

(1) 内痔：主要表现为出血和脱出，常见无痛性间歇性便后出血，未发生血栓、嵌顿、感染时内痔无疼痛，部分可有排便困难。好发部位为截石位的3、7、11点。

(2) 外痔：主要表现为肛门不适、潮湿不洁，时有瘙痒。发生血栓形成及皮下血肿时有剧痛。

(3) 混合痔：内痔和外痔的症状可同时存在。逐渐加重，呈环状脱出肛门外，在肛周呈梅花状，成为环状痔；若被痉挛的括约肌嵌顿，以致水肿、淤血甚至坏死，称为嵌顿性痔或绞窄性痔。

3. 内痔的分度

(1) Ⅰ度：便时带血、滴血或喷射状出血，便后出血可自行停止，无痔脱出。

(2) Ⅱ度：常有便血，排便时有痔脱出，便后可自行还纳。

(3) Ⅲ度：偶有便血，排便或久站、咳嗽、劳累、负重时痔脱出，需用手还纳。

(4) Ⅳ度：偶有便血，痔脱出不能还纳或还纳后又脱出。

4. 检查体位　①左侧卧位：是直肠指检、结肠镜检查常用的体位。②膝胸位：是检查直肠肛管和前列腺按摩的常用体位。③截石位：是直肠肛管手术和双合诊时的常用体位。④蹲位：是检查内痔和脱肛程度的常用体位。⑤弯腰前俯位：是肛门视诊常用的体位。

5. 直肠指检

(1) 右手戴手套涂以润滑液，首先进行肛门周围指诊，检查肛周有无肿块、压痛、疣状物及外痔等。

(2) 测试肛管括约肌的松紧度，正常时仅能伸入一指并感到肛门环收缩，在肛管后方可触及肛管直肠环。

(3) 检查肛管直肠壁有无触痛、波动、肿块及狭窄，触及肿块时要确定大小、形状、位置、硬度、有无溃疡及活动度。

(4) 直肠前壁距肛缘4～5cm，男性可触及前列腺，女性可触及宫颈，不能将其误认为病理性肿块。

(5) 必要时做双合诊检查。

(6) 观察指套有无血迹或黏液。

6. 鉴别诊断

(1) 直肠癌：直肠指检时可扪到高低不平的硬块；而痔为暗红色圆形柔软的血管团。

(2) 直肠息肉：低位带蒂息肉脱出肛门外易被误诊为痔脱出；息肉为圆形、实质性、有蒂、可活动，多见于儿童。

(3) 直肠脱垂：易误诊为环状痔，直肠黏膜脱垂呈环状，表面光滑，括约肌松弛；环状痔黏膜呈梅花瓣状，括约肌不松弛。

7. 治疗原则　①无症状的痔无须治疗。②有症状的痔重在减轻或消除症状，而非根治。③以保守治疗为主。

8. 一般治疗　①初期和无症状静止期，增加纤维性食物，改变不良的大便习惯，保持大便通畅,防止便秘和腹泻。②温水坐浴。③肛门内注入油剂或栓剂,可减轻局部瘙痒不适。④血栓性外痔可经局部热敷,外敷消炎镇痛药物后,疼痛缓解而不需手术。⑤嵌顿痔初期可用手轻轻将脱出的痔块推回肛门内,用纱布垫局部固定防止再脱出。

9. 局部非手术治疗 ①注射疗法:治疗Ⅰ、Ⅱ度出血性内痔效果较好。②红外线凝固疗法:适用于Ⅰ、Ⅱ度内痔。③胶圈套扎疗法:可用于Ⅰ、Ⅱ、Ⅲ度内痔。

10. 手术治疗

(1) 痔单纯切除术:适用于Ⅱ～Ⅳ度内痔和混合痔。

(2) 多普勒超声引导下痔动脉结扎术:适用于Ⅱ～Ⅳ度内痔。

(3) 吻合器痔固定术:适用于Ⅲ、Ⅳ度内痔,非手术治疗失败的Ⅱ度内痔和环状痔,直肠黏膜脱垂也可采用。

(4) 血栓外痔剥离术:用于治疗血栓性外痔。

11. 术后并发症 ①术后疼痛。②术后出血。③术后尿潴留。④术后肛管狭窄。

(五) 直肠肛管周围脓肿

1. 概述 直肠肛管周围脓肿是发生在肛门、肛管和直肠周围软组织内或其周围间隙的急性化脓性感染,并形成脓肿,是常见的肛门直肠疾病。脓肿破溃或切开引流后常形成肛瘘,与脓肿组成肛管直肠周围炎,脓肿为急性期表现,肛瘘为慢性期表现。

2. 临床表现

(1) 肛门周围脓肿:①常位于肛门后方或侧方皮下部,一般不大。②主要症状为肛周持续性跳动性疼痛,全身感染症状不明显。③病变处明显红肿,有硬结和压痛,脓肿形成可有波动感,穿刺时抽出脓液。

(2) 坐骨肛管间隙脓肿:①发病时患侧出现持续性胀痛,逐渐加重,继而为持续性跳痛,排便或行走时疼痛加剧,可有排尿困难和里急后重。②全身感染症状明显,如头痛、乏力、发热等。③早期局部体征不明显,以后出现肛门患侧红肿,双臀不对称;局部触诊或直肠指检时患侧有深压痛,甚至波动感。

(3) 骨盆直肠间隙脓肿:①全身症状较重而局部症状不明显。②早期就有全身中毒症状,如发热、寒战、全身疲倦不适。③局部表现为直肠坠胀感,便意不尽,排便时尤感不适,常伴排尿困难。④会阴部检查多无异常,直肠指检可在直肠壁上触及肿块隆起,有压痛和波动感。

(4) 其他:包括肛门括约肌间脓肿、直肠后间隙脓肿、高位直肠肌间脓肿、直肠壁内脓肿(黏膜下脓肿)。由于位置较深,局部症状大多不明显,直肠指检可触及痛性包块。

3. 非手术治疗 用以改善患者症状和促进术后恢复等。主要措施:①选用对革兰阴性杆菌有效的抗生素。②温水坐浴。③局部理疗。④口服缓泻剂或液体石蜡以减轻排便时疼痛。

4. 手术方式

(1) 肛门周围脓肿切开引流术:在局麻下进行,在波动最明显处做与肛门呈放射状的切口。

(2) 坐骨肛管间隙脓肿切开引流术:在腰麻或骶管麻醉下进行,在压痛明显处做一平行于肛缘的弧形切口,可用手指探查脓腔,可置管或放置油纱布条引流。

(3) 骨盆直肠间隙脓肿切开引流术:在腰麻或全麻下进行,切开部位因脓肿来源不同而不同。

(4) 其他部位的脓肿切开引流术：①若位置较低，在肛周皮肤上直接切开引流。②若位置较高，在肛门镜下切开直肠壁引流。

(5) 切开引流+挂线术：一次性脓肿切开引流并于肛窦的内口至切开引流口挂线，致使脓肿完全敞开，引流更通畅，可避免二次的肛瘘手术治疗。

(六) 肛瘘

1. **概述** 肛瘘是肛管或腹膜返折以下直肠与肛周皮肤相通的肉芽肿性管道，由内口、瘘管、外口三部分组成，是直肠肛管常见疾病之一，多见于青壮年男性。

2. **病因及病理** ①大部分肛瘘由直肠肛管周围脓肿引起，故内口多在齿状线上肛窦处，脓肿自行破溃或切开引流处形成外口，位于肛周皮肤。②外口生长较快，肛瘘常假性愈合，导致脓肿再次形成。③反复破溃或切开可形成多个瘘管和外口，使单纯性肛瘘转变为复杂性肛瘘。④瘘管由反应性的致密纤维组织包绕，近管腔处为炎性肉芽组织，后期腔内可上皮化。⑤结核、溃疡性结肠炎、克罗恩病、恶性肿瘤、肛管外伤感染可引起肛瘘，但较少见。

3. **分类**
   (1) 根据瘘管数目：①单纯性肛瘘，一个内口，一个外口，一个管道。②复杂性肛瘘，一个内口，一个以上外口，管道有多个分支。
   (2) 根据瘘管位置高低：①低位肛瘘。②高位肛瘘。
   (3) 根据瘘管与括约肌的关系：①肛管括约肌间型。②经肛管括约肌型。③肛管括约肌上型。④肛管括约肌外型。

4. **临床表现** ①主要症状为肛瘘外口流出少量脓性、血性或黏液性分泌物。②较大的高位肛瘘常有粪便及气体排出。③肛门部潮湿、瘙痒，有时形成湿疹。④当外口愈合，瘘管中有脓肿形成时，可感到明显疼痛，可伴有寒战、发热、乏力等全身感染症状。

5. **Goodsall 规律** 截石位经肛门连接两侧坐骨节结画一横线，可帮助确定内口部位和瘘管行径方向。
   (1) 外口在横线前方，距肛门前缘 5 cm 以内，瘘管多是直管，内口常在齿状线上与外口相对应的肛窦上。
   (2) 外口在横线后方，瘘管多弯向肛管后方，内口常在肛管后方的齿状线附近。

6. **确定内口的检查方法** ①肛门镜下有时可发现内口。②自外口注入亚甲蓝溶液 1～2 mL，观察填入肛管及直肠下端的白湿纱布条的染色部位，以判断内口位置。③碘油瘘管造影(较常用)。④MRI 扫描。

7. **手术方式**
   (1) 瘘管切开术：将瘘管全部切开开放，靠肉芽组织生长使伤口愈合；适用于低位肛瘘。
   (2) 挂线疗法：利用橡皮筋或有腐蚀作用的药线的机械性压迫作用，缓慢切开肛瘘；适用于距肛门 3～5 cm 内，有内外口低位或高位单纯性肛瘘，或作为复杂性肛瘘切开、切除的辅助治疗。
   (3) 肛瘘切除术：适用于低位单纯性肛瘘。

8. **术后并发症** ①复发。②肛门失禁。③伤口不愈。④肛门狭窄。

(七) 肛裂

1. 概述 肛裂是齿状线下肛管皮肤层裂伤后形成的缺血性溃疡,方向与肛管纵轴平行,呈梭形或椭圆形,常引起肛周剧痛。肛裂多见于青、中年人,绝大多数肛裂位于肛管的后正中线上,也可在前正中线。侧方出现肛裂者极少,若侧方出现肛裂应想到肠道炎症性疾病或肿瘤可能。

2. 形成机制及病理

(1) 机制:①肛门外括约肌浅部在肛管后方形成的肛尾韧带伸缩性差、较坚硬,血供差。②肛管与直肠成角相延续,排便时,肛管后壁承受压力最大,故后正中线处易受损伤。

(2) 病理:①急性肛裂底浅,边缘整齐,基底红,逐渐瘢痕形成。②慢性肛裂周围纤维化,底深而不整齐,较硬,基底灰白,裂口上端齿线上有肛乳头肥大,下端为一突出肛门外的袋状皮垂,又称"前哨痔"。③肛裂、"前哨痔"、肛乳头肥大称为肛裂"三联征",为慢性肛裂的典型表现。

3. 临床表现 ①疼痛(主要症状):多具有周期性。排便时剧烈疼痛,粪便排出后缓解,然后肛门内括约肌痉挛,出现痉挛性疼痛,可持续数小时,直至括约肌松弛才缓解。②出血(常见症状):可时有时无,量一般不多,为鲜血。③便秘。

4. 非手术治疗

(1) 排便后用1∶5 000高锰酸钾温水坐浴,保持局部清洁。

(2) 口服缓泻剂或液体石蜡,增加饮水和多纤维食物。

(3) 肛裂局部麻醉后,患者侧卧位,先用示指扩肛后,逐渐伸入两中指,维持扩张5分钟。扩张后可解除括约肌痉挛,扩大创面,促进裂口愈合,但复发率高,可并发出血、肛周脓肿、大便失禁等。

5. 手术疗法

(1) 肛裂切除术:切除全部增殖的裂缘、前哨痔、肥大的肛乳头、发炎的隐窝和深部不健康的组织直至暴露肛管括约肌,可同时切断部分外括约肌皮下部或内括约肌,创面敞开引流;缺点为愈合缓慢。

(2) 肛管内括约肌切断术:在肛管一侧距肛缘1~1.5 cm做小切口达内括约肌下缘,确定括约肌间沟后分离内括约肌至齿状线,剪断内括约肌,然后扩张至4指,电灼或压迫止血后缝合切口,可一并切除肥大乳头、前哨痔,肛裂在数周后自行愈合;治愈率高,但手术不当可致肛门失禁。

第十三节 肝脏疾病

例题

(1~3题共用题干)

男,43岁。寒战、弛张型高热半个月,伴有肝区疼痛,肝左叶肿大,压痛明显,患者有明显的黄疸,白细胞 $18\times10^9/L$,AFP 阴性。超声检查:左肝区 4 cm 液性暗区,腹腔内有少量的腹腔积液。胆囊内有 1.0 cm×2.0 cm 结石,胆囊大,壁厚。诊断为细菌性肝脓肿。

1. 细菌性肝脓肿的感染病原菌,下列最不常见的是(C)
   A. 大肠埃希菌　　　　　　　　　B. 金黄色葡萄球菌
   C. 放线菌　　　　　　　　　　　D. 肺炎克雷伯菌
   E. 链球菌
2. 患者出现黄疸和腹水提示(D)
   A. 患者有肝硬化　　　　　　　　B. 患者有肝内外胆道的梗阻
   C. 患者有低蛋白血症　　　　　　D. 患者有广泛的肝功能损害
   E. 患者有溶血
3. 最有效和简单的治疗宜用(B)
   A. 大量有效抗生素　　　　　　　B. 经皮肝穿刺脓肿引流
   C. 肝左叶切除术　　　　　　　　D. 剖腹探查切开引流
   E. 肝移植

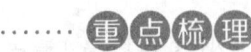

重点梳理

(一) 细菌性肝脓肿

1. 概述　细菌性肝脓肿是指由化脓性细菌侵入肝脏形成的肝内化脓性感染病灶;致病菌多为肺炎克雷伯菌、大肠埃希菌、厌氧链球菌、葡萄球菌等;细菌的侵入途径包括胆道(最主要)、门静脉、肝动脉、淋巴系统及开放性肝损伤的伤口。糖尿病患者是高发人群。

2. 临床表现

(1) 寒战、高热,体温常可达 39~40 ℃,伴恶心、呕吐、食欲缺乏和乏力。

(2) 肝区钝痛或胀痛,多属持续性,可伴右肩牵涉痛,右下胸及肝区叩击痛,肿大的肝有压痛。

(3) 如脓肿在肝前下缘比较表浅部位时,可伴有右上腹肌紧张和局部明显触痛。

(4) 巨大的肝脓肿可使右季肋呈现饱满状态,有时甚至可见局限性隆起,局部皮肤可出现红肿。

(5) 严重时或并发胆道梗阻者,可出现黄疸。

(6) 肝右叶脓肿可穿破肝包膜形成膈下脓肿,也可突破入右侧胸腔,左叶脓肿则偶可穿入心包。

(7) 肝脓肿可穿破血管和胆管壁,引起大量出血并从胆道排出,表现为上消化道出血。

3. 实验室检查　可见白细胞计数和中性粒细胞百分比增高,转氨酶和碱性磷酸酶增高,C反应蛋白增高,ESR 延长,慢性病程患者可有贫血和低蛋白血症。

4. 影像学检查

(1) 超声(首选):脓肿部位有典型的液性回声暗区或脓肿内液平面;可确定脓肿的最佳穿刺点和进针方向与深度;通过超声可分为早期(不典型期)、中期(脓肿形成期、成熟期)和晚期

(脓肿恢复期)。

(2) 胸部 X 线片:可见右膈肌升高;肝阴影增大或有局限性隆起;有时出现右侧反应性胸膜炎或胸腔积液。

(3) CT:可发现脓肿的大小及形态,显示脓肿在肝脏中的确切部位。主要表现为肝内低密度区,边界多数不太清晰,注射造影剂后外围增强明显,边界更加清楚。增强扫描的典型表现是脓肿壁的环状增强(靶征),出现"靶征"则提示脓肿已形成。

(4) MRI:脓肿形成后,在 T_1 加权像上为低信号区;在 T_2 加权像上,脓肿和水肿的组织信号强度增高明显,在其间存在稍低信号强度的环状脓肿壁。

5. **鉴别诊断**

(1) 血管瘤:少数血管瘤平扫和增强均显示大片无强化区且内缘较光滑,而少数肝脓肿晚期或大量纤维肉芽肿形成的修复期,脓肿增强呈现由边缘向中央渐进性边缘强化,两者有时易混淆。

(2) 肝囊肿感染:肝囊肿继发感染时,囊肿壁或其内分隔多光滑、密度较均匀,增强后可轻或中度强化。

(3) 阿米巴肝脓肿:最重要的鉴别点在阿米巴肝脓肿常有阿米巴性肠炎和脓血便病史。患者粪便中找到阿米巴滋养体,具有诊断意义。

(4) 原发性肝癌:与肝脓肿超声上表现相似,但在 CT 增强动脉期肝癌多呈"快进快出"特征,必要时可选择肝活检。

(5) 肝脏转移瘤:增强后转移瘤中央有斑点状更低密度区,周围多为稍低于邻近正常肝组织密度,类似"牛眼"。

6. **药物治疗**

(1) 在应用大剂量抗生素控制感染的同时,应积极补液,纠正水、电解质紊乱,给予维生素 C、维生素 K 及 B 族维生素,必要时可反复多次输入小剂量新鲜红细胞、血浆和免疫球蛋白,以纠正低蛋白血症,改善肝功能。

(2) 未确定病原菌以前,应经验性选用广谱抗生素,通常为第三代头孢菌素联合应用甲硝唑,或者氨苄西林、氨基糖苷类联合应用甲硝唑,待脓腔脓液或血液细菌培养和药敏结果回报后选用敏感抗生素。抗生素应用应大剂量、足疗程。

7. **超声或 CT 引导下行经皮肝穿刺抽脓或置管引流术**

(1) 具有治愈率高、并发症发生率和病死率低、费用低的优点,适用于年老体弱及危重患者,是治疗细菌性肝脓肿的主要方法。

(2) 不能完全代替手术引流的原因:①如脓腔的脓汁黏稠,造成引流不畅。②引流管粗则易致组织或脓腔壁出血。③对多分隔脓腔引流不彻底。④不能同时处理胆管结石等原发病灶。⑤厚壁脓肿经抽脓或引流后,脓肿壁不易塌陷。

8. **手术治疗**

(1) 脓肿切开引流术:适用于脓肿较大、分隔较多;已穿破胸腔或腹腔;胆源性肝脓肿;慢性肝脓肿。

1) 开腹肝脓肿切开引流术:创伤大,易引起腹腔或手术切口感染,已很少应用。
2) 腹腔镜肝脓肿引流术:可达到开腹肝脓肿引流术的效果,引流彻底充分,腹腔及切口感染率低,创伤小。

(2) 肝叶切除术:适用于并存严重出血和长期共存治疗不愈的慢性坚壁肝脓肿。

(二) 肝包虫病

1. 概述 肝包虫病又称肝棘蚴球病,常见于畜牧业地区的人畜共患性寄生虫病;主要有两种类型,即由细粒棘球绦虫的虫卵感染所致囊型包虫病(较常见)和多房棘球绦虫的虫卵感染所致泡型包虫病;肝囊型包虫病最常见的终末宿主是犬,中间宿主是羊、牛、马和人等。

2. 肝囊型包虫病的临床表现

(1) 症状:包虫压迫症候群、包虫囊破裂(是最常见的并发症)、包虫囊破入胆道、包虫合并感染。

(2) 体征:有边缘整齐、界限清楚、光滑、随呼吸上下移动的肿块;有包虫囊震颤征。

3. 辅助检查

(1) 超声:可显示"双层壁"囊肿结构、"弧形钙化"影、"水上浮莲征"、"蜂窝征"等。

(2) CT 和 MRI:对手术及治疗方案选择,减少术后并发症等有重要意义。

(3) 免疫性诊断:对无典型影像特征的包虫患者早期诊断和鉴别诊断有重要意义。

4. 肝囊型包虫病的鉴别诊断 与先天性肝囊肿、细菌性肝脓肿、肝泡型包虫病相鉴别。

5. 肝囊型包虫病的手术方式 ①肝包虫内囊摘除术。②肝包虫囊肿外囊完整剥除术。③肝部分切除术。④经皮肝穿刺引流囊液。⑤腹腔镜包虫内囊摘除术。

(三) 肝血管瘤

1. 概述 肝血管瘤是肝脏最常见的良性肿瘤,具体病因尚不清楚,目前认为是由胚胎阶段肝血窦发育障碍引起;病理类型包括海绵状血管瘤、硬化型血管瘤、血管内皮细胞瘤和毛细血管瘤,其中海绵状血管瘤约占 80%;绝大部分由肝动脉供血,少部分由门静脉供血。

2. 临床表现 ①多无明显症状,瘤体增大后主要表现为肝大或压迫胃、十二指肠等邻近器官,引起上腹部不适、腹胀、嗳气、饱胀感等症状。②瘤体巨大时可触及腹部包块。

3. 辅助检查

(1) 腹部超声(首选):大部分瘤体呈中高回声团,形态规则,界限清晰,多无声晕。

(2) CT:平扫表现为肝脏圆形或椭圆形低密度灶,边缘清楚,增强后早期边缘结节样强化,后期强化向中央扩展,诊断符合率达 90% 以上。CT 血管造影(CTA)可实现肝脏三维重建,可更精确了解瘤体与肝脏脉管系统的毗邻关系。

(3) MRI:"灯泡征"是特征性 MRI 平扫表现。敏感性为 90%,特异性为 92%,准确性为 90%。

(4) 肝动脉造影(有创):是除病理外诊断的最可靠方法,呈"树上挂果征"及"抱球征"等特征性表现。

(5) 活检:①开腹活检创伤大,但可一并切除瘤体。②腹腔镜下活检创伤小,位于肝脏边缘的瘤体可一并切除,难以切除者可中转为开腹。③超声或 CT 引导细针穿刺活检出血风险大,目前不推荐使用。

4. 临床分类 按瘤体大小分类：①小血管瘤(<5 cm)。②血管瘤(介于 5 cm 和 10 cm 之间)。③巨大血管瘤(>10 cm)。

5. 并发症

(1) 瘤体破裂出血：是最严重的并发症，死亡率高达 35%，常表现为失血性休克。

(2) Kasabach-Merritt 综合征：以巨大血管瘤伴血小板减少和全身出血倾向为特征，常表现为巨大血管瘤合并血小板减少所致的紫癜，严重者可出现弥散性血管内凝血(DIC)。

(3) 其他：瘤体压迫可导致黄疸、门静脉高压、Budd-Chiari 综合征等。

6. 手术指征 ①有与血管瘤直接相关的临床症状。②瘤体在 10 cm 以上且瘤体有继续增大趋势，或瘤体在 5～10 cm 但短期内迅速增大。③出现与血管瘤相关的并发症。④不除外肝脏恶性肿瘤。

7. 治疗方法 ①随访观察：适用于无手术指征者。②手术切除：是根治肝血管瘤最有效的方法。③射频消融术：具有微创、有效、简单和可重复性等优点。④肝动脉栓塞术：创伤小，恢复快，但栓塞效果欠佳。⑤肝移植：仅适用于巨大肝血管瘤极难切除且造成肝衰竭患者。⑥其他：包括肝血管瘤捆扎术、肝动脉结扎术、冷冻、电化学疗法等。

8. 手术方式

(1) 肝血管瘤包膜外剥除术：术中可最大限度保留功能性肝脏。

(2) 肝叶切除术：适用于血管瘤包膜不完整或缺如(一味剥除可造成大量出血)或瘤体完整占据半肝。

(3) 瘤体捆扎术：瘤体多发，切除最大瘤体时出血量多，为减少出血可捆扎肝表面较小的瘤体。

(4) 腹腔镜下行肝血管瘤切除术。

9. 肝血管瘤术中常用的血流阻断方式 ①全肝入肝血流阻断法。②半肝入肝血流阻断法。③常温下全肝血流阻断法。④保留腔静脉通畅的全肝血流阻断法。

(四) 原发性肝癌

1. 概述 原发性肝癌是临床上最常见的恶性肿瘤之一。病理组织学分为肝细胞癌、肝内胆管癌和混合性肝癌，肝细胞癌占 90% 以上，是最常见的类型。

2. 病因 ①肝炎病毒感染(乙型肝炎和丙型肝炎)。②酗酒等饮食生活因素导致肝硬化。③黄曲霉毒素污染等环境因素。④家族及遗传因素。⑤其他：接触化学致癌物如苯等。

3. 分型 肝癌大体病理形态分为三型，即结节型、巨块型和弥漫型。根据瘤体直径，将肝细胞癌分为微小肝癌(直径≤2 cm)、小肝癌(>2 cm，≤5 cm)、大肝癌(>5 cm，≤10 cm)和巨大肝癌(>10 cm)。

4. 浸润和转移

(1) 肝内转移：肝癌细胞易侵犯门静脉及分支并形成瘤栓，脱落后在肝内引起多发性转移灶。若门静脉干支瘤栓阻塞，会引起或加重门静脉高压。

(2) 肝外转移：①血行转移(肺转移多见)。②淋巴转移(肝门淋巴结转移多见)。③种植转移(少见)。

5. **临床表现**

(1) 早期无典型症状,可有饭后上腹饱胀、消化不良、恶心、呕吐和腹泻等症状。

(2) 随病情进展,可出现发热、腹痛,疼痛可向右肩或右背放射;可有右侧腰部疼痛;癌结节破裂出血可引起腹膜刺激征;可因癌肿压迫或侵犯胆管而致胆管炎。

(3) 晚期可出现消瘦甚至恶病质表现。

(4) 肝外转移灶症状:①肺转移引起咳嗽、咯血。②胸膜转移引起胸痛和血性胸腔积液。③骨转移引起骨痛或病理性骨折。

(5) 合并肝硬化表现

1) 合并腹腔积液时表现为腹胀,肝功能极差者常出现黄疸、出血倾向(牙龈、鼻出血及皮下瘀斑等)。

2) 伴有门静脉高压,可因食管中下段或胃底静脉曲张破裂或胃肠黏膜糜烂、溃疡引发上消化道出血。

3) 肝性脑病是肝病终末期的表现,常因消化道出血、电解质紊乱及继发感染等诱发。

4) 肝衰竭同时易引发肝肾综合征。

6. **体征** ①肝脏呈不规则肿大,质地硬、表面凹凸不平,结节状或呈巨块,边缘清楚,常有程度不等的触压痛;突出至右肋弓下或剑突下时,相应部位可见局部饱满隆起。②血管杂音。③黄疸:皮肤巩膜黄染,常在晚期出现。④门静脉高压征象。

7. **肝癌的高危人群** ①乙型肝炎表面抗原阳性者。②有乙型肝炎或丙型肝炎病史者。③有肝癌家族史。④有长期大量饮酒史者。⑤AFP 低浓度持续阳性者。

8. **辅助检查**

(1) CT:是肝癌诊断和鉴别诊断最重要的影像学检查方法。

(2) MRI:应用肝脏特异性 MRI 造影剂能够提高小肝癌检出率。

(3) 超声:可确定肝内有无占位性病变,提示其性质,明确癌灶在肝内的具体位置及其与肝内重要血管的关系、肝癌在肝内播散与否等。

(4) AFP:是诊断肝癌的特异性最强的肿瘤标志物。

9. **诊断标准** 要求同时满足以下条件中的(1) + (2)a 两项或者(1) + (2)b + (3)三项。

(1) 具有肝硬化以及 HBV 和(或)HCV 感染的证据[HBV 和(或)HCV 抗原阳性]。

(2) 典型的影像学特征:同期多排 CT 扫描和(或)动态对比增强 MRI 检查显示肝脏占位在动脉期快速不均质血管强化,而静脉期或延迟期快速洗脱。

1) 如果肝脏占位直径≥2 cm,CT 和 MRI 中有一项显示肝脏占位具有肝癌特征即可。

2) 如果肝脏占位直径为 1~2 cm,需 CT 和 MRI 都显示肝脏占位具有肝癌特征。

(3) 血清 AFP≥400 μg/L 持续 1 个月或≥200 μg/L 持续 2 个月,并能排除其他原因引起的 AFP 升高,包括妊娠、生殖系胚胎源性肿瘤、活动性肝病及继发性肝癌等。

10. TNM 分期

TNM 分期	定义
原发病灶(T)	—
T_x	原发肿瘤不能测定
T_0	无原发肿瘤证据
T_1	孤立肿瘤没有血管受侵
T_2	孤立肿瘤,有血管受侵或多发肿瘤直径≤5 cm
T_{3a}	多发肿瘤直径>5 cm
T_{3b}	孤立肿瘤或多发肿瘤侵及门静脉或肝静脉主要分支
T_4	肿瘤直接侵及周围组织,或致胆囊或脏器穿孔
区域淋巴结(N)	—
N_x	区域淋巴结不能测定
N_0	无淋巴结转移
N_1	区域淋巴结转移
远处转移(M)	—
M_x	远处转移不能测定
M_0	无远处转移
M_1	有远处转移

11. 临床分期

临床分期	TNM 分期
Ⅰ期	$T_1 N_0 M_0$
Ⅱ期	$T_2 N_0 M_0$
ⅢA 期	$T_{3a} N_0 M_0$
ⅢB 期	$T_{3b} N_0 M_0$
ⅢC 期	$T_4 N_0 M_0$
ⅣA 期	任何 $T N_1 M_0$
ⅣB 期	任何 T 任何 $N M_1$

12. 肝功能 Child-Pugh 分级

指标	评分		
	1	2	3
肝性脑病	无	轻度	中度以上
腹腔积液	无	少量,易控制	中等量,难控制
白蛋白(g/L)	>35	28～35	<28
凝血酶原延长时间(秒)	1～3	4～6	>6
血清胆红素(μmol/L)	<34.2	34.2～51.3	>51.3

注:A 级=5～6 分,肝功能良好;B 级=7～9 分,肝功能中等;C 级=10～15 分,肝功能差。

13. 肝切除术 部分肝切除是治疗肝癌首选和最有效的方法。影响手术治疗效果的主要因素是肿瘤数目、血管侵犯、肿瘤分化程度和 AFP 水平等。手术安全性评估如下。

(1) 患者一般情况：①较好，无明显心、肺、肾等重要脏器器质性病变。②Child-Pugh 肝功能分级属 A 级；或 B 级，经短期护肝治疗后肝功能恢复到 A 级。③有条件的医院，术前可以做 ICG 检测。④评估肝切除后残肝体积，手术后足够维持肝功能。

(2) 肿瘤可切除性评估：没有肝外多处转移。①单发的微小肝癌和小肝癌。②单发的向肝外生长的大肝癌或巨大肝癌，受肿瘤破坏的肝组织少于 30%，肿瘤包膜完整，周围界限清楚。③多发肿瘤，但肿瘤结节少于 3 个，且局限在肝的一段或一叶内。

(3) 技术条件允许，可行肝切除的情况

1) 3~5 个多发性肿瘤，局限于相邻 2~3 个肝段或半肝内，影像学显示无瘤肝组织明显代偿性增大，达全肝的 50% 以上；如肿瘤分散，可分别行局限性切除。

2) 左半肝或右半肝的大肝癌或巨大肝癌，边界较清楚，第一、二肝门未受侵犯，影像学显示无瘤侧肝代偿性增大明显，达全肝组织的 50% 以上。

3) 位于肝中央区(肝中叶，或Ⅳ、Ⅴ、Ⅵ、Ⅷ段)的大或巨大肝癌，无瘤肝组织明显代偿性增大，达全肝的 50% 以上。

4) Ⅰ段大肝癌或巨大肝癌。

5) 肝门部有淋巴结转移者，如原发肝肿瘤可切除，应行肿瘤切除，同时进行肝门部淋巴结清扫；淋巴结难以清扫者，术后可进行放射治疗。

6) 周围脏器(结肠、胃、膈肌或右肾上腺等)受侵犯，如原发肿瘤可切除，应连同受侵犯脏器一并切除；远处脏器单发转移性肿瘤(如单发肺转移)，可同时切除原发癌和转移癌。

14. 肝移植 原则上选择肝功能 C 级的小肝癌病例行肝移植。国际上多按照米兰标准选择肝癌患者行肝移植(米兰标准：单个肿瘤＜5 cm；2 个或 3 个肿瘤，直径均＜3 cm，无血管侵犯或肝外转移)。

15. 非手术治疗

(1) 肿瘤消融：通常在超声引导下经皮穿刺行微波、射频、冷冻、无水酒精(PEI)注射等消融治疗，适应证是不宜手术的原发肝细胞癌，或术后复发、转移性肝癌。

(2) 经肝动脉和(或)门静脉区域化疗或经肝动脉化疗栓塞(TACE)：用于治疗不可切除的肝癌或作为肝癌切除术后的辅助治疗。常用药物为氟尿嘧啶、卡铂、表阿霉素等；常用栓塞剂为碘化油。有些不适应一期手术切除的大或巨大肝癌，经此方法治疗后肿瘤缩小，可获得手术切除机会。

(3) 系统性放化疗：仅作为姑息性治疗手段，以控制疼痛或缓解压迫等。

(4) 分子靶向药物治疗：索拉菲尼与手术、肝动脉化疗栓塞或局部消融等联合应用。

16. 肝癌破裂出血的治疗 如出血量不大，全身情况较好，可以急诊做肝动脉栓塞术(TAE)或 TACE 治疗；如技术条件具备，也可行急诊肝切除术。如肿瘤巨大或范围广，出血多，术中无法控制，可以只行纱布填塞止血，尽快结束手术，待患者情况稳定后再做进一步治疗。

第十四节 门静脉高压症

例题

(1~3题共用题干)

男,56岁。肝硬化病史8年,最近1个月反复呕血3次。黑便,查体:脾大。上消化道钡剂检查示食管胃底静脉曲张。

1. 该患者最可能的诊断是(D)
   A. 胃溃疡　　　　　B. 胃癌　　　　　C. 应激性溃疡
   D. 门静脉高压症　　E. 肝癌
2. 该患者血液成分变化最明显的是(C)
   A. 异型淋巴细胞　　B. 红细胞　　　　C. 血小板
   D. 血红蛋白　　　　E. 巨噬细胞
3. 该患者肝功能检查基本正常,首选的治疗方法是(A)
   A. 手术治疗　　　　B. 保肝治疗　　　C. 应用止血药物
   D. 硬化剂注入曲张静脉　E. 暂时观察

1. **概述**　门静脉高压症是指由门静脉系统压力升高所引起的临床综合征,主要表现为脾大或伴有脾功能亢进、食管胃底静脉破裂大出血和腹腔积液等。

2. **病因**

(1) 肝前型门静脉高压症的常见病因有肝外门静脉血栓形成(脐炎、腹腔感染如急性阑尾炎和胰腺炎、创伤等)、先天性畸形(闭锁、狭窄或海绵样变等)和外在压迫(转移癌、胰腺炎等)。

(2) 在我国,肝炎肝硬化是引起肝窦和窦后阻塞性门静脉高压症的常见病因。肝内窦前阻塞性门静脉高压症的常见病因是血吸虫病。

(3) 肝后型门静脉高压症的常见病因包括巴德-吉亚利综合征、缩窄性心包炎、严重右心衰竭等。

3. **临床表现**

(1) 主要是脾大和脾功能亢进、呕血或黑便、腹水及非特异性全身表现,肝功能不良的表现如疲乏、嗜睡、厌食、肝病面容、蜘蛛痣、肝掌、男性乳房发育、睾丸萎缩等。

(2) 曲张的食管、胃底静脉一旦破裂,立刻发生急性大出血,呕吐鲜红色血液。由于肝功能损害引起凝血功能障碍,脾功能亢进引起血小板减少,因此出血不易自止。

(3) 大出血引起肝组织严重缺氧,容易导致肝性脑病。

(4) 体格检查时如能触及脾,提示可能有门静脉高压症。如有黄疸、腹水和前腹壁静脉曲张等体征,表示门静脉高压症严重。

(5) 如肝病属于早期,可触到质地较硬、边缘较钝而不规整的肝,但临床更多见肝硬化致肝缩小而难以触到。

4. 辅助检查

(1) 食管 X 线吞钡检查:食管充盈时食管轮廓呈虫蚀状改变,排空时呈蚯蚓样或串珠状负影。

(2) 内镜检查:胃镜较 X 线吞钡检查更准确可靠,可明确了解食管胃底静脉曲张的程度,还可进行镜下止血治疗。

(3) 血常规:脾功能亢进时,血细胞计数减少,以白细胞计数降至 3×10^9/L 以下和血小板计数减少至 $(70\sim80)\times10^9$/L 以下最为多见。

(4) 腹部超声:可显示腹水、肝密度及质地异常、门静脉扩张、血管开放情况、门静脉与肝动脉血流量、门静脉系统有无血栓等。门静脉高压症时门静脉内径≥1.3 cm。

(5) 肝功能检查:常见血浆白蛋白降低,球蛋白增高,白球比例倒置;凝血因子减少。

5. 鉴别诊断

(1) 伴上消化道出血的鉴别:①胃十二指肠溃疡。②急性胃黏膜病变。③胃癌。④胆道出血。⑤其他如贲门黏膜撕裂综合征等。

(2) 伴脾大、脾功能亢进的鉴别:①血液系统疾病,如溶血性贫血、血小板减少性紫癜等。②感染性疾病,如败血症、伤寒、结核病等。③脾脏占位性病变,如脾囊肿、脾脓肿、脾肿瘤等。

(3) 伴腹腔积液的鉴别:①肝源性,重症肝炎。②心源性,充血性心力衰竭、缩窄性心包炎等。③肾源性,肾病综合征、肾功能不全等。④其他,如营养不良、黏液性水肿、静脉阻塞等。

6. 食管胃底曲张静脉破裂出血的治疗

(1) 非手术治疗:适用于一般状况不良、肝功能较差、难以耐受手术的患者;手术前准备。

1) 补液、输血:发生急性出血时,尽快建立有效的静脉通道进行补液,监测生命体征。出血量较大、血红蛋白<70 g/L 时应同时输血,扩充有效血容量。

2) 药物治疗:①止血,急性出血时首选血管收缩药,常用垂体后叶素、特利加压素、生长抑素类药物。β受体阻滞剂如普萘洛尔长期口服可预防出血。②预防感染,使用头孢类广谱抗生素。③使用质子泵抑制剂抑制胃酸分泌、利尿、预防肝性脑病以及护肝治疗等。

3) 内镜治疗:①内镜下硬化治疗,将硬化剂直接注射到曲张静脉腔内或曲张静脉旁的黏膜下组织,主要并发症是食管溃疡、狭窄或穿孔。②内镜下食管静脉曲张套扎术,简单而且安全,是控制急性出血的首选方法。

4) 三腔管压迫止血:是紧急情况下暂时控制出血的有效方法,通常用于对药物治疗或内镜治疗无效或无条件及时行内镜治疗的患者。三腔管放置充气压迫一般不超过 24 小时,可使 80% 食管胃底曲张静脉出血得到控制。并发症有吸入性肺炎、食管破裂及窒息等,应注意预防。

5) 经颈静脉肝内门体分流术(TIPS):可明显降低门静脉压力,用于治疗急性出血和预防再出血。适用于经药物和内镜治疗无效、外科手术后再出血及等待肝移植的患者。肝性脑病发生率高。

(2) 手术治疗:适用于曾经或现在发生消化道出血,或静脉曲张明显和"红色征"出血风险较大,以及一般情况尚可、肝功能较好(Child A 级、B 级),估计能耐受手术者。肝功能 Child C 级患者一般不主张手术,尽量采取非手术治疗。

1) 分流术:①非选择性门体分流术,代表术式是门静脉与下腔静脉端侧分流术,治疗食管胃底曲张静脉破裂出血效果好,但肝性脑病发生率高,易引起肝衰竭。②选择性门体分流术,代表术式是远端脾-肾静脉分流术,优点是肝性脑病发生率低。但有大量腹水及脾静脉口径较小者一般不选择。限制性门体分流的代表术式是限制性门-腔静脉分流(侧侧吻合口控制在 10 mm)和门-腔静脉"桥式"("H"形)分流(桥式人造血管口径为 8～10 mm)。

2) 断流手术:常用术式有贲门周围血管离断术、胃周围血管缝扎术、食管下端横断术、胃底横断术及食管下端胃底切除术等。以脾切除加贲门周围血管离断术最为常用,手术中应注意离断冠状静脉的胃支、食管支及高位食管支和胃短静脉、胃后静脉、左膈下静脉等,同时结扎、切断与静脉伴行的同名动脉。

3) 复合手术。

7. 脾大、脾功能亢进的治疗　脾切除是治疗脾功能亢进最有效的方法。脾射频消融术、脾动脉栓塞术主要适用于不愿手术或不能耐受手术的患者。

8. 原发肝病的治疗　对肝硬化严重,肝功能差而药物治疗不能改善者,应做肝移植,是最根本的治疗方法。

第十五节　胆系疾病

例题

(1～2 题共用题干)

男,54 岁。反复发作右上腹痛、发热、黄疸 4 年余。4 小时前突发高热,体温 39.8 ℃,巩膜黄染,神志不清,血压 68/45 mmHg,脉搏 140 次/分。

1. 该患者最可能的诊断是(A)

A. 急性梗阻性化脓性胆管炎　　　　B. 胆囊穿孔伴腹膜炎

C. 门静脉炎　　　　　　　　　　　D. 急性胆囊炎

E. 胆管囊肿感染

2. 该患者行手术治疗,首选的手术方式是(B)

A. 胆囊造口术　　　　　　　　　　B. 胆总管探查＋T 管引流术

C. 胆总管 T 管引流＋Oddi 括约肌成形术　D. 胆囊切除＋胆总管探查术

E. 单纯胆囊切除术

重点梳理

（一）胆囊结石

1. **概述** 胆囊结石好发于 40 岁以上人群，女性多于男性，其成因复杂，胆固醇结石的发生与胆汁中胆固醇过饱和、胆固醇成核过程异常、胆囊功能异常等有关。

2. **临床表现** 胆囊结石症状取决于结石的大小和部位，以及胆囊管有无梗阻和胆囊有无炎症。

（1）无症状性胆囊结石：约 50% 的胆囊结石患者终身无症状。

（2）典型症状

1）较大的胆囊结石可引起右上腹或剑突下胀满不适，嗳气和厌食油腻食物等消化不良症状，常按"慢性胃炎"诊治。

2）较小的结石每于饱餐、进食油腻食物后，结石阻塞胆囊管而引起胆绞痛和急性胆囊炎，表现为右上腹绞痛、恶心、呕吐、发热等不适。

3）胆囊结石长期嵌顿或阻塞胆囊管，胆囊黏膜可吸收胆汁中胆色素并分泌黏液直至达到和胆囊内压力平衡，形成胆囊积液，胆汁为透明白色，称为"白胆汁"。

4）胆囊壶腹或胆囊管结石嵌顿，压迫肝总管或胆总管，引起胆管狭窄，反复炎症发作引起胆囊胆管瘘，临床表现为反复发作的胆囊炎、胆管炎及梗阻性黄疸，称为 Mirizzi 综合征。多数 Mirizzi 综合征病例为术中发现证实。

（3）体征：多数患者体征不明显，可有右上腹深压痛，部分患者可扪及肿大胆囊，如出现急性胆囊炎发作，可有右上腹压痛、反跳痛，Murphy 征阳性等表现。如合并 Mirizzi 综合征，引起梗阻性黄疸，可有皮肤及巩膜黄染表现。

3. **影像学检查**

（1）超声：首选或筛查，简便易行，准确率高，是诊断胆囊结石的最为有效的影像学方法。

（2）腹部 CT：常用，诊断胆总管结石及胆道恶性肿瘤较超声灵敏。

（3）内镜下逆行胰胆管造影（ERCP）：可直接观察十二指肠乳头部情况，可收集十二指肠液、胆汁、胰液进行理化及脱落细胞学检查，可造影了解胆道及胰管情况，可行乳头切开取石、支架减黄等治疗。

（4）磁共振胰胆管造影（MRCP）：为非侵入性胆胰管成像技术，其诊断胆石症及胆道肿瘤的敏感性与特异性与 ERCP 无明显差异，临床广泛应用。

4. **治疗** 对于有症状和(或)并发症的胆囊结石，首选胆囊切除术治疗。腹腔镜胆囊切除术（LC）已成为治疗胆囊良性疾病的首选术式。

（1）考虑手术治疗的情况：①结石数量多及结石直径≥2 cm。②胆囊壁钙化或瓷性胆囊。③伴有胆囊息肉≥1 cm。④胆囊壁增厚（>3 mm）即伴有慢性胆囊炎。

（2）LC 的禁忌证：①心肺功能差、无法耐受全麻、凝血功能不全、肝肾等重要脏器功能不全、胆囊癌、中晚期妊娠等为绝对禁忌证。②上腹部手术史、急性胆囊炎、合并急性胆管炎、胰腺炎、肝硬化合并门静脉高压症、Mirizzi 综合征、病态肥胖等为相对禁忌证。

(3) LC 的并发症：①肝外胆管损伤。②胆瘘。③术后出血。④十二指肠穿孔。⑤腹腔穿刺相关并发症。⑥气腹相关并发症。⑦腹壁切口疝。⑧胆总管、胆囊管残余结石。

(4) 胆囊切除时，应同时行胆总管探查术的情况：①术前病史、临床表现或影像学检查提示胆总管有梗阻，包括梗阻性黄疸，胆总管结石，反复发作胆绞痛、胆管炎、胰腺炎。②术中证实胆总管有病变，如术中胆道造影证实或扪及胆总管内有结石、蛔虫、肿块。③胆总管扩张直径超过 1 cm，胆囊壁明显增厚，发现胰腺炎或胰头肿物，胆管穿刺抽出脓性、血性胆汁或泥沙样胆色素颗粒。④胆囊结石小，有可能通过胆囊管进入胆总管。

（二）急性胆囊炎

1. 概述 急性胆囊炎是一种常见急腹症，女性居多。根据胆囊内有无结石，可分为结石性胆囊炎和非结石性胆囊炎。急性结石性胆囊炎是胆囊结石最常见的并发症，多由结石嵌顿及肠道细菌入侵所致。

2. 病理过程

(1) 急性结石性胆囊炎起始阶段，胆囊管梗阻、内压升高、黏膜充血水肿、渗出增多，为急性单纯性胆囊炎。

(2) 病因未解除，炎症发展，病变可累及胆囊壁全层，白细胞弥漫浸润，浆膜也有纤维性和脓性渗出物覆盖，为急性化脓性胆囊炎。

(3) 胆囊内压继续升高，导致囊壁血液循环障碍，引起胆囊壁组织坏疽，为急性坏疽性胆囊炎。

(4) 胆囊壁坏死穿孔，会导致胆汁性腹膜炎，穿孔部位常发生在胆囊底部或颈部；若胆囊坏疽穿孔发生过程较慢，被周围器官(大网膜、十二指肠、横结肠)粘连包裹，形成胆囊周围脓肿。

3. 临床表现

(1) 常在进脂肪餐后或夜间发作，表现为右上腹部的剧烈绞痛或胀痛，疼痛常放射至右肩或右背部，伴恶心、呕吐，合并感染化脓时伴高热。

(2) Murphy 征阳性是急性胆囊炎的典型体征。

(3) Mirizzi 综合征时表现为反复发作的胆囊炎、胆管炎和梗阻性黄疸。

4. 辅助检查

(1) 实验室检查：血白细胞及中性粒细胞比例明显增高，提示胆囊化脓甚至坏疽。

(2) 超声：是急性胆石性胆囊炎的首选影像学诊断方法，可显示胆囊增大、囊壁增厚、胆囊周围有渗出液，并可探及胆囊内结石影像。

(3) 腹部 CT：可显示胆囊的"双边征"，还可排除胆总管下段结石。

5. 注意事项

(1) 出现胆绞痛无缓解趋势或持续加重、腹膜刺激征、高热、白细胞及中性粒细胞明显升高等情况时，考虑急性化脓或坏疽性胆囊炎的可能，警惕胆囊穿孔。

(2) 若血清 TBil 及谷氨酰转移酶明显升高，应结合超声及 CT 检查，必要时做 MRCP 排查是否合并胆管内结石或存在 Mirizzi 综合征。

6. 处理原则

（1）急性单纯性胆囊炎病情有缓解趋势者，可采取禁食、解痉、应用抗生素、补液等治疗措施，待病情缓解后择期手术治疗。

（2）急性化脓性或坏疽穿孔性胆囊炎，需急诊处理：①若胆囊未穿孔，且可耐受手术，可行胆囊切除术；不能耐受手术者，可行经皮经肝胆囊置管引流术或胆囊造瘘。②若胆囊已穿孔，应切除胆囊，充分清理腹腔并引流。

7. 手术方式

（1）开腹胆囊切除术：是急性胆囊炎、胆囊结石的常规术式。

（2）腹腔镜下胆囊切除术：较开腹创伤小，可探查周围组织及器官情况。

（3）经皮经肝胆囊置管引流术：适用于一般情况差、高龄、合并心肺等重要器官障碍，诊断为急性化脓性胆囊炎的患者。

（4）胆囊造瘘术：适用于因医疗条件受限，无法行经皮经肝胆囊置管引流术的患者。

（三）肝内外胆管结石

1. 概述

肝内外胆管结石按其发生部位可分为肝内胆管结石和肝外胆管结石，其发生与胆汁细菌感染、胆道狭窄或畸形引起胆汁淤积、引流不畅、寄生虫感染等有关。

2. 肝内外胆管解剖

（1）肝内胆管：由毛细胆管开始，逐渐逐级汇集为肝段、肝叶胆管，最后汇集为左肝管和右肝管；肝内胆管和肝内门静脉分支及肝动脉分支伴行，包绕于 Glisson 鞘内。

（2）肝外胆管

1）肝总管：左右肝管在肝门处呈 Y 形汇合成肝总管，左肝管长 2.5～4 cm，右肝管长 1～3 cm，右肝管与肝总管成角较小，左肝管与肝总管成角较大，是肝内胆管结石好发于肝左叶的解剖学基础。

2）胆总管：起自胆囊管与肝总管汇合处，向下至十二指肠乳头，全程长 4～8 cm，分为十二指肠上段、十二指肠后段、胰内段及十二指肠壁内段。胆总管末端与主胰管汇合形成 Vater 壶腹，开口于十二指肠。其外被覆 Oddi 括约肌，对于控制胆管开口及预防十二指肠液反流有重要意义。

3. 临床症状

（1）肝内胆管结石

1）早期：如结石局限于肝内某段或叶，常无明显临床症状，或有上腹部隐痛不适、厌油腻饮食或轻度黄疸，合并胆系感染可有寒战、发热、黄疸、右上腹绞痛等表现。

2）晚期：如合并胆汁性肝硬化可有腹腔积液形成、肝功能不全、消化道出血等表现。

（2）肝总管或胆总管结石：①如结石未引起胆道梗阻，可无明显症状。②如结石引起胆总管梗阻，可有右上腹胀满不适、消化不良、黄疸等表现。③如合并胆系感染，可有右上腹绞痛、寒战、高热、黄疸表现。

4. 体征

（1）肝内胆管结石：①无胆道梗阻及感染者，多无明显体征，部分可有肝区叩击痛或肝大。

②有急性梗阻并感染者,多有皮肤巩膜黄染,右上腹及右肋缘下压痛、肌紧张或肝大。③晚期如合并肝功能不全,可有移动性浊音、肝掌、蜘蛛痣等。

(2) 肝外胆管结石:①无明显症状者,多无体征。②如有梗阻性黄疸或胆管炎,可有皮肤巩膜黄染、右上腹压痛及反跳痛,严重者可有弥漫性腹膜炎及感染性休克体征。

5. 辅助检查

(1) 实验室检查:肝功能检查可帮助判断有无胆道梗阻及肝损害;外周血白细胞及中性粒细胞升高,考虑合并胆管炎。

(2) 超声:为首选的检查方法,可发现结石并明确大小和部位,如合并梗阻可见肝内、外胆管扩张,但胆总管远端结石可因肥胖或肠气干扰而观察不清。

(3) 腹部 CT:可明确结石在胆道分布,且除外肝脏及胆道、胰腺来源恶性肿瘤可能。

(4) ERCP:可直接观察十二指肠乳头部情况,可收集十二指肠液、胆汁、胰液进行理化及脱落细胞学检查,可造影了解胆道及胰管情况,可行乳头切开取石、支架减黄等治疗。

(5) MRCP:为非侵入性胆胰管成像技术,其诊断胆石症及胆道肿瘤的敏感性与特异性与 ERCP 无明显差异,临床广泛应用。

6. 术前准备 ①保肝治疗,改善肝脏储备,如拟行肝切除,可行肝脏体积测定,评估残肝体积。②评估心肺功能。③如胆红素明显升高,可考虑行经皮肝穿刺胆道引流术(PTCD)或内镜下鼻胆管引流术(ENBD)减黄,并经鼻肠管行胆汁回输。④补充维生素 K_1,纠正凝血功能紊乱。⑤加强营养支持。⑥控制胆道感染。

7. 治疗

(1) 肝内胆管结石

1) 手术方式:胆管切开取石、肝叶或肝部分切除、肝管狭窄成形、胆肠吻合等。

2) 原则:①尽可能取尽结石。②切除结石部位及感染病灶。③解除胆道狭窄,通畅胆汁引流。④为术后辅助治疗创造条件。

(2) 肝外胆管结石:对于单纯的肝外胆管结石可使用十二指肠镜取石;对于多发结石,直径大于 1.5 cm 者,可考虑手术治疗,方式包括胆管切开取石、T 管引流术或胆肠吻合术。

8. 术后并发症

(1) 胆道残石:术后可经 T 管窦道胆道镜多次取石;有结石无法取出,可采用激光、液电碎石等;必要时再次手术。

(2) 胆瘘:发生胆瘘后应保持腹腔引流通畅,必要时可在超声或 CT 引导下穿刺置管引流。

(3) 术后出血:包括腹腔出血、胆道出血及消化道出血等。

(4) 感染:包括腹腔感染、切口感染、肺部感染、急性胆管炎、肝脓肿等。

9. 微创技术治疗胆囊结石合并肝内外胆管结石

(1) 胆囊结石合并胆总管结石,若胆总管结石直径<1 cm,可先行十二指肠镜 ERCP + EST(Oddi 括约肌切开) + ENBD,再行 LC 术。

(2) 如取石失败或直径>1 cm,可行 LC + 胆总管切开取石胆道镜探查 + T 管引流术,对合并肝内胆管结石者亦可使用胆道镜进行肝内胆道探查取石,如需肝叶切除时亦可在腹腔镜下完成。

(3) 对于年轻、胆总管直径>1.2cm、胆总管远端通畅、十二指肠乳头无水肿的患者,可选择性行胆总管一期缝合。

(4) 如胆囊管直径>0.4cm,通畅无狭窄,胆总管直径小于1cm,远端通畅无狭窄者,可经胆囊管行胆道镜探查取石术。

(5) 如胆囊管较细,胆总管内结石较小时,可采用扩张棒扩张胆囊管再用输尿管软镜探查胆总管并取石。

(四) 急性梗阻性化脓性胆管炎(AOSC)

1. 概述 AOSC是由急性胆管梗阻并继发化脓性感染所致,是胆道感染疾病中的严重类型,死亡率高。

2. 病因 胆道梗阻和细菌感染是引起AOSC的基本条件。

(1) 胆管结石:是引起AOSC的最常见原因,分为原发性胆管结石和继发性胆管结石。

(2) 胆道寄生虫:包括胆道蛔虫(最常见)、胆道华支睾吸虫等。

(3) 肿瘤:主要是胆道及壶腹周围的肿瘤,以恶性肿瘤居多。

(4) 胆管狭窄:常见的有胆总管下端狭窄、肝门部胆管及肝内胆管狭窄,狭窄的上段胆管扩张,多伴有结石存在;还见于医源性胆管损伤、胆肠吻合口狭窄及先天性胆管囊状扩张症等。

3. 症状

(1) 肝内胆管炎左右肝管汇合以上梗阻合并感染者,腹痛轻微,一般无黄疸,以高热、寒战为主要临床表现。

(2) 肝外胆管梗阻合并感染主要表现为Charcot三联征(上腹部剧痛、寒战、高热和黄疸),是胆管炎的基本表现和早期症状;胆道梗阻和感染进一步加重时,出现休克和神志改变,与Charcot三联征统称为Reynold五联征。

4. 体征 ①体温高、脉率快、血压低、呼吸浅快。②皮肤黏膜黄染。③剑突下和右上腹压痛,腹肌紧张,肝区叩痛。④可触及肝大和胆囊肿大,Murphy征阳性。

5. 鉴别诊断 ①重症急性胰腺炎。②消化性溃疡穿孔。③急性化脓性或坏疽性胆囊炎。

6. 辅助检查

(1) 超声(首选):可发现结石阻塞部位的胆管和(或)肝内胆管扩张,管壁厚度,有无结石、寄生虫,有无胆管癌、胰头癌征象,并可了解胆囊的大小、肝脏的大小和有无肝脓肿形成等。

(2) 腹部CT:可明确梗阻部位和原因,准确率高。

(3) 实验室检查:①白细胞计数明显升高,中性粒细胞升高伴核左移。②胆红素测定表现为阻塞性黄疸的特征。③血清碱性磷酸酶显著升高,血清转氨酶轻度升高。如同时有血清淀粉酶升高,提示伴有胰腺炎。④寒战、发热时细菌培养常呈阳性。⑤常可有低氧血症、代谢性酸中毒、低血钾等。

7. 治疗

(1) 非开腹手术胆道减压:①内镜鼻胆管引流术和Oddi括约肌切开术。②内镜胆管支撑管引流。③经皮经肝穿刺胆管引流术。

(2) 手术胆道减压：首选胆总管切开减压，T管引流术。切开梗阻以上胆管减压，取出结石解除梗阻和通畅引流胆道，是最迅速、最确切的胆管减压方法；若患者生命体征稳定，尽量取净结石，否则胆管置T管，术后经T窦道取石。

8. 围术期准备 ①抗休克。②抗感染。③纠正代谢性酸中毒。④应用糖皮质激素。⑤预防肾功能不全。⑥对症治疗。

9. 手术时机 应掌握在Charcot三联征至Reynold五联征之间；出现以下情况及时手术：①经积极非手术治疗，病情无明显好转，黄疸加深、腹痛加剧，体温在39℃以上，胆囊胀大并有持续压痛。②出现精神症状或预示出现脓毒性休克。③肝脓肿破裂、胆道穿孔引起弥漫性腹膜炎。

10. 术后处理 ①体位：去枕平卧位，头偏向一侧，持续低流量吸氧。②监测生命体征。③扩充血容量。④纠正酸中毒。⑤抗菌药物治疗。⑥营养和代谢。⑦注意肝功能变化。⑧防止肾衰竭。⑨预防肺部炎症。

11. 术后引流管管理 重症急性胆管炎术后一般放置多根引流管，如T管、腹腔引流管、胃管和尿管。

(1) 胆汁若为血性，提示胆道出血；胆汁变绿，提示仍有胆道感染；胆汁稀薄，引流量每日超过1500 mL，提示肝功能差且有水、电解质紊乱可能；胆汁突然减少，考虑残石堵塞。

(2) 若引流不畅，查明原因，必要时可用少量无菌等渗盐水缓慢冲洗，但不可加压。

(3) 患者下床活动时，T管应低于腰部位置，避免胆汁逆流感染。

(4) 术后2～3天，无腹胀、肠鸣者恢复或排气后可拔除胃管。

(5) 术后腹腔引流液清亮，引流量10 mL以下，超声或CT检查腹腔无积液，可拔除腹腔引流管。

(6) 1周后抬高T管，如无腹痛、腹胀、发热等不适，可持续夹闭T管；术后适当延长留置T管时间，6周为宜，以保证窦道形成完全；拔除T管前先接引流袋充分引流，再经T管行胆道造影或胆道镜检查，明确胆道有无残留结石。

12. 术后主要并发症 ①多器官功能衰竭。②胆道出血。③胆瘘。④十二指肠穿孔。⑤腹腔感染。⑥肺部感染。

（五）胆囊癌

1. 概述 胆囊癌是常见的胆管系统肿瘤，起病隐匿，常合并胆囊结石；病理学类型可分为腺癌（80%～98%）、腺鳞癌、鳞癌、黏液癌、未分化癌等；恶性程度高，以淋巴转移最常见；易侵犯肝脏、十二指肠、胆管、胃窦、结肠等周围脏器。

2. 高危因素 ①50岁以上的女性胆囊结石患者。②胆结石病程＞5年或结石直径＞2 cm。③胆囊颈部结石或Mirizzi综合征。④超声提示胆囊壁不均匀、局限性增厚或萎缩。⑤胆囊腺肌症、胆囊息肉样病变，尤其发生在颈、体部，直径＞1 cm者。⑥瓷样胆囊者。⑦曾行胆囊造瘘术者。⑧异常胰胆管连接者。

3. 胆囊息肉样病变恶变的高危因素 ①单发病变，直径＞10 mm，蒂粗大者，尤其位于胆囊颈部或底部。②多发病变，伴有胆囊结石，有症状，年龄＞50岁。③病变有增大趋势或形态有变化。④超声检查病变有丰富血供提示为恶性新生物。⑤CA19-9、CEA 明显升高且除外其他胃肠道肿瘤者。⑥胆囊息肉样病变，有明显症状且反复发作者。

4. TNM 分期

TNM 分期	定义
原发肿瘤(T)	—
Tis	原位癌
T_{1a}	侵犯固有层
T_{1b}	侵犯肌层
T_{2a}	腹腔侧肿瘤侵及肌周结缔组织，未超出浆膜
T_{2b}	肝脏侧肿瘤侵及肌周结缔组织，未超出浆膜
T_3	侵透浆膜层和(或)直接侵犯肝脏和(或)一个邻近器官或结构
T_4	侵及门静脉或肝动脉主干，或直接侵入两个或更多肝外器官或结构
局部淋巴结(N)	—
N_0	无区域淋巴结转移
N_1	1～3 个区域淋巴结转移
N_2	≥4 个区域淋巴结转移
远处转移(M)	—
M_0	无远处转移
M_1	有远处转移

5. 美国癌症联合委员会(AJCC)分期

AJCC 分期	TNM 分期
0 期	$TisN_0M_0$
Ⅰ 期	$T_1N_0M_0$
ⅡA 期	$T_{2a}N_0M_0$
ⅡB 期	$T_{2b}N_0M_0$
ⅢA 期	$T_3N_0M_0$
ⅢB 期	$T_{1\sim3}N_1M_0$
ⅣA 期	$T_4N_{0\sim1}M_0$
ⅣB 期	任何 TN_2M_0，任何 T 任何 NM_1

6. 辅助检查

(1) 实验室检查：血清 CA19-9、CA125、CEA 等肿瘤标志物可明显升高，CA19-9 阳性率可达 81%，有一定的诊断意义。

(2) 影像学检查：超声检查常作为胆囊癌的筛查手段。CT 或 MRI 作为胆囊癌定性诊断、肿瘤分期、评估可切除性和手术规划的主要手段和依据。

7. 手术方式

(1) 单纯胆囊切除术：适用于 AJCC 0 期和 Ⅰ 期胆囊癌。

(2) 胆囊癌根治性切除术:适用于ⅡA、ⅡB、ⅢA期胆囊癌。切除范围除胆囊外,还包括肝Ⅳb段(方叶)和Ⅴ段切除或亚肝段切除,并做胆囊引流区域淋巴结的清扫。

(3) 胆囊癌扩大根治术:适应证为某些ⅢB、ⅣA或ⅣB期胆囊癌。手术范围包括肝右三叶切除,甚至肝+胰十二指肠切除。

(4) 姑息性手术:适应于不能切除的胆囊癌,方法包括肝管空肠Roux-en-Y吻合内引流术,经皮、肝穿刺或经内镜在胆管狭窄部位放置内支撑管引流术以及胃空肠吻合术等,目的是减轻或解除肿瘤引起的黄疸或十二指肠梗阻。

8. 意外胆囊癌 指患者因胆囊良性疾病行胆囊切除,术中或术后病理报告为胆囊癌。术中有以下情况考虑胆囊癌可能:①萎缩或硬化明显的胆囊壁。②胆囊壁部分不均匀增厚。③胆囊组织纤维化。④黏膜颜色改变。⑤巨大息肉。⑥不能解释原因的胆囊切除困难。

(六) 胆管癌

1. 概述 胆管癌是一种起源于胆管上皮的恶性肿瘤,男女发病比例约为1.4∶1。转移途径有局部浸润、血管侵犯、淋巴转移、神经侵犯和腹腔种植等,局部浸润和神经侵犯是难以根治和复发率高的重要原因。病理类型以腺癌多见。

2. 病因 ①地域环境。②原发性硬化性胆管炎。③肝内胆管结石。④胆道手术史。⑤胆道系统先天性畸形。⑥胆管寄生虫病。⑦病毒性肝炎和肝硬化。⑧其他如HIV、溃疡性结肠炎等。

3. 分类 根据解剖学部位,胆管癌分为肝外胆管癌和肝内胆管癌。肝外胆管癌根据Longmire分类,可分为上段胆管癌、中段胆管癌及下段胆管癌。

4. Bismuth-Corlette分型 ①Ⅰ型:肿瘤位于左、右肝管汇合部以下的肝总管。②Ⅱ型:肿瘤局限于左、右肝管汇合部及肝总管。③Ⅲ型:肿瘤侵犯一侧肝内胆管,累及右肝管者为Ⅲa型,累及左肝管者为Ⅲb型。④Ⅳ型:肿瘤同时侵及左、右肝管。

5. 生物学特性 肝门胆管癌具有多极化浸润转移的生物学特性,癌肿可沿胆管树轴向近端和远端胆管浸润,同时可突破胆管树向侧方侵犯邻近的门静脉、肝动脉和肝脏实质,且常发生区域性淋巴结和神经丛转移。位于肝门区的尾状叶容易受到肿瘤侵犯。

6. 临床表现 早期常出现上腹饱胀、食欲减退、轻微上腹疼痛,体重下降等非特征性表现。

(1) 肝外胆管癌无痛性黄疸出现较早,呈进行性加重,常伴皮肤瘙痒,可伴发急性胆管炎。

(2) 壶腹区域癌肿可以阻塞胰管,出现胰腺炎症状,如中上腹剧烈疼痛等。

(3) 肝内胆管癌早期常表现为腹部不适、乏力、消化不良等非特异性症状,亦可表现为胆石症、胆管炎、肝脓肿等疾病的临床症状;晚期可出现腹痛、消瘦、腹部包块,贫血、营养不良、腹腔积液等症状。

7. 辅助检查

(1) 实验室检查:血清总胆红素、直接胆红素、ALP和γ-GT均显著升高,凝血酶原时间延长,血清CA19-9可能升高。

(2) 超声(首选):①可见肝内胆管扩张或胆管肿物。②彩色多普勒超声可了解门静脉及肝动脉有无受侵犯。③内镜超声探头频率高且能避免肠气的干扰,检查中、下段和肝门部胆管癌浸润深度的准确性高。④超声引导下可行 PTC 检查,穿刺抽取胆汁做 CEA、CA19-9、胆汁细胞学检查和直接穿刺肿瘤活检。

(3) ERCP:对下段胆管癌诊断帮助较大,可同时放置内支架引流减轻黄疸,用于术前准备。

(4) CT、MRI 胆道成像:能显示胆道梗阻的部位、病变性质等。

8. 三种常见黄疸的鉴别

鉴别要点	梗阻性黄疸	肝细胞性黄疸	溶血性黄疸
病史	结石者反复腹痛伴黄疸,肿瘤者常伴消瘦	肝炎或肝硬化病史	有溶血病因可查,有类似发作史
临床表现	黄疸波动或进行性加重,胆囊肿大,皮肤瘙痒	肝区胀痛或不适,消化道症状明显,肝、脾大	贫血、血红蛋白尿、脾大
胆红素	直接胆红素升高为主	直接、间接胆红素均升高	间接胆红素升高为主
DBil/TBil	>50%	20%~50%	<20%
尿胆红素	(++)	(+)	(-)
尿胆原	减少或消失	轻度增加	增加
ALT、AST	可增高	明显增高	正常
其他检查	影像学发现胆道梗阻病变	肝功能检查异常	网织红细胞升高等溶血相关的实验室表现

9. 术前准备

(1) 术前减黄

1) 标准:对血清胆红素>200 μmol/L 且同时需要大范围肝切除(切除肝叶>全肝体积 60%),或合并胆管炎,或营养不良,或需做选择性门静脉栓塞的患者应考虑给予术前胆道引流。

2) 方法:经皮肝穿刺置管(PTCD)、经内镜鼻胆管引流(ENBD)、内镜逆行胆管支架引流(ERBD)等。

(2) 选择性门静脉栓塞:伴有黄疸的肝门部胆管癌,若预留功能性肝体积不足全肝体积的 40%,术前需行拟切除肝脏区段的选择性门静脉栓塞,门静脉栓塞前应行预留肝脏区段的胆道引流以利于预留肝脏再生。

10. 手术方式

(1) 肝内胆管癌:采用肝叶切除附加淋巴结清扫术。

(2) 中段胆管癌:采用肿瘤局部切除、淋巴结清扫、肝总管空肠 Roux-en-Y 吻合术。

(3) 下段或中下段胆管癌:采用胰头十二指肠切除术。

(4) 肝门部胆管癌:标准手术方式为肝叶切除+肝外胆管切除+区域淋巴结及神经丛廓清+肝管-空肠 Roux-en-Y 吻合术。

1) Bismuth Ⅰ 型:采用单纯肝外胆管切除术。

2) Bismuth Ⅱ 型:需联合肝脏 S4b 段切除或左、右半肝切除附加尾状叶切除术。

3) Bismuth Ⅲa 型:需联合右半肝切除或扩大右半肝切除附加尾状叶切除术。

4) BismuthⅢb型:需联合左半肝切除或扩大左半肝切除附加尾状叶切除。

5) BismuthⅣ型:需联合肝中央区域切除、扩大半肝切除、右三叶肝切除、左三叶肝切除术。

6) 侵犯胆总管下段及胰头:需联合胰十二指肠切除术。

(5) 姑息治疗:对于不能手术切除的肝门胆管癌,首选经内镜途径行内撑支架引流,此法失败者选择PTCD引流。

第十六节 胰腺疾病

 例题

(1~4题共用题干)

男,45岁。酗酒后2小时发生上腹部持续性剧痛,并向左肩、腰背部放射,伴恶心、呕吐,吐后疼痛不缓解。8小时后就诊。

1. 下列最有助于诊断的检查是(C)
   A. 血常规　　　　　　B. 尿淀粉酶测定　　　　C. 血清淀粉酶测定
   D. 胸腹部X线检查　　　E. 同位素扫描

2. 下列哪项影像学检查最有意义(E)
   A. 同位素扫描　　　　B. 上消化道造影　　　　C. 腹部X线平片
   D. 血管造影　　　　　E. 腹部CT

3. 如病情进展,出现上腹压痛、反跳痛、肌紧张,移动性浊音(+),此时下列哪项检查最有价值(B)
   A. 白细胞计数和分类　　　　　　B. 腹腔穿刺液性状及淀粉酶测定
   C. 血清淀粉酶测定　　　　　　　D. 尿淀粉酶测定
   E. 血红蛋白和红细胞比值测定

4. 患者体温38℃,血压120/80 mmHg,脉率100次/分,血白细胞$15×10^9$/L。下列哪项治疗最不恰当(C)
   A. 抗生素治疗　　　　B. 禁食、胃肠减压　　　C. 急诊手术
   D. 给予生长抑素　　　E. 给予抑肽酶

········· **重点梳理** ·········

(一) 急性胰腺炎

1. **概述**　急性胰腺炎(AP)指胰腺消化酶被异常激活后对胰腺本身及其周围脏器和组织产生消化作用而引起的炎症性疾病,根据严重程度可分为轻型急性胰腺炎和重症急性胰腺炎。

2. **病因**

(1) 基本原因与Vater壶腹部阻塞引起胆汁反流入胰管和各种因素造成胰管内压力过高、

胰管破裂、胰液外溢等有关。

(2) 胆道疾病是最常见的病因，即胆源性胰腺炎，由胆管结石梗阻或胆管炎、胆囊炎诱发，约占50%。

(3) 可因酗酒引起酒精性胰腺炎。

(4) 高血脂，甘油三酯高于11 mmol/L，易诱发胰腺炎。

(5) 其他包括暴饮暴食、医源性创伤、外伤、高钙血症等。

3. 病理分型

(1) 急性水肿性胰腺炎：胰腺呈局限性或者弥漫性水肿，体积增大，质地变硬，被膜明显充血，部分可见被膜下脂肪散在坏死或有皂化斑。

(2) 急性出血坏死性胰腺炎：胰腺除肿胀外，包膜下有淤血，腺体可见大片出血，坏死灶呈深红色或灰黑色。腹腔内可见皂化斑和脂肪坏死灶，腹膜后可出现广泛组织坏死。腹腔内或腹膜后有咖啡色或暗红色血性液体或血性混浊渗液。

4. 临床表现

(1) 腹痛：是主要症状，常于饱餐和饮酒后突然发作，腹痛剧烈，多位于左上腹，向左肩及左腰背部放射。

(2) 腹胀：与腹痛同时存在，腹腔积液可加重腹胀，腹腔内压增高可导致腹腔间隔室综合征。

(3) 恶心、呕吐：剧烈而频繁，呕吐后腹痛不缓解。

(4) 腹膜炎体征：重症急性胰腺炎腹部压痛明显，可伴有肌紧张和反跳痛，范围较广，可累及全腹。

(5) 其他：①轻症急性胰腺炎可有轻度发热。②胰腺坏死伴感染，有持续性高热，可出现腰部皮肤水肿、发红和压痛。③合并胆道感染常伴寒战高热。④胆道结石嵌顿或肿大胰头压迫胆总管可出现黄疸。⑤重症胰腺炎可有脉搏细速、血压下降，乃至休克。⑥伴急性肺功能衰竭时可有呼吸困难和发绀。⑦少数严重患者胰腺的出血可经腹膜后途径渗入皮下，在腰部、季肋部和下腹部皮肤出现大片青紫色瘀斑，称Grey-Turner征；若出现在脐周，称Cullen征。⑧胃肠出血时可有呕血和便血。⑨血钙降低时，可出现手足抽搐。⑩严重者可有DIC表现及中枢神经系统症状，如感觉迟钝、意识模糊乃至昏迷。

5. 辅助检查

(1) 实验室检查

1) 血尿淀粉酶：是诊断最常用和最重要的手段。血清淀粉酶在发病的2小时内升高，24小时后达到高峰，4～5天恢复正常；尿淀粉酶在发病24小时后开始上升，下降缓慢，持续1～2周。淀粉酶升高的幅度和病变严重程度不呈正相关。

2) 血清脂肪酶：明显升高，具有特异性，也是比较客观的诊断指标。

3) 其他项目：包括白细胞增高、高血糖、肝功能异常、低血钙、血气分析异常等；诊断性腹腔穿刺若抽出血性渗出液，且淀粉酶值升高对诊断很有帮助。

(2) CT扫描：是急性胰腺炎的首选影像学检查手段。

(3) 超声:可发现胰腺肿大和胰周液体积聚。胰腺水肿时显示为均匀低回声,出现粗大的强回声提示有出血、坏死的可能。

6. 诊断标准　符合以下3项特征中的2项,即可诊断为急性胰腺炎:①与急性胰腺炎临床表现相符合的腹痛。②血清淀粉酶和(或)脂肪酶活性至少高于正常上限值3倍。③符合急性胰腺炎的影像学改变。

7. 局部并发症

(1) 急性液体积聚:发生于胰腺炎病程的早期,位于胰腺内或胰周。

(2) 胰腺及胰周组织坏死:指胰腺实质的弥漫性或局灶性坏死,伴有胰周脂肪坏死。

(3) 假性囊肿:指急性胰腺炎后形成的由纤维组织或肉芽囊壁包裹的胰液积聚。

(4) 胰腺脓肿:发生于急性胰腺炎胰腺周围的包囊性积脓,含少量或不含胰腺坏死组织。

8. 治疗方案

(1) 急性胆源性胰腺炎:关键是明确是否有胆道梗阻。

1) 若存在胆道梗阻,首选十二指肠镜下行Oddi括约肌切开取石及鼻胆管引流术;内镜治疗失败者,可开腹手术行胆囊切除、胆总管切开引流、胆道镜探查及取石,胰腺受累明显者可加行小网膜囊胰腺区引流。

2) 若胆道无梗阻,先行非手术治疗,待胰腺炎病情稳定后,行腹腔镜胆囊切除术。

(2) 高血脂性急性胰腺炎:①采用小剂量低分子肝素和胰岛素,增加脂蛋白酶的活性,加速乳糜微粒的降解。②快速降脂技术有血脂吸附和血浆置换。

(3) 酒精性急性胰腺炎:减少胰液、胃酸分泌,改善十二指肠酸化状态。

(4) 高钙血症性急性胰腺炎:大多与甲状旁腺腺瘤继发甲状旁腺功能亢进有关,需降钙治疗、避免使用钙剂、相应的甲状旁腺切除手术。

(5) 对于其他病因,及时针对病因治疗。

9. 非手术治疗　是急性胰腺炎治疗的基础,原则为减少胰腺分泌,防止感染,防止病情进展。措施:①液体复苏、维持水电解质平衡和加强监护。②禁食、胃肠减压。③抑酸治疗和抑制胰液分泌。④诊断明确后可酌情使用镇痛药物。⑤营养支持,早期以全肠外营养治疗为主;肠道功能恢复后,尽早予以肠内营养。⑥预防和治疗感染。

10. 手术治疗

(1) 适应证:①急性腹膜炎不能排除其他急腹症时。②伴胆总管下端梗阻或胆道感染者。③合并肠穿孔、大出血或胰腺假性囊肿。④胰腺和胰周坏死组织继发感染。

(2) 胰腺坏死感染病灶清除引流术:是重症急性胰腺炎最常用的术式。

(二) 慢性胰腺炎

1. 概述　慢性胰腺炎是由多种原因引起的胰腺实质慢性持续性炎性损害,导致胰腺实质纤维化、胰管扩张,胰管结石或钙化等,引起顽固性疼痛和内、外分泌功能损失。长期酗酒是引起慢性胰腺炎的最常见原因。

2. 分型　①慢性阻塞性胰腺炎。②慢性钙化性胰腺炎。③慢性炎症性胰腺炎。

3. 临床表现

(1) 典型表现为腹痛,持续性上腹隐痛,位于上腹剑突下或稍左,向腰背部放射。

(2) 病情加重后疼痛间隙期缩短,腹胀、不耐油腻食物、消瘦等,可出现脂肪泻、糖尿病。

(3) 若胰头纤维增生压迫胆总管下段,出现黄疸。

4. 辅助检查　①血尿淀粉酶。②CT。③超声。④腹部X线平片。⑤ERCP。

5. 鉴别诊断　与胃或十二指肠溃疡、慢性结肠炎、胆道疾病、免疫学胰腺炎、胰腺癌等相鉴别。

6. 非手术治疗　①戒酒。②饮食控制。③补充消化酶。④控制血糖。⑤缓解疼痛:可用长效抗胆碱药。⑥营养支持。

7. 手术治疗

(1) 胆道结石伴胆总管下段狭窄,行胆总管切开取石,胆总管空肠Roux-en-Y吻合。

(2) 胰管多处狭窄伴阶段性胰管扩张,将扩大胰管全程纵行切开取出胰石,胰管空肠侧侧全口Roux-en-Y吻合。

(3) 胰腺体尾部纤维化或伴有癌变者,行远端胰腺切除术。

(4) 胰头多发结石、胰头肿大纤维化伴梗阻性黄疸或伴有癌变者,行胰十二指肠切除术。

(5) 全胰腺广泛炎症和多发分支胰管结石,通过局部切除或胰管切开等方式不能达到治疗目的者,可考虑全胰切除术。

(三) 胰腺假性囊肿

1. 概述　胰腺假性囊肿多因胰腺急、慢性炎症或胰腺外伤所致胰液外溢致周围组织纤维增生而成,因囊壁无上皮细胞覆衬,故称为假性囊肿。囊肿体积较大时可能引起压迫和上腹痛等症状。

2. 特点

(1) 假性囊肿形成一般在2周以上,囊壁成熟需要4~6周。

(2) 胰腺假性囊肿的部分后壁与胰腺相连,囊壁的其他部分由胰腺周围的脏器,如胃、横结肠以及其相关的韧带和系膜组成。

(3) 部分囊肿与胰管相通,囊液含蛋白质、坏死组织、炎性细胞和纤维素等,淀粉酶含量很高。

3. 临床表现　胰腺假性囊肿可无症状。胰腺炎或上腹部外伤后,上腹逐渐膨隆,腹胀,压迫胃、十二指肠引起恶心、呕吐,影响进食。上腹部触及半球形、光滑、不移动、囊性感的肿物,应考虑本病可能。如合并感染,有发热和腹部压痛。

4. 辅助检查　①血、尿淀粉酶,大多有不同程度的升高。②超声:表示为包膜完整的无回声区。③CT:可显示囊肿与周围的解剖关系。④ERCP:可显示主胰管有无扩张,有无受压或狭窄,以及囊肿是否与主胰管相通。

5. 鉴别诊断

(1) 胰腺潴留性囊肿:属于胰腺真性囊肿的一种。

(2) 胰腺囊性肿瘤:①胰腺浆液性囊性肿瘤。②胰腺黏液性囊性肿瘤。③胰腺导管内乳头状黏液性肿瘤。④胰腺实性假乳头状瘤。

6. **并发症** 囊内出血、囊肿破裂、囊内感染和压迫周围组织及器官等。

7. **处理原则**

(1) 囊肿长径＜6 cm：①无症状，不做处理，随访观察。②若出现症状或体积增大或继发感染需手术引流或经皮穿刺引流。

(2) 囊肿长径≥6 cm：经过3个月仍不吸收者，行内引流术。常用囊肿空肠Roux-en-Y吻合术，若囊肿位于胃后壁，可直接将囊肿与胃后壁吻合。若因症状出现或体积增大，不能观察到3个月，可根据术中情况决定是否行内引流，若囊肿壁成熟，囊内无感染、无坏死组织，则可行内引流术，否则行外引流。

8. **手术适应证** ①出现出血、感染、破裂、压迫等并发症。②出现腹痛、黄疸等。③合并胰管梗阻或与主胰管相通。④多发性囊肿。⑤与胰腺囊性肿瘤鉴别困难。⑥连续随访观察，影像学检查提示囊肿不断增大。

(四) 胰腺癌

1. **概述** 胰腺癌是常见的恶性肿瘤，死亡率高。75%位于胰头，其次位于胰体尾部，全胰癌较少见，约90%是起源于胰管上皮的腺癌。

2. **病因** ①好发于高蛋白、高脂肪摄入及嗜酒、吸烟者。②长期接触某些金属、石棉、N-亚硝基甲烷、β-萘酚胺的人群及糖尿病、慢性胰腺炎的患者。③遗传因素。

3. **筛查原则** 40岁以上有下列任何表现者需高度怀疑胰腺癌可能，嗜烟者更应高度重视：①不明原因的梗阻性黄疸。②近期出现无法解释的体重下降＞10%。③近期出现不能解释的上腹或腰背部疼痛。④近期出现模糊不清又不能解释的消化不良症状，内镜检查正常。⑤突发糖尿病而又无诱发因素，如家族史、肥胖。⑥突发无法解释的脂肪泻。⑦自发性胰腺炎的发作。

4. **症状**

(1) 上腹部疼痛：饱胀不适常是首发症状，出现隐痛、上腹不适；早期症状不明显，当出现腰背部疼痛时多由于肿瘤侵犯腹膜后神经丛，为晚期表现。

(2) 黄疸：是胰头癌最主要的表现，呈进行性加重，多数患者出现时已属中晚期；伴皮肤瘙痒，可有出血倾向；小便深黄、大便陶土色。

(3) 消化道症状、食欲降低和消瘦。

5. **体征** ①初期缺乏特异性体征。②由于胆总管下段梗阻，可触及无痛性肿大胆囊，称为Courvoisier征。③晚期可触及腹部肿块，癌细胞腹膜广泛播散时，可出现大量癌性腹腔积液。

6. **辅助检查**

(1) 实验室检查：①可有血、尿淀粉酶的一过性升高，空腹或餐后血糖升高，糖耐量试验有异常曲线，血清总胆红素和直接胆红素升高等。②血清CA19-9、CEA、CA125、CA24-2等可升高，CA19-9的临床意义较大。

(2) 超声：可显示胰腺内部结构、胆道有无梗阻及梗阻部位、梗阻原因。

(3) CT：是检查胰腺最佳的无创性检查方法，用于胰腺癌的诊断和分期。

(4) MRI及MRCP：MRCP可显示胰、胆管梗阻的部位和胰胆管扩张的程度，且具有无创伤、多维成像、定位准确的特点，优于单纯MRI。

(5) ERCP：可显示狭窄、管壁僵硬、中断、移位、不显影；分支胰管阻塞、扩张；主胰管和胆总管呈双管征。

(6) 其他：如PTC及PTCD等。

7. **鉴别诊断** ①胆总管结石。②慢性胰腺炎。③壶腹癌。

8. TNM分期

TNM分期	定义
原发肿瘤(T)	—
T_x	无法评估原发肿瘤
T_0	无原发肿瘤的证据
T_{is}	原位癌
T_1	肿瘤局限于胰腺，最大径≤2 cm
T_2	肿瘤局限于胰腺，最大径>2 cm，且≤4 cm
T_3	肿瘤最大径>4 cm
T_4	肿瘤侵犯腹腔动脉、肠系膜上动脉和(或)肝总动脉，无论肿瘤大小
区域淋巴结(N)	—
N_x	不能测到区域淋巴结
N_0	无区域淋巴结转移
N_1	区域淋巴结转移数目介于1~3个
N_2	区域淋巴结转移数目≥4个
远处转移(M)	—
M_0	无远处转移
M_1	有远处转移

9. 临床分期

分期	TNM分期
0期	$T_{is}N_0M_0$
ⅠA期	$T_1N_0M_0$
ⅠB期	$T_2N_0M_0$
ⅡA期	$T_3N_0M_0$
ⅡB期	$T_{1\sim3}N_1M_0$
Ⅲ期	T_4任何NM_0，$T_{1\sim3}N_2M_0$
Ⅳ期	任何T 任何NM_1

10. **术前减黄**

(1) 主要目的是缓解瘙痒、胆管炎等症状，同时改善肝脏功能，降低手术死亡率。

(2) 对症状严重，伴有发热、败血症、化脓性胆管炎患者可行术前减黄处理。

(3) 减黄可通过引流和(或)安放支架,无条件的医院可行胆囊造瘘。

(4) 一般于减黄术2周以后,胆红素下降初始数值一半以上,肝功能恢复,体温血象正常时再次手术切除肿瘤。

11. 根治性手术切除指征　①年龄<75岁,全身状况良好。②临床分期为Ⅱ期以下的胰腺癌。③无肝脏转移,无腹腔积液。④术中探查癌肿局限于胰腺内,未侵犯肠系膜门静脉和肠系膜上静脉等重要血管。⑤无远处播散和转移。

12. 手术方式　①肿瘤位于胰头、胰颈部行胰十二指肠切除术。②肿瘤位于胰腺体尾部行胰体尾加脾切除术。③肿瘤较大,范围包括胰头、颈、体时行全胰切除术。④术前判断不可切除的胰腺癌患者,如同时伴有黄疸、消化道梗阻,可行姑息性手术如胆肠、胃肠吻合,也可经内镜下放置内支架以解除黄疸。

13. 手术原则

(1) 无瘤原则:①肿瘤不接触原则。②肿瘤整块切除原则。③肿瘤供应血管的阻断等。

(2) 足够的切除范围:胰头十二指肠切除术的切除范围包括胰头(含钩突)、远端胃、十二指肠、上段空肠、胆囊和胆总管;需同时清扫相应区域的淋巴结。

(3) 安全的切缘:胰十二指肠切除需注意胰腺(胰颈)、胆总管(肝总管)、胃、十二指肠、腹膜后(指肠系膜上动静脉的骨骼化清扫)、其他软组织切缘(如胰后)等。

(4) 淋巴结清扫:理想的组织学检查应包括至少10个淋巴结。

14. 术后并发症及处理

(1) 胰瘘

1) 诊断标准:腹腔引流液中的胰酶含量大于血清值的3倍,每日引流大于50 mL。

2) 处理:早期禁饮食,减少胰液分泌;应用生长抑素,充分引流,营养支持,防治感染。

(2) 术后出血

1) 腹腔出血:量少可应用止血药物并严密观察,量大时手术止血。

2) 消化道出血:应用止血药物,抑酸,胃肠减压,可经胃管注入冰肾上腺素盐水洗胃,还可经胃镜止血,血管造影栓塞止血,经保守无效者可手术治疗。

(3) 胃瘫:①充分胃肠减压,加强营养心理治疗或心理暗示治疗。②应用胃肠道动力药物。③治疗基础疾病和营养代谢的紊乱。④可试行胃镜检查,反复快速向胃内充气排出,可2~3天重复治疗。

15. 分期治疗模式

(1) 可手术切除胰腺癌,考虑术后4~8周辅以同步化放疗。

(2) 可手术胰腺癌术后有肿瘤残存,建议术后4~8周同步化放疗。

(3) 术中发现肿瘤无法手术切除或无法彻底手术,考虑术中局部照射,术后同步化放疗。

(4) 不可手术切除局部晚期胰腺癌,无黄疸和肝功能明显异常,身体状况较好者,建议穿刺活检,再给予同步化放疗。

(5) 局部晚期不可手术患者,存在黄疸和肝功能明显异常,胆管内置支架或手术解除黄疸梗阻,改善肝功能后,建议(5-FU/吉西他滨)同步化放疗/单纯化疗。

(6) 术后局部复发,无黄疸和肝功能明显异常,身体状况较好,建议(5-FU/吉西他滨)同步化放疗。

(7) 不可手术晚期胰腺癌出现严重腹痛、骨或其他部位转移灶引起疼痛,严重影响患者生活质量时,考虑同步化放疗或单纯放疗以减轻症状,改善生活质量。

(五) 胰岛素瘤

1. **概述** 胰岛素瘤在功能性胰腺神经内分泌肿瘤中最为常见,女性略多于男性,高发年龄为 40~50 岁,大多为良性、单发,体积小,直径一般为 1~2 cm。

2. **临床表现** ①首发症状是低血糖的表现。②脑部症状表现为头痛,复视,焦虑,饥饿,行为异常,神志不清,昏睡以至昏迷,或一过性惊厥,甚至诊断为癫痫发作或癔症。

3. **定性诊断**

(1) 临床表现为典型的 Whipple 三联征:①空腹或运动后出现低血糖症状。②症状发作时血糖低于 2.2 mmol/L。③进食或静脉推注葡萄糖可迅速缓解症状。

(2) 如无低血糖症状发作,可进行 72 小时饥饿诱发试验。患者饥饿后诱发出低血糖症状,并满足以下 6 条即可诊断:①血糖≤2.22 mmol/L。②胰岛素水平≥6 μU/mL。③C 肽水平≥200 pmol/L。④胰岛素原水平≥5 pmol/L。⑤β-羟丁酸≤2.7 mmol/L。⑥血/尿中无磺脲类药物的代谢产物。

4. **定位诊断**

(1) 非创伤性检查:超声、CT 和 MRI 对直径>2 cm 的肿瘤阳性率较高;超声内镜可用于小的胰腺内分泌肿瘤的定位检测,阳性率高。

(2) 有创检查:①选择性动脉造影(灯泡征)。②动脉刺激静脉取血试验。

5. **胰岛素瘤与其他内分泌肿瘤的鉴别**

肿瘤类型	细胞类型	分泌激素	临床表现	部位
胰岛素瘤	B	胰岛素	低血糖	胰岛
胃泌素瘤	G	胃泌素	胰源性溃疡	胰岛、胃、十二指肠
胰高血糖素瘤	A	胰高血糖素	糖尿病,坏死性迁移性红斑	胰岛、个别为肺、肾
血管活性肠肽瘤	D_1	血管活性肠肽	胰性腹泻	胰岛、神经节母细胞
生长抑素瘤	D	生长抑素	高血糖、脂肪泻、胆结石等	胰岛、小肠
胰多肽瘤	PP	胰多肽	无症状或有腹泻	胰岛
神经降压素瘤	NT	神经降压素	低血压	血管舒张等胰交感神经链
类癌	EC	5-羟色胺	类癌综合征	胰岛、消化道

6. **治疗** ①首选手术切除。②对术中未能切除干净,有转移的恶性胰岛素瘤,以及无法手术的患者,可用链脲霉素、5-FU、多柔比星、干扰素等药物治疗,联合化疗优于单一化疗。

7. 手术方式

(1) 肿瘤摘除术为最常用方法,对单发或散在的、不大而表浅的肿瘤,无论在何部位均可采用。

(2) 局部切除大于 2 cm 的肿瘤,可将肿瘤连同周围一部分正常胰腺组织一起切除,行胰体尾切除常需同时切脾。

(3) 胰十二指肠切除术可用于位于胰头钩突部的巨大肿瘤、多发肿瘤和恶性胰岛素瘤。

(4) 恶性胰岛素瘤术中应尽量切除原发病灶和转移淋巴结,以及肝表面易摘除的转移灶。

(5) 胰岛增生的病例,切除 85%~90% 的胰腺可解除症状。

(6) 无法找到肿瘤者,应终止手术,关腹前进行门、脾静脉分段取血以备术后测定胰岛素。

8. 并发症
反跳性高血糖是常见的术后并发症,应常规使用胰岛素,将血糖维持在正常范围。

第十七节　脾脏疾病

例题

脾脏是体内最大的外周淋巴器官,其淋巴组织约占全身总量的(C)

A. 15%　　　B. 5%　　　C. 25%
D. 40%　　　E. 55%

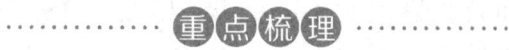

(一) 概述

脾是体内最大的淋巴器官,约占全身淋巴组织总量 25%,内含大量的淋巴细胞和巨噬细胞,其功能与结构又与淋巴结有许多相似之处,属于重要的免疫器官。

(二) 脾切除的适应证及其疗效

脾切除的主要适应证为外伤性脾破裂和门静脉高压症脾功能亢进,其他适应证为脾占位性病变,以及造血系统疾病等。

1. 脾原发性疾病及占位性病变

(1) 游走脾(异位脾):主要表现为腹部可推动的肿块和压迫邻近脏器所引起的症状。若并发脾蒂扭转,可致急性梗死,表现为急性剧烈腹痛,可伴休克。

(2) 脾囊肿:①真性囊肿有皮样囊肿、淋巴管囊肿或寄生虫性囊肿等。②假性囊肿可为损伤后陈旧性血肿或脾梗死后局限性液化而成等,多位于脾被膜下。③小的非寄生虫性、非肿瘤性脾囊肿不需治疗。

(3) 脾肿瘤:①良性肿瘤有血管瘤、内皮瘤,行手术切除效果好。②恶性肿瘤多为肉瘤,如未扩散,首选脾切除加放射治疗或化学疗法。

(4) 脾脓肿：临床表现为寒战、发热、左上腹或左胸疼痛，左上腹触痛、脾区叩击痛。超声、CT检查可确定诊断。除抗生素治疗外，如脾已与腹壁粘连，可在超声或CT引导下行穿刺抽脓或置管引流术，也可行脾切除治疗。

(5) 其他：如副脾、脾结核、脾梗死等，必要时可行脾切除。

2. 造血系统疾病

(1) 遗传性球形红细胞增多症：临床表现为贫血、黄疸和脾大，多于幼年时即出现，病情缓慢，但急性发作时，可出现溶血危象。脾切除术后黄疸和贫血多在短期内消失，贫血可获完全、持久纠正，但血液中球形红细胞仍存在。4岁以下的儿童一般不宜行脾切除。

(2) 遗传性椭圆形红细胞增多症：有溶血性贫血和黄疸者，脾切除对消除贫血和黄疸有效。4岁以下的儿童一般不宜行脾切除。

(3) 丙酮酸激酶缺乏：在新生儿期即出现症状，黄疸和贫血都较重。脾切除虽不能纠正贫血，但有助于减少输血量。

(4) 珠蛋白生成障碍性贫血：又称地中海贫血，多见于儿童。病情重者出现黄疸，肝脾肿大。脾切除适用于贫血严重需长期反复输血，或巨脾并有脾功能亢进的重症患者。主张应在4岁以后手术为宜。

(5) 自身免疫性溶血性贫血：脾切除对温抗体型有效，但不作为首选，仅适用于肾上腺皮质激素治疗无效，或须长期应用较大剂量激素才能控制溶血时。

(6) 免疫性血小板减少性紫癜：以广泛皮肤黏膜及内脏出血为主要表现。出血明显者应输新鲜血，并应用肾上腺皮质激素。脾切除的适应证：①严重出血不能控制，危及生命，特别是有发生颅内出血可能者。②经肾上腺皮质激素治疗6个月以上无效；或治疗后缓解期较短，仍多次反复发作者。③大剂量激素治疗能暂时缓解症状，但出现了激素引起的副作用，而剂量又不能减少者。④激素应用禁忌者。

(7) 慢性粒细胞白血病：脾切除对有明显脾功能亢进，尤其是伴有血小板减少者，或巨脾引起明显症状或因脾梗死引起脾区剧痛者，能缓解病情，但不能延缓其急变发生和延长生存。

(8) 慢性淋巴细胞白血病：采用肾上腺皮质激素治疗效果不明显者，可行脾切除术。

(9) 多毛细胞白血病：若全血细胞减少，反复出血或感染，伴有巨脾，可行脾切除术。

(10) 霍奇金淋巴瘤：诊断性剖腹探查及脾切除，可确切地决定霍奇金病分期和治疗方案。

（三）脾切除术后常见并发症

1. 腹腔内大出血

(1) 一般发生在术后24~48小时。常见原因是脾窝创面严重渗血、脾蒂结扎线脱落或术中遗漏结扎的血管出血。

(2) 短时间内大量出血并出现低血压甚至休克者，应迅速再次剖腹止血。术前注意纠正可能存在的凝血功能障碍，术中彻底止血是预防的关键。

2. 膈下感染 术中彻底止血，避免损伤胰尾发生胰瘘，术后膈下置管有效引流，是重要的预防措施。

3. 血栓-栓塞性并发症 如发生在视网膜动脉、肠系膜静脉、门静脉主干等，会造成严重后果。多主张术后早期应用低分子肝素等抗凝剂预防治疗。

4. 脾切除术后凶险性感染 脾切除后机体免疫功能削弱和抗感染能力下降,不仅对感染的易感性增高,还可发生脾切除术后凶险性感染,尤其是婴幼儿。

(1) 临床特点:起病隐匿,开始可能有轻度感冒样症状。发病突然,来势凶猛,骤起寒战、高热、头痛、恶心、呕吐、腹泻,乃至昏迷、休克,常并发弥散性血管内凝血等。死亡率高。致病菌多为肺炎链球菌。

(2) 预防方法:避免不必要的脾切除,争取施行脾保留性手术。对已行脾切除者,可预防性应用抗生素,接种多效价肺炎链球菌疫苗,并加强无脾患者的预防教育。

第十八节　消化道出血

例题

男,30岁。因上消化道大出血入院,经治疗病情稳定,出血停止,为明确出血原因,首选检查是(C)

A. 肝功能检查　　　　B. B超检查　　　　C. 纤维胃镜检查
D. 选择性腹腔动脉造影　　E. X线钡餐检查

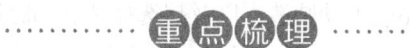

(一) 概述

消化道出血是外科常见的临床表现,病因多且复杂,若一次失血超过全身总血量的20%(800~1 200 mL),并引起休克症状和体征,即为消化道大出血。依据解剖部位,可分为上消化道出血与下消化道出血。

(1) 出血量低于总血容量10%(400 mL)以下,血容量变化较小,经由体液与脾脏储存血代偿性补充,循环血量可逐步恢复,脉搏与血压波动不大,一般不产生明显临床症状。

(2) 出血量超过总血容量10%(400 mL),且在短期内发生,患者可有头晕、乏力、口干、脉搏或心动过速,每分钟可增至90~100次,收缩压尚可正常,但脉压常缩小。

(3) 出血量达总血容量的25%(1 000 mL)以上,患者可出现晕厥、四肢冰凉、尿少、烦躁不安等,脉搏每分钟超过120次,收缩压降至70~80 mmHg。

(4) 出血量达2 000 mL或以上,患者收缩压可降至50 mmHg或更低,出现严重的失血性休克症状,如气促、少尿或无尿,脉搏细速,甚至扪不清。

(二) 上消化道大出血的诊断与处理

上消化道包括食管、胃、十二指肠、空肠上段和胆道。上消化道大出血主要表现为呕血和便血,或仅有便血。

1. 常见病因 ①胃、十二指肠溃疡(最常见)。②门静脉高压症。③应激性溃疡。④胃癌。

⑤肝内局限性慢性感染、肝肿瘤、肝外伤。

2. 临床特点

(1) 食管或胃底曲张静脉破裂引起出血,一次出血量常达 500~1 000 mL 或以上,可引起休克;临床上主要表现为呕血,单纯便血较少;即使采用积极的非手术疗法止血后,仍可再次发生呕血。

(2) 溃疡、糜烂性胃炎、胃癌引起的胃或十二指肠球部的出血,一次出血量一般不超过 500 mL,发生休克的较少;临床上可以呕血为主,也可以便血为主;经积极的非手术疗法多可止血,若病因未得到及时治疗,可再次出血。

(3) 胆道出血,量一般不多,一次为 200~300 mL,很少引起休克,临床上以便血为主,采取积极的非手术治疗后,出血可暂时停止,但常呈周期性的复发,间隔期一般为 1~2 周。

3. 辅助检查

(1) 三腔二囊管:放入胃内后,将胃气囊和食管气囊充气以压迫胃底和食管下段,用等渗盐水经第三管将胃内积血冲洗干净。若没有再出血,则可证明为食管或胃底曲张静脉的破裂出血;若吸出的胃液仍含血液,则门静脉高压性胃病或胃、十二指肠溃疡出血的可能较大。

(2) X 线钡餐检查:上消化道急性出血期内进行钡餐检查有促使休克发生,或使原已停止的出血再出血的可能性,故不宜施行。休克改善后,可行钡餐检查。

(3) 内镜:有助于明确出血的部位和性质,并可同时进行止血;应早期(出血后 24 小时内)进行,阳性率高达 95% 左右。

(4) 选择性腹腔动脉或肠系膜上动脉造影以及超选择性肝动脉造影:对确定出血部位尤有帮助,但每分钟至少要有 0.5 mL 含有显影剂的血液自血管裂口溢出,才能显示出血部位。在明确出血部位后,可将导管插至出血部位,进行栓塞等介入止血治疗。此项检查较安全,在有条件时应作为首选的诊断和急诊止血方法。

(5) ^{99m}Tc 标记红细胞的腹部 γ-闪烁扫描:可发现出血(5 mL 出血量)部位的放射性浓集区,多可在扫描后 1 小时内获得阳性结果,特别对间歇性出血的定位,阳性率可达 90% 以上。

(6) 超声、CT 或 MRI:有助于发现肝、胆和胰腺结石、脓肿或肿瘤等病变或鉴别诊断;MRI 门静脉、胆道重建成像,可帮助了解门静脉直径、有无血栓或癌栓,以及胆道病变等。

4. 处理

(1) 一般处理

1) 建立 1~2 条静脉通道,如施行颈内静脉或锁骨下静脉穿刺置管输液,以保证能够迅速补充血容量。先滴注平衡盐溶液或乳酸钠等渗盐水,同时进行血型鉴定、交叉配血和血常规、血细胞比容等检查。

2) 已有休克的患者,留置导尿管,记录每小时尿量;有条件时,测定中心静脉压。

3) 止血药物中可静脉注射维生素 K_1、纤维蛋白原、凝血酶等。通过胃管应用冰盐水(内加去甲肾上腺素)或 5% Monsel 溶液反复灌洗。适当应用血管加压素能促使内脏小动脉收缩,减少血流量,达到止血作用;但对高血压和有冠状血管供血不足的患者不适用。

(2) 病因处理

1) 胃、十二指肠溃疡大出血：①急性溃疡经一般处理后,出血多可自止。②慢性溃疡经一般处理,待血压、脉率有所恢复后,应早期行胃大部切除术。③吻合口溃疡多发生在胃空肠吻合术后,应早期手术,切除吻合口,再次行胃空肠吻合,并同时行迷走神经切断术。

2) 门静脉高压症：①肝功能差的患者,首先采用三腔二囊管压迫止血,或在纤维内镜下注射硬化剂或套扎止血,必要时急诊行经颈静脉肝内门体分流术。②肝功能好的患者,积极采取手术止血,还可预防肝性脑病,常用贲门周围血管离断术。

3) 应激性溃疡或急性糜烂性胃炎：可应用组织胺 H_2 受体阻滞剂雷尼替丁、质子泵抑制剂、人工合成生长抑素；若仍然不能止血,可采用胃大部切除术,或选择性胃迷走神经切断术加行幽门成形术。

4) 胃癌：①若肿瘤未发生远处转移,则实行根治性胃大部或全胃切除术。②若为晚期胃癌,为达止血目的,行姑息性胃癌切除术。

5) 胆道出血：多可经非手术疗法,包括抗感染和止血药的应用而自止。若反复大量出血,可进行超选择性肝动脉造影,明确病因和部位,同时进行栓塞止血。如仍不能止血,积极手术。

6) 诊断不明的上消化道大出血：经一般处理后,血压、脉率仍不稳定,早期剖腹探查,找到病因,进行止血。一般行上腹部正中切口或经右腹直肌切口施行剖腹探查。

（三）下消化道大出血的诊断与处理

下消化道出血是指近段空肠以下的小肠、盲肠、阑尾、结肠与直肠内的病变所引发的出血,通常不包括痔、肛裂等出血。便血是最常见的表现。

1. 常见病因　①肠道肿瘤。②肠息肉。③炎性肠病。④肠憩室。⑤肠壁血管性疾病。⑥其他如肠套叠、肠扭转等。

2. 诊断

(1) 病史：如血便伴发热、腹痛等考虑感染性肠炎、肠伤寒等；大便习惯改变或不规则形血便,腹部隐痛、贫血或消瘦提示肠道恶性肿瘤。

(2) 体征：关注腹部是否有胀气,是否扪及肿块,有无压痛、反跳痛,肠鸣音有无异常等；常规进行直肠指检。

(3) 实验室检查：血常规、血清肿瘤标志物等。

(4) 辅助检查

1) 纤维结肠镜：可以直视病灶,了解病灶的部位、数目、范围,并可以钳取病灶组织进行病理学检查,以明确诊断。

2) 小肠内镜：若怀疑出血来自小肠,可应用胶囊内镜进行检查,操作方便,可观察病灶形态与范围,且不增加患者痛苦。

3) 结肠钡剂灌肠造影：有助于对结肠内肿瘤的形态、部位、数目、大小及其浸润范围进行评估。

4) 选择性动脉造影：对于严重的急性出血,尤其怀疑来自小肠时,选择肠系膜上动脉造影是较为可靠的诊断方法,有助于发现 Treitz 韧带以下小肠至结肠脾曲的出血灶；肠系膜下动脉造影可发现结肠脾曲至直肠的出血灶。

5) 放射性核素显像：小肠部位多次扫描可发现出血部位有放射性浓集显像。
3. **治疗**

(1) 非手术治疗：①对于急性大出血者,可监测生命体征变化,纠正水、电解质紊乱与酸碱平衡失调,补充血容量,静脉注射止血药物。②选择性动脉介入治疗。③经纤维结肠镜止血。

(2) 手术治疗

1) 急诊剖腹探查手术：适用于出血量较大、出血难以控制、需依赖输血维持血液循环稳定或未能明确出血部位与病变性质者。

2) 择期手术：适用于良性病变、出血部位明确、经非手术治疗效果不满意者。对于肠癌,争取行根治性手术;对于晚期肿瘤所致的大出血,争取姑息性切除原发癌灶而控制出血。

第七章
骨科临床常见病

第一节 常见部位骨折

例题

男,41岁。肩部外伤致锁骨骨折。检查时发现肩外展,伸肘、屈肘功能,以及腕、手的功能完全丧失,并有感觉障碍。此患者应选择的治疗是(A)

A. 早期手术切开复位,内固定,同时探查臂丛神经
B. 手法复位,横"8"字绷带固定
C. 手法复位,石膏外固定
D. 手法复位,夹板固定
E. 牵引复位

重点梳理

(一)上肢骨折

1. 锁骨骨折

(1) 症状:外伤后锁骨区疼痛、肿胀,患侧肩部比健侧低,并向前倾斜,健侧手扶托患侧前臂,头部向患侧偏斜。

(2) 体征:局部皮下瘀血、瘀斑,局部压痛,有骨擦感,可扪及骨折断端,有时可见骨折断端刺破皮肤。

(3) X线检查:常规拍摄上胸部锁骨正位片。锁骨内侧骨折不易被发现,加摄锁骨向头侧斜位可进一步明确诊断。

(4) 臂丛神经损伤:臂丛神经由 $C_5 \sim C_8$ 及 T_1 神经组成。

1) 上臂丛损伤($C_{5\sim7}$):①肩外展障碍及三角肌萎缩(C_5)。②屈肘障碍及肱二头肌萎缩(C_6)。③拇指、示指指腹麻木及肱三头肌肌力减弱(C_7)。

2) 下臂丛损伤(C_8、T_1):①屈指肌萎缩与功能障碍(C_8)。②手内肌萎缩与功能障碍(T_1)。

3) 全臂丛损伤:整个上肢肌肉瘫痪,肌张力低,除上臂内侧以外的上肢感觉丧失,腱反射消失,有时出现 Horner 征。

(5) Allman 分型:①Ⅰ型,锁骨中段1/3骨折。②Ⅱ型,锁骨外侧1/3骨折。Ⅱa型,骨折断端在喙突和喙锁韧带的内侧,锁骨干向近端移位;Ⅱb型,伴喙锁韧带损伤。③Ⅲ型,锁骨内

侧 1/3 骨折。

(6) 保守治疗

1) 成人的无移位骨折及儿童的青枝骨折,行三角巾悬吊制动 3～6 周。

2) 有移位的锁骨中段骨折,可在手法复位后,行"8"字绷带固定 6 周。

(7) 手术治疗

1) 指征:①开放性骨折。②合并神经血管损伤。③骨折移位明显,有皮肤破损的危险。④陈旧性锁骨骨折不愈合。⑤漂浮肩。⑥成人锁骨远端骨折合并喙锁韧带撕裂。⑦复位后再移位,影响美观。

2) 固定方法:采用钢板固定或髓内钉、克氏针等髓内固定。

(8) 并发症:①不愈合。②畸形愈合。③血管神经损伤。④创伤性关节炎。⑤手术并发症等。

2. 肱骨近端骨折

(1) 症状:跌倒致肩部撞地或手撑地后,患侧肩关节疼痛,活动受限。

(2) 体征:患者常用另一手托扶患臂。肩部肿胀,局部明显压痛及轴向叩击痛,或可闻及骨擦音,有时可扪及骨折断端并出现骨擦感,移位或成角严重的患者可见畸形。伤后 24 小时可在肩部及上臂见到瘀斑。

(3) X 线检查:常规拍摄肩关节正位片、肩胛骨侧位片、腋窝位片。

(4) Neer 分型:依据骨折的解剖部位和骨折块移位的程度,即根据肱骨 4 个解剖部位(肱骨头、大结节、小结节和肱骨干)及相互之间的移位程度(以移位大于 1cm 或成角畸形大于 45°为移位标准)来进行分型。

1) 一部分骨折:肱骨近端骨折,无论骨折线数量是多少,只要未达到上述移位标准,说明骨折部位尚有一定的软组织附着连接,有一定的稳定性。

2) 两部分骨折:指仅 1 个部位发生骨折并且移位者,包括解剖颈骨折、大结节骨折、小结节骨折、外科颈骨折。

3) 三部分骨折:指肱骨近端 4 个解剖部位中,有 2 个部位骨折并且移位。常见大结节、外科颈骨折,也可见小结节、外科颈骨折。

4) 四部分骨折:指肱骨近端 4 个部分都发生骨折移位,形成 4 个分离的骨块。此时肱骨头向外侧脱位,成游离状态;血液供应破坏严重,极易发生缺血坏死。

(5) 治疗

1) 保守治疗:对于无移位的肱骨近端骨折,包括大结节骨折、肱骨外科颈骨折,可用上肢三角巾悬吊 3～4 周,复查 X 线片示有骨愈合迹象后,行肩部功能锻炼。对于有轻度移位的 Neer 两部分骨折,功能要求不高者也可使用三角巾悬吊。

2) 手术治疗:多数移位的肱骨近端骨折的特点是两部分以上的骨折,应及时行切开复位钢板内固定。对于 Neer 三部分、四部分骨折,也可行切开复位钢板内固定术,但对于特别复杂的老年人四部分骨折也可选择人工肱骨头置换术。

3. 肱骨干骨折和肱骨髁上髁间骨折

鉴别要点	肱骨干骨折	肱骨髁上髁间骨折
症状	受伤后,上臂疼痛、肿胀、畸形、瘀斑,患肢活动障碍,有反常活动和骨擦感	外伤后局部疼痛肿胀伴功能障碍,可能出现手部及手指麻木、活动困难
体征	患侧上臂肿胀、瘀斑,局部明显压痛及轴向叩击痛,可有骨擦音,骨传导音减弱或消失。合并桡神经损伤,可出现垂腕,各指掌指关节不能背伸、伸拇及前臂旋后障碍,手背桡侧皮肤感觉减退或消失	肘部剧烈疼痛,压痛广泛,肿胀严重,有皮下瘀斑,纵轴叩击痛(+),有骨擦音及异常活动。肘关节呈半伸位,前臂旋前,肘部横径明显增宽,鹰嘴部向后突出,可触及骨折块,骨擦感明显。肘关节功能障碍
X线检查	肱骨干正、侧位片	肘部正、侧位片
治疗	① 保守治疗:手法复位外固定 ② 手术治疗:接骨板螺钉内固定、外固定架固定、髓内钉固定 ③ 康复治疗	① 外固定预后差 ② 切开复位内固定

4. 伸直型和屈曲型肱骨髁上骨折

鉴别点	伸直型肱骨髁上骨折	屈曲型肱骨髁上骨折
机制	跌倒时手掌着地	跌倒时肘后方着地
近折端	向下移位	向后下移位
远折端	向上移位	向前移位
并发症	易损伤肱动脉、正中神经、尺神经和桡神经	较少合并神经血管损伤
临床表现	肘部疼痛、肿胀、皮下瘀斑,肘部向后突出并处于半屈位	局部肿胀,疼痛,肘后凸起,皮下瘀斑
体格检查	局部压痛,有骨擦音及假关节活动,肘前方可扪到骨折断端,肘后三角关系正常	肘上方压痛,后方可扪及骨折断端,由于肘后方软组织较少,骨折断端锐利,可刺破皮肤形成开放性骨折
治疗	① 手法复位外固定 ② 手术治疗 ③ 康复治疗	基本原则与伸直型肱骨髁上骨折相同,但手法复位的方向相反

5. 前臂双骨折

(1) 临床表现:伤后前臂疼痛、肿胀、畸形及功能障碍。检查可发现骨摩擦音及假关节活动。骨传导音减弱或消失。

(2) 类型

1) 孟氏(Monteggia)骨折:指尺骨上 1/3 骨干骨折合并桡骨头脱位。

2) 盖氏(Galeazzi)骨折:指桡骨干下 1/3 骨折合并尺骨小头脱位。

(3) 治疗

1) 手法复位外固定:麻醉后,仰卧位,在肩外展 90°,屈肘 90°位,沿前臂纵轴向远端牵引,肘部向上做反牵引。手法复位成功后采用石膏固定。

2) 切开复位内固定:常用钢板内固定和髓内钉内固定。手术指征:①手法复位失败。②受伤时间较短、伤口污染不重的开放性骨折。③合并神经、血管、肌腱损伤。④同侧肢体有多发性损伤。⑤陈旧骨折畸形愈合。

3) 康复治疗:术后均应抬高患肢。术后 2 周开始练习手指屈伸活动和腕关节活动。4 周以后开始练习肘、肩关节活动。8~10 周后摄片证实骨折已愈合,可进行前臂旋转活动。

(4) 前臂骨筋膜室综合征:指因外伤等各种原因导致前臂特别是掌侧屈肌间隙内压力升高,使得骨筋膜室内的肌肉、神经因急性缺血、缺氧而产生的一系列症状和体征。

1) 表现:"5P"症状,即疼痛(pain)、苍白(pallor)、感觉异常(paresthesias)、无脉(pulseless)、瘫痪(paralysis)。

2) 治疗:骨筋膜室压力超过 30 mmHg 需急诊行筋膜切开减压术。

6. 桡骨远端骨折 是指距桡骨远端关节面 3 cm 以内的骨折。根据受伤机制不同,可发生伸直型骨折、屈曲型骨折、关节面骨折伴腕关节脱位。

(1) 伸直型骨折(Colles 骨折):多为腕关节处于背伸位、手掌着地、前臂旋前时受伤。

1) 临床表现:伤后局部疼痛、肿胀,可出现典型畸形姿势,即侧面看呈"银叉"畸形,正面看呈"刺刀样"畸形;局部压痛明显,腕关节活动障碍。可同时伴有下尺桡关节脱位及尺骨茎突骨折。X 线片可见骨折远端向桡、背侧移位,近端向掌侧移位。

2) 治疗:以手法复位外固定治疗为主,部分需要手术治疗。手术指征:①严重粉碎性骨折移位明显,桡骨下端关节面破坏。②手法复位失败,或复位成功,外固定不能维持复位。

(2) 屈曲型骨折(Smith 骨折):常因跌倒时,腕关节屈曲、手背着地受伤引起。

1) 临床表现:受伤后,腕部下垂,局部肿胀,腕背侧皮下瘀斑,腕部活动受限。检查局部有明显压痛。可合并下尺桡关节损伤、尺骨茎突骨折和三角纤维软骨损伤。X 线片可见近折端向背侧移位,远折端向掌侧、桡侧移位。

2) 治疗:主要采用手法复位、夹板或石膏固定。复位后若极不稳定,外固定不能维持复位者,行切开复位、钢板或钢针内固定。

(3) 桡骨远端关节面骨折伴腕关节脱位(Barton 骨折)

1) 机制:①在腕背伸、前臂旋前位跌倒,手掌着地,暴力通过腕骨传导,撞击桡骨关节背侧发生骨折,腕关节也随之而向背侧移位。②当跌倒时,腕关节屈曲、手背着地受伤,可发生与上述相反的桡骨远端掌侧关节面骨折及腕骨向掌侧移位。

2) 临床表现:表现为与 Colles 骨折相似的"银叉"畸形及相应的体征。

3) 治疗:无论是掌侧或背侧桡骨远端关节面骨折,均首先采用手法复位、夹板或石膏外固定方法治疗。复位后很不稳定者,可切开复位、钢针内固定。

(二) 下肢骨折

1. 股骨颈骨折

(1) 分类

1) 按骨折部位分类

分类	骨折线位置	特点
股骨头下骨折	股骨头与股骨颈的交界处	骨折愈合困难,易发生股骨头缺血坏死

分类	骨折线位置	特点
经股骨颈骨折	股骨颈中部,常呈斜形	易发生骨折不愈合和股骨头缺血坏死
股骨颈基底骨折	股骨颈与大转子之间	骨折易愈合,不易坏死

2) 按骨折线方向分类:①远端骨折线与两侧髂嵴连线的夹角(Pauwels角)大于50°为内收骨折,属于不稳定性骨折。②远端骨折线与两侧髂嵴连线的夹角小于30°为外展骨折,属于稳定性骨折。

3) Garden 分型:①Ⅰ型,不完全骨折,骨的完整性部分中断。②Ⅱ型:完全骨折但不移位或嵌插移位。③Ⅲ型,完全骨折,部分移位且股骨头与股骨颈有接触。④Ⅳ型,完全移位的骨折。

(2) 诊断

1) 中老年人有跌倒受伤史,伤后感髋部疼痛,下肢活动受限,不能站立和行走,应怀疑股骨颈骨折。

2) 有时伤后并不立即出现活动障碍,仍能行走,但数天后,髋部疼痛加重,逐渐出现活动后疼痛更重,甚至完全不能行走,说明受伤时可能为稳定性骨折,以后发展为不稳定性骨折而出现功能障碍。

3) 检查时可发现患肢出现外旋畸形,一般在 45°~60°。若外旋畸形达到 90°,应怀疑有转子间骨折。股骨颈骨折伤后很少出现髋部肿胀及瘀斑,可出现局部压痛及轴向叩击痛。

4) 肢体测量可发现患肢短缩。在平卧位,由髂前上棘向水平画垂线,再由大转子与髂前上棘的垂线画水平线,构成 Bryant 三角,股骨颈骨折时,此三角底边较健侧缩短。在侧卧并半屈髋,由髂前上棘与坐骨结节之间画线,为 Nélaton 线,正常情况下,大转子在此线上,若大转子超过此线之上,表明大转子有向上移位。

(3) 治疗:年龄过大,全身情况差,合并有严重心、肺、肾、肝等功能障碍不能耐受手术者,尽早预防和治疗全身并发症,全身情况允许后尽早尽快手术治疗。

1) 闭合复位内固定:在硬膜外麻醉下,患者仰卧于骨科手术牵引床或用双反牵引复位器复位,复位成功后3枚空心拉力螺钉微创植入固定,或用动力髋螺钉固定。

2) 切开复位内固定:适用于手法复位失败、固定不可靠或青壮年的陈旧骨折不愈合。

3) 人工关节置换术:对全身情况尚好,预期寿命比较长的 GardenⅢ、Ⅳ型股骨颈骨折的老年患者,选择全髋关节置换术;对全身情况差,合并症比较多,预期寿命比较短的老年患者,选择半髋关节置换术。

2. 股骨转子间骨折

(1) Tronzo-Evans 的分型方法

分型	特 点	稳定性	比例
Ⅰ型	顺转子间骨折,骨折无移位	稳定	11.1%
Ⅱ型	小转子骨折,轻度移位,可获得稳定的复位	稳定	17.4%

续表

分型	特点	稳定性	比例
Ⅲ型	小转子粉碎性骨折,不能获得稳定的复位	不稳定	45.1%
Ⅳ型	Ⅲ型骨折+大转子骨折	不稳定	20.1%
Ⅴ型	逆转子间骨折,由于内收肌的牵引,存在移位的倾向	不稳定	6.3%

(2) 临床表现:受伤后,转子区出现疼痛、肿胀、瘀斑和下肢不能活动。转子间压痛,下肢外旋畸形明显,可达90°,有轴向叩击痛。下肢短缩。

(3) X线检查:拍摄骨盆正位片和患髋侧位片。

(4) 非手术治疗:对有手术禁忌证者,采用胫骨结节或股骨髁上外展位骨牵引,10~12周后逐渐扶拐下地活动。

(5) 手术治疗:目的是尽可能达到解剖复位,恢复股骨矩的连续性,矫正髋内翻畸形,坚强内固定,早期活动,避免并发症。内固定方法包括Gamma钉固定、动力髋螺钉固定等。

3. 股骨干骨折 直接暴力作用于股骨,易引起横行骨折或粉碎性骨折,间接暴力易引起股骨干斜行骨折或螺旋形骨折。

(1) 分类及表现

1) 股骨干上1/3骨折:近折端向前、外及外旋方向移位,远折端向内、后方向移位。

2) 股骨干中1/3骨折:由于内收肌群的牵拉,使骨折向外成角。

3) 股骨干下1/3骨折:①远折端向后方移位,近折端向前移位,断端重叠,形成短缩畸形。②由于远折端向后移位,可损伤腘动脉、腘静脉和胫神经、腓总神经。

(2) 非手术治疗:①3岁以下儿童采用垂直悬吊皮肤牵引。②成人和3岁以上儿童的股骨干骨折多采用手术内固定治疗。存在手术禁忌证者可行持续牵引8~10周。

(3) 手术治疗:成人股骨干骨折手术多采用钢板、带锁髓内钉固定。儿童股骨干骨折多采用弹性钉内固定。严重的开放性骨折可用外固定架治疗。

4. 股骨远端骨折

(1) 临床表现:膝关节和股骨远端部位有肿胀、畸形和压痛。骨折断端有异常活动和骨擦感。若大腿张力较高,应警惕筋膜室综合征发生。

(2) 合并的周围结构损伤:①远端骨折块向后成角、移位,骨折断端短缩。②腘动脉损伤。③坐骨神经、胫神经及腓总神经损伤。

(3) 辅助检查

1) 小腿血运差,足背动脉搏动弱,怀疑有血管损伤时,应采用Doppler超声检查,明确有无腘动脉损伤,必要时进行血管造影。

2) 常规拍摄股骨远端正、侧位X线平片。骨折粉碎较严重时,应在牵引下摄片,更有利于判断骨折的分型。

(4) 非手术治疗:包括闭合复位、骨牵引、管形石膏固定等,现已较少采用。

(5) 手术治疗:目的是解剖复位、坚强内固定和早期进行康复锻炼。绝大多数股骨远端骨折都应采用手术治疗。常用内固定有松质骨螺钉及支持钢板、股骨髁解剖钢板、股骨远端逆行带锁髓内钉、95°角状钢板和动力髁螺钉。

5. **髌骨骨折**

(1) 病因：暴力直接作用于髌骨，如跌倒时跪地，髌骨直接撞击地面发生骨折；由于肌肉的强力牵拉所致（如跌倒时，为了防止倒地，股四头肌猛烈收缩以维持身体稳定，将髌骨撕裂）。直接暴力常致髌骨粉碎性骨折；肌肉牵拉常致髌骨横行骨折。

(2) 临床表现：伤后膝前肿胀，有时可扪及骨折分离出现的凹陷。

(3) X线检查：膝关节正、侧位片可明确骨折的部位、类型及移位程度，是选择治疗方法的重要依据。

(4) 类型及治疗

类型	治疗
关节外下极骨折	—
简单骨折	拉力螺钉加张力带钢丝或钢丝环扎到胫骨结节
粉碎性骨折	经骨缝合撕脱的韧带，并在髌骨和胫骨结节之间环扎
累及部分关节面,纵向骨折	—
无移位	非手术治疗
移位,简单骨折	拉力螺钉加钢丝环扎
多片骨折,星形骨折	钢丝环扎加张力带钢丝
累及全部关节面	—
横行骨折	克氏针加张力带钢丝
超过3个骨折块	拉力螺钉、克氏针加张力带钢丝
完全粉碎,不能整复	髌骨切除

6. **胫骨平台骨折**

(1) 症状：伤后出现膝部疼痛、膝关节肿胀和下肢不能负重等症状。

(2) 体征：胫骨近端和膝关节局部触痛，出现反常活动，偶尔有骨擦音和骨擦感，骨折移位严重时可触及骨折断端。膝关节主动、被动活动受限。

(3) Schatzker 分型及治疗

类型	特点	治疗
Ⅰ型	外侧平台劈裂骨折,无关节面塌陷	无明显移位者,外固定4~6周;移位明显者,切开复位内固定
Ⅱ型	外侧平台劈裂,关节面压缩骨折	切开复位,植骨,内固定
Ⅲ型	外侧平台单纯压缩骨折	移位不明显者,外固定4~6周;骨折块塌陷明显或膝关节不稳定者,切开复位,植骨,内固定
Ⅳ型	胫骨内侧平台骨折	无移位者,外固定4~6周;有骨折塌陷,合并交叉韧带损伤者,切开复位,植骨填充,内固定

续表

类型	特点	治疗
Ⅴ型	双侧平台骨折,为不稳定性骨折	切开复位内固定
Ⅵ型	双侧平台骨折加胫骨干与干骺端分离,为不稳定骨折	切开复位,胫骨平台解剖钢板或T形钢板固定

7. **胫腓骨干骨折**

(1) 病因

1) 重物撞击、车轮碾轧等,可引起胫腓骨同一平面的横行、短斜行或粉碎性骨折。若合并软组织开放伤,为开放性骨折。

2) 高处坠落伤,足着地,身体发生扭转时,可引起胫、腓骨螺旋形或斜行骨折。

3) 胫骨下 1/3 的斜行骨折,经力的传导,可致腓骨颈骨折。

(2) 并发症

1) 胫骨上 1/3 骨折,可致胫后动脉损伤,引起下肢严重血液循环障碍,甚至缺血坏死。

2) 胫骨中、下 1/3 的骨折使营养动脉损伤,供应下 1/3 段胫骨的血液循环显著减少,易发生延迟愈合或不愈合。

3) 胫腓骨的小腿筋膜室由致密的纤维组织和骨骼隔开,骨折后易出现骨筋膜室综合征。

4) 腓骨颈有移位的骨折可引起腓总神经损伤。

(3) 类型:①胫腓骨干双骨折(最多见)。②单纯胫骨干骨折。③单纯腓骨干骨折。

(4) 治疗

1) 无移位的胫腓骨干骨折采用石膏固定;有移位的横行或短斜行骨折采用手法复位,石膏固定。

2) 不稳定的胫腓骨干双骨折采用微创或切开复位,可选择钢板螺钉或髓内针固定。

3) 软组织损伤严重的开放性胫腓骨干双骨折,清创后用髓内针或外固定架固定,同时做局部皮瓣或肌皮瓣转移覆盖创面。

4) 单纯胫骨干骨折用石膏固定 10~12 周后可下地活动。

5) 单纯腓骨干骨折,若不伴有上、下胫腓联合分离,不需特殊治疗。为减少活动时疼痛,用石膏固定 3~4 周。

8. **踝部骨折**

(1) 分类

1) Ⅰ型内翻内收型:当踝关节在极度内翻位受伤时(旋后),暴力作用通过外侧副韧带传导至外踝,引起胫腓下韧带平面以下的外踝骨折。

2) Ⅱ型:①外翻外展型,踝关节遭受间接暴力,在极度外翻位受伤,或重物打击外踝,使踝关节极度外翻,暴力经内侧副韧带传导,牵拉内踝而发生骨折。②内翻外旋型,暴力作用于外踝,首先导致外踝粉碎性骨折和后踝骨折,但胫腓下韧带完整。

3) Ⅲ型外翻外旋型:踝关节遭受外翻(旋前)暴力时,使内侧副韧带紧张,导致内踝撕脱骨折。

4）垂直压缩型(Pilon骨折)：常为高处跌落时胫骨下端受距骨垂直方向的暴力，导致塌陷型骨折，压缩重点部位可在胫骨下端的前缘、中部及后缘；中心部位压缩常同时伴有腓骨下端的粉碎性骨折或斜行骨折。

(2) 临床表现：踝部肿胀明显，瘀斑，内翻或外翻畸形，活动障碍。检查可在骨折处扪及局限性压痛。

(3) 辅助检查：①踝关节正位、侧位X线平片可明确骨折的部位、类型、移位方向。②对Ⅲ型骨折，需检查腓骨全长，若腓骨近端有压痛，应补充拍摄X线平片。

(4) 治疗：无移位和无下胫腓联合分离的单纯内踝或外踝骨折，在踝关节内翻(内踝骨折时)或外翻(外踝骨折时)位石膏固定6~8周。有移位的内踝或外踝单纯骨折，应切开复位，松质骨螺钉内固定。下胫腓联合分离常在内、外踝损伤时出现，应首先复位、固定骨折。

1）Ⅰ型骨折为双踝骨折，为恢复韧带的张力，一般均应行切开复位，松质骨螺钉、钢板内固定。

2）Ⅱ型骨折为三踝骨折，内踝骨折采用松质骨螺钉内固定，外踝骨折常采用钢板固定。影响胫骨1/4~1/3关节面的后踝骨折也需用松质骨螺钉或支撑钢板内固定。

3）Ⅲ型骨折除需对内踝行切开复位、内固定外，外踝或腓骨骨折也应行钢板螺钉内固定。

4）垂直压缩性骨折多需切开复位内固定，将压缩塌陷部位复位后遗留的骨缺损用自体松质骨或人工骨充填。

9. **足部骨折**

(1) 跟骨骨折

1）分型：①Ⅰ型骨折，指无论有几条骨折线，都没有移位。②Ⅱ型骨折，指后关节面损伤成2个部分的骨折。③Ⅲ型骨折，指后关节面损伤成3个部分的骨折。④Ⅳ型骨折，指后关节面损伤成4个及4个以上的骨折块。

2）临床表现：坠落伤后出现跟部疼痛，肿胀，皮下瘀斑，足底扁平及局部畸形，不能行走。检查跟部有局限性压痛，跟骨横径较健侧增宽。

3）治疗：①无移位的或无明显移位的跟骨关节内骨折，以及明显移位但高龄或合并严重内科疾病的患者，给予石膏或支具固定4~6周。②闭合撬拨复位疗法。③切开复位内固定术，指征是后关节面移位明显的骨折、鸟嘴样骨折(跟骨结节撕脱骨折)。④微创切开复位解剖钢板、骨栓加压内固定。⑤关节融合术。

(2) 跖骨骨折

1）病因：跖骨骨折多为直接暴力引起，如重物打击、车轮碾压等；也可由长期慢性损伤(如长跑、行军)致第2或第3跖骨干发生疲劳骨折。

2）部位：跖骨骨折可发生在跖骨基底部、跖骨干和跖骨颈部。

3）治疗：①跖骨基底部骨折应紧急手法复位，石膏外固定；若手法复位失败，经跖骨头下方打入髓内针内固定。②第2~4的单一跖骨干骨折常无明显移位，不需特殊治疗；有移位的多个跖骨干骨折先试行手法复位,若不成功则行切开复位内固定。③跖骨颈骨折后,先试行手法复位,若复位失败,切开复位,交叉克氏针内固定。

(3) 趾骨骨折

1) 病因:多为直接暴力损伤,如重物高处落下直接打击足趾,或走路时踢及硬物等。

2) 治疗:①无移位的趾骨骨折不需特别治疗,石膏托固定。②有移位的单个趾骨骨折,行手法复位,将邻趾与伤趾用胶布一起固定。③多数趾骨骨折在复位后,用超过足趾远端的石膏托固定。

(三) 骨盆骨折

1. **分类**

(1) 按骨折部位分类:①骨盆边缘撕脱性骨折。②髂骨翼骨折。③骶尾骨骨折。④骨盆环骨折。

(2) 按骨盆环的稳定性分类(Tile 分型):①A 型,稳定型(后环完整)。②B 型,部分稳定型(旋转不稳定,但垂直稳定;后环不完全性损伤)。③C 型,旋转、垂直均不稳定(后环完全损伤)。

(3) 按暴力的方向分类:①侧方挤压损伤(LC 骨折)。②前后挤压损伤(APC 骨折)。③垂直剪切损伤(VS 骨折)。④混合暴力损伤(CM 骨折)。

2. **临床表现**

(1) 多有强大暴力外伤史,主要是车祸、高空坠落和工业意外。多存在严重的多发伤,休克常见。局部肿胀、疼痛及活动受限。

(2) 体征

1) 骨盆分离试验与挤压试验阳性:检查者双手交叉撑开两髂嵴,使骨盆前环产生分离,出现疼痛即为骨盆分离试验阳性。检查者用双手挤压患者的两髂嵴,伤处出现疼痛为骨盆挤压试验阳性。检查时偶尔会感到骨擦音。

2) 肢体长度不对称:测量胸骨剑突与两髂前上棘之间的距离,向上移位的一侧长度变短,也可测量脐孔与两侧内踝尖端之间的距离。

3) 会阴部瘀斑:是耻骨和坐骨骨折的特有体征。

3. **辅助检查**

(1) X 线检查:可显示骨折类型及骨折块移位情况,但骶髂关节情况以 CT 检查更为清晰。

(2) 超声检查:可作为腹、盆腔脏器损伤的筛查方法。

4. **合并症**

(1) 腹膜后血肿:骨盆各骨主要为松质骨,邻近又有许多动脉、静脉丛,血液供应丰富。骨折可引起广泛出血,巨大血肿可沿腹膜后疏松结缔组织间隙蔓延至肠系膜根部、肾区与膈下,还可向前至侧腹壁。腹膜后主要大动脉、静脉破裂,可迅速导致患者死亡。

(2) 盆腔内脏器损伤:尿道损伤远比膀胱损伤多见。耻骨支骨折移位容易引起尿道损伤、会阴部撕裂,可造成直肠损伤或阴道壁撕裂。直肠破裂如发生在腹膜反折以上可引起弥漫性腹膜炎；如在反折以下，可导致直肠周围感染。

(3) 神经损伤：主要是腰骶神经丛与坐骨神经损伤。骶骨Ⅱ区与Ⅲ区骨折容易发生腰骶神经根损伤。骶神经损伤会导致括约肌功能障碍。

(4) 脂肪栓塞与静脉栓塞。

5. 骨盆骨折本身的处理

(1) 骨盆边缘性骨折：无移位者不必特殊处理。髂前上、下棘撕脱骨折可于髋、膝屈曲位卧床休息3~4周；坐骨结节撕脱骨折，卧床休息时采用大腿伸直、外旋位。髂骨翼部骨折需卧床休息3~4周。

(2) 骶尾骨骨折：①骶骨有明显移位者需手术治疗，无移位者以卧床休息为主，骶部垫气圈或软垫。②有移位的尾骨骨折，可将手指插入肛门内，将骨折片向后推挤复位。③陈旧性尾骨骨折疼痛严重者，可在尾骨周围局部注射皮质激素。

(3) 单纯性耻骨联合分离：①较轻者，可用骨盆兜悬吊固定。不宜用于侧方挤压力量所致的耻骨支横形骨折。②分离>2.5cm者，可采用钢板螺钉内固定。

(4) 骨盆环双处骨折伴骨盆环断裂：对于不稳定的骨盆环骨折(TileB型、C型)，多采用手术复位及钢板螺钉内固定，必要时辅以外支架固定。

(四) 髋臼骨折

1. 概述 髋臼骨折是由强大暴力作用于股骨头和髋臼之间造成的。常见受伤方式有屈膝位，暴力作用于膝关节前方经股骨头传递至髋臼；暴力经足、膝、股骨头传递到髋臼；侧方暴力经股骨大转子传递；经骨盆后方的暴力累及髋臼。

2. 分型 主要依据解剖结构的改变分型。

(1) 单一骨折：累及髋臼的一个柱或壁，包括后壁骨折、后柱骨折、前壁骨折、前柱骨折和横断骨折。

(2) 复合骨折：至少包含2个单一骨折，包括T形骨折、后柱伴后壁骨折、横断伴后壁骨折、前柱伴后半横行骨折和双柱骨折。

3. 治疗 有移位的髋臼骨折原则上应手术治疗，尽可能解剖复位、牢固固定及早期功能锻炼。

(1) 保守治疗：主要是卧床和牵引。适应证：无移位或移位<3mm；严重骨质疏松者；局部或其他部位有感染者；有手术禁忌证，如合并其他系统疾病，不能耐受手术者；闭合复位且较稳定的髋臼骨折。

(2) 手术治疗

1) 手术指征：髋关节不稳定及移位>3mm者，尤其是双柱骨折有错位者。急诊手术指征：①髋关节脱位不能闭合复位。②髋关节复位后不能维持复位。③合并神经损伤，且进行性加重。④合并血管损伤。⑤开放性髋臼骨折。

2) 手术时机：最佳手术时机多在伤后4~7天。

第二节 常见部位关节脱位

例题

(1~2题共用题干)

女孩,4岁。其母提拉其手上台阶时,出现哭闹,右肘痛,不愿活动。查体:右肘稍肿胀,未见明显畸形。X线片未见明显异常征象。

1. 其诊断最可能是(D)
   A. 右肩锁关节脱位　　　　　　　B. 习惯性右肩关节脱位
   C. 右尺骨鹰嘴骨折伴肘关节前脱位　D. 右桡骨头半脱位
   E. 右尺神经卡压综合征

2. 正确的治疗方法应是(A)
   A. 单纯手法复位　　　　　　　　B. 全麻下行手法复位
   C. 切开复位并内固定　　　　　　D. 手法复位后患肘外固定2周
   E. 手术松解卡压的神经

重点梳理

(一) 肩锁关节脱位

1. 分型　①Ⅰ型:肩锁关节囊、韧带挫伤,尚未断裂。②Ⅱ型:肩锁关节囊破裂,部分韧带损伤或断裂,关节半脱位。③Ⅲ型:肩锁关节囊、韧带完全断裂,关节完全脱位。

2. 临床表现和诊断

(1) Ⅰ型:肩部有打击或跌倒损伤史,肩锁关节处疼痛、肿胀、活动时疼痛加重,局部压痛明显。X线平片未发现明显移位。

(2) Ⅱ型:除有Ⅰ型的临床表现和体征外,用手指按压锁骨外端有弹性感。X线平片可见锁骨外端向上撬起,为半脱位。

(3) Ⅲ型:除有Ⅰ型的临床表现和体征外,肩外上方肿胀严重,与对侧比较时可发现患侧明显高起,按压时弹性感更加明显,肩活动受限。X线平片可见锁骨外端完全离开肩峰的相对关节面,为完全性脱位。

3. 治疗　①Ⅰ型:三角巾悬吊患肢2~3周后开始肩关节活动。②Ⅱ型:手法复位、加垫外固定,但固定常不可靠,易并发压疮,或演变为陈旧性脱位。③有症状的陈旧性半脱位及Ⅲ型患者,尤其是肩锁关节移位超过2cm者,可选择切开复位张力带钢丝固定,对喙锁韧带无法修复者,可行韧带重建加张力带钢丝固定术。

(二) 肩关节脱位

1. 类型　根据肱骨头脱位的方向可分为前脱位、后脱位、上脱位及下脱位,以前脱位最多见。

2. 临床表现和诊断

(1) 有上肢外展外旋或后伸着地受伤史,肩部疼痛、肿胀、肩关节活动障碍,患者有以健手托住患侧前臂、头向患侧倾斜的特殊姿势,应考虑肩关节脱位可能。

(2) 检查可发现患肩呈方肩畸形,肩胛盂处有空虚感,上肢有弹性固定;Dugas征阳性,即将患侧肘部紧贴胸壁时,手掌搭不到健侧肩部;或手掌搭在健侧肩部时,肘部无法贴近胸壁。

(3) X线正位、侧位片及穿胸位片可确定肩关节脱位的类型、移位方向及有无撕脱骨折;目前临床常规行CT扫描。

(4) 严重创伤时,肩关节前脱位可合并神经血管损伤。

3. 治疗
肩关节前脱位首选手法复位加外固定治疗,后脱位可行切开复位加外固定治疗。

(1) 手法复位:一般采用局部浸润麻醉,用Hippocrates法复位,可感到有弹跳及听到响声,提示复位成功,再行Dugas征检查,应由阳性转为阴性。

(2) 固定方法:①单纯性肩关节脱位复位后可用三角巾悬吊上肢,肘关节屈曲90°,腋窝处垫棉垫固定3周,合并大结节骨折者应延长1~2周。②关节囊破损明显或肩带肌肌力不足者,术后摄片会有肩关节半脱位,宜用搭肩位胸肱绷带固定。

(3) 康复治疗。

(4) 手术治疗:对于陈旧性肩关节脱位影响上肢功能者,可选择切开复位术、修复关节囊及韧带。

(三) 肘关节脱位

1. 分类

(1) 后脱位:肘关节处于半伸直位,手部着地,暴力沿尺、桡骨向近端传导,尺骨鹰嘴处产生杠杆作用,前方关节囊撕裂,使尺、桡骨向肱骨后方脱出。

(2) 侧方脱位:肘关节处于内翻或外翻位时遭受暴力,发生尺侧或桡侧侧方脱位。

(3) 前脱位:肘关节处于屈曲位,肘后方遭受暴力可使尺、桡骨向肱骨前方移位。

2. 临床表现和诊断

(1) 上肢外伤后,肘部疼痛、肿胀、活动障碍;检查发现肘后突畸形;前臂处于半屈位,并有弹性固定;肘后出现空虚感,可扣到凹陷;肘后三角关系发生改变;应考虑肘关节后脱位可能。

(2) 肘部正、侧位X线平片可发现肘关节脱位的移位情况、有无合并骨折。

(3) 侧方脱位可合并神经损伤,应检查手部感觉、运动功能。

3. 保守治疗

(1) 手法复位:可采用单人复位法,复位成功的标志为肘关节恢复正常活动,肘后三角关系恢复正常。

(2) 固定:用长臂石膏托或支具固定肘关节于屈曲90°,再用三角巾悬吊胸前2~3周后可进行肘关节屈伸锻炼。

4. 手术治疗
肘关节在功能锻炼时,如屈曲位超过30°,有明显肘关节不稳或脱位趋势时,应手术重建肘关节韧带。

(四) 桡骨头半脱位

1. 临床表现和诊断

(1) 多见于 5 岁以下儿童,手、腕有被动向上牵拉受伤史,患儿感肘部疼痛,活动受限,前臂处于半屈位及旋前位。

(2) 检查肘部外侧有压痛。

(3) X 线平片常不能发现桡骨头脱位。

2. 治疗 不用麻醉即可进行手法复位。复位成功的标志是有轻微的弹响声,肘关节旋转、屈伸活动正常。复位后不必固定,但不可再暴力牵拉。

(五) 髋关节脱位

1. 髋关节后脱位 是最常见的髋关节脱位。

(1) 机制:髋关节后脱位大部分发生于交通事故,坐于汽车内的人处于屈膝及髋关节屈曲内收位,股骨轻度内旋,膝部受到撞击时,股骨头从髋关节囊的后下部薄弱区脱出。

(2) 分类:①Ⅰ型,单纯脱位或伴有髋臼后壁小骨折片。②Ⅱ型,股骨头脱位,合并髋臼后壁一大块骨折。③Ⅲ型,股骨头脱位,合并髋臼后壁粉碎性骨折。④Ⅳ型,股骨头脱位,合并髋臼后壁和顶部骨折。⑤Ⅴ型,股骨头脱位,合并股骨头骨折。

(3) 临床表现和诊断:①明显外伤史,通常暴力很大,如车祸或高处坠落。②有明显的疼痛,髋关节不能主动活动。③患肢短缩,髋关节呈屈曲、内收、内旋畸形。④可以在臀部摸到脱出的股骨头,大转子上移明显。⑤可合并坐骨神经损伤,多表现为以腓总神经损伤为主的体征,出现足下垂、趾背伸无力和足背外侧感觉障碍等。⑥X 线检查可了解脱位情况及有无骨折,必要时行 CT 检查了解骨折移位情况。

(4) 治疗

1) Ⅰ型损伤的治疗:①必须在全身麻醉或椎管内麻醉下行手法复位,最初 24~48 小时是复位的黄金时期,常用的复位方法为 Allis 法,即提拉法;感到明显的弹跳与响声,提示复位成功;复位后畸形消失,髋关节活动亦恢复。②固定、功能锻炼,复位后用绷带将双踝暂时捆在一起,于髋关节伸直位下将患者搬运至床上,患肢做皮肤牵引或穿丁字鞋 2~3 周;卧床期间做股四头肌收缩动作;2~3 周后开始活动关节;4 周后扶双拐下地活动;3 个月后可完全承重。

2) Ⅱ~Ⅴ型损伤的治疗:主张早期切开复位与内固定。

2. 髋关节前脱位

(1) 机制:髋关节前脱位少见,多发生于交通事故和高处坠落伤,髋关节处于外展、外旋位时受到轴向直接暴力。

(2) 临床表现和诊断:①有强大暴力所致外伤史。②患肢呈外展、外旋和屈曲畸形。③腹股沟处肿胀,可摸到股骨头。④X 线检查可了解脱位方向。

(3) 治疗

1) 复位:在全身麻醉或椎管内麻醉下手法复位,复位不成功常提示前方关节囊有缺损或有卡压,用暴力复位会引起股骨头骨折;如手法复位失败,应早期切开复位。

2) 固定和功能锻炼:同髋关节后脱位。

3. **髋关节中心脱位**

(1) 机制:来自侧方的暴力,直接撞击在股骨粗隆区,可以使股骨头水平向内移动,穿过髋臼内侧壁而进入骨盆腔;若受伤时下肢处于轻度内收位,则股骨头向后方移动,产生髋臼后部骨折;若下肢处于轻度外展与外旋位,则股骨头向上方移动,产生髋臼爆破型粉碎性骨折。

(2) 临床表现和诊断:①一般为高能量损伤,多为交通事故或高空坠落。②后腹膜间隙内往往出血很多,可出现出血性休克。③髋部肿胀、疼痛、活动障碍;大腿上段外侧方往往有大血肿;肢体短缩情况取决于股骨头内陷的程度。④合并腹部内脏损伤的并不少见。⑤X 线检查可明确伤情,CT 三维成像可立体再现髋臼骨折情况。

(3) 治疗:根据髋臼骨折类型早期切开复位,同时固定髋臼骨折。

第三节 骨关节退行性疾病与感染

例题

早期诊断化脓性关节炎,最有确诊价值的检查是(E)
A. X 线片
B. 红细胞沉降率
C. 血培养
D. 血细胞计数及分类
E. 关节穿刺及关节液检查

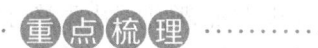

(一) 骨关节炎

1. **概述** 骨关节炎是骨科常见的由多种因素导致的慢性关节疾病,病变特点是关节软骨的退行性变和关节周围继发性骨质增生,多累及负重大、活动多的关节,如膝关节、髋关节、脊柱等部位,手部关节也是好发部位之一。

2. **分类**

(1) 原发性:发病原因不明,无明确的全身或局部诱因,与遗传和体质因素有一定的关系,多见于 50 岁以上的中老年人。

(2) 继发性:可发生于青壮年,可继发于创伤、炎症、关节不稳定、慢性反复的积累性劳损或先天性疾病等。

3. **病理** 最早、最主要的病理变化发生在关节软骨。首先关节软骨退变、变性、磨损、消失,软骨下骨裸露、硬化、象牙质变;随后软骨下骨囊腔变,关节边缘骨赘形成,伴滑膜增生,关节囊、周围韧带退变、纤维化、萎缩;最终关节面完全破坏、畸形。

4. **临床表现**

(1) 症状和体征

1) 关节疼痛及压痛:早期疼痛轻微,活动后加剧,休息可缓解;晚期出现静息痛和夜间痛。

2) 关节僵硬:晨僵,活动后可缓解;在气压降低或空气湿度增加时加重,持续时间一般较短,很少超过30分钟。

3) 关节肿大:手部关节可出现Heberden结节和Bouchard结节,部分膝关节因骨赘形成或关节积液也会造成关节肿大。

4) 骨擦感(音):关节活动时出现骨擦感(音),多见于膝关节。

5) 关节无力、活动障碍:关节疼痛、活动度下降、肌肉萎缩、软组织挛缩可引起关节无力,行走时软腿或关节交锁,不能完全伸直或活动障碍。

(2) 实验室检查:伴有滑膜炎可出现C反应蛋白(CRP)和红细胞沉降率(ESR)轻度升高。继发性骨关节炎患者出现原发病的指标异常。

(3) X线检查

1) 早期可为阴性,随软骨逐渐磨损,关节间隙变窄。

2) 伴随关节间隙变窄,边缘有骨赘形成,软骨下骨硬化,在邻近关节面的松质骨内可见囊性变,有时可见游离体,关节积液时可见关节囊肿胀。

3) 晚期关节间隙基本消失,关节变形,力线偏移,可出现半脱位。

5. 膝关节骨关节炎的诊断标准　①近1个月内大多数时间有膝关节疼痛。②X线片示关节边缘有骨赘。③关节液实验室检查示白细胞增多。④年龄≥40岁。⑤晨僵<30分钟。⑥膝关节活动时有摩擦声。满足①+②条或①+③+⑤+⑥条,或①+④+⑤+⑥条者,可诊断为膝关节骨关节炎。

6. 髋关节骨关节炎

(1) 临床表现:①早期活动后疼痛,晚期可出现静息痛。②中晚期爬楼、下蹲不能,严重时甚至出现髋关节屈曲位僵直畸形。③内旋诱发痛,髋关节"4"字征(+)。

(2) 诊断标准:①近1个月反复髋关节疼痛。②ESR≤20 mm/h。③X线片示骨赘形成,髋臼缘增生。④X线片示髋关节间隙变窄。满足①+②+③条或①+③+④条,可诊断为髋关节骨关节炎。

7. 鉴别诊断　与类风湿关节炎、痛风性关节炎、强直性脊柱炎、化脓性关节炎鉴别。

8. 非药物治疗　目的为缓解疼痛,延缓病变发展。

(1) 避免长时间跑、跳、蹲,避免频繁爬楼梯、登山,避免负重剧烈活动等可能加剧软骨磨损的生活方式。

(2) 通过控制饮食和合理的功能锻炼,主要指非负重的功能训练,推荐慢走、游泳和平路自行车骑行等。

(3) 物理治疗可以增加局部血液循环,减轻炎症反应,解除肌肉痉挛,包括热疗、水疗、超声波、按摩等,针灸有关节感染的风险,谨慎使用。

(4) 采用手杖、拐杖、助行器等可以减少受累关节负重,可一定程度上缓解症状。

9. 药物治疗

(1) 非选择性非甾体抗炎药(NSAID)同时抑制COX-1和COX-2,对血小板聚集功能、胃肠道功能和肾脏功能有负面影响,有消化道溃疡病史的患者要慎用。

(2) 选择性COX-2抑制剂适用于胃肠道不良反应危险性较高的骨关节炎患者和围术期

患者的镇痛治疗。

(3) 氨基葡萄糖、鳄梨豆非皂化物、软骨素等可保护软骨,延缓病程;关节腔内注射透明质酸钠可润滑关节,保护关节软骨和缓解疼痛。对有症状性膝关节骨关节炎患者强烈反对使用。

(4) 长期使用激素类药物会加重症状,还会增加感染的可能性。不主张随意选用关节腔内注射糖皮质激素,更反对多次反复使用。

10. **手术治疗** ①关节镜手术。②关节周围截骨术。③关节融合术。④人工关节置换术。

(二) 强直性脊柱炎

1. **概述** 强直性脊柱炎(AS)是脊椎的慢性进行性炎症,以骶髂关节和脊柱附着点炎症为主要病变的疾病;病变常从骶髂关节开始逐渐向上蔓延至脊柱,导致纤维性或骨性强直和畸形;好发于 16~30 岁人群,男性占 90%,有明显的家族遗传史;HLA-B27 阳性率高。

2. **临床表现**

(1) 早期不明原因腰部、腰骶部疼痛,可放射至大腿,很少到膝关节以下,口服抗炎镇痛药症状缓解明显;腰部活动僵硬感,晨起明显,适当活动后可缓解;可有轻度的全身症状,如乏力、消瘦、轻度贫血等。

(2) 中、早期最具特征性的症状为 90% 的患者以骶髂关节炎为首发症状,交替性左右骶髂关节部位疼痛。

(3) 晚期的典型体征是全脊柱强直,胸椎后凸,头部前伸,侧视必须转动全身。

(4) 周围关节病变以大关节为主,髋膝多强直于屈曲位。

3. **X线检查** 早期骶髂关节骨质疏松,关节边缘呈虫蛀状改变,间隙不规则增宽,软骨下骨有硬化致密改变;以后关节面渐趋模糊,间隙逐渐变窄,直至双侧骶髂关节完全融合。椎间小关节出现类似变化,形成广泛而严重的骨化性骨桥表现,称为"竹节样脊柱"。病变晚期累及髋关节呈骨性强直。

4. **诊断标准**

(1) 纽约标准:①下腰背痛的病程至少持续 3 个月,疼痛随活动改善,但休息不减轻。②腰椎在前后和侧屈方向活动受限。③胸廓扩展范围小于同年龄和性别的正常值。④双侧骶髂关节炎Ⅱ~Ⅳ级,或单侧骶髂关节炎Ⅲ~Ⅳ级。患者具备④并附加①~③条中的任何 1 条可确诊为强直性脊柱炎。

(2) 欧洲脊柱关节病研究组标准:①阳性家族史。②银屑病。③炎性肠病。④关节炎前 1 个月内的尿道炎、宫颈炎或急性腹泻。⑤双侧臀部交替疼痛。⑥肌腱末端病。⑦骶髂关节炎。炎性脊柱痛或非对称性以下肢关节为主的滑膜炎,并附加以上项目中的任何一项可确诊。

5. **鉴别诊断** 与类风湿关节炎、腰骶关节劳损、骨关节炎、结核性脊柱炎相鉴别。

6. **治疗**

(1) 心理教育和功能练习。

(2) 药物治疗:①非甾体抗炎药。②柳氮磺吡啶。③甲氨蝶呤。④肾上腺皮质激素。⑤生物制剂。

(3) 手术指征:①严重驼背畸形而影响平视,手术矫正畸形。②骨性椎管狭窄,出现神经症状者,行椎骨减压术。③进行性加重的髋关节疼痛,活动受限,经系统保守治疗无效者,行全髋关节置换术。④严重的髋关节活动受限,甚至骨性强直、关节畸形者,行全髋关节置换术。⑤髋关节强直多发生在青壮年,因其活动能力明显受损,严重影响工作和生活,应适当放宽全髋关节置换术的年龄限制。

(三) 类风湿关节炎

1. **概述** 类风湿关节炎(RA)是一种由全身结缔组织疾病引起的非特异性炎症,女性多见;以关节病变为主,初为滑膜受累,后波及肌腱、韧带等邻近结缔组织,导致关节纤维性僵直,最后累及关节软骨及软骨下骨,进而发展为骨性强直。

2. **病因** ①自身免疫因素。②遗传因素。③链球菌或其他病原体感染、精神、性激素及分娩等因素有关。

3. **临床表现**

(1) 发病前可有体重减轻、低热及疲乏感等全身症状。

(2) 开始为多关节肿胀疼痛,常为对称性,近端指间关节常见,其次为掌指、腕、膝、肘、踝、肩和髋关节。

(3) 晨僵,常可持续1小时以上,持续时间与严重程度成正比。

(4) 关节畸形,常见的畸形有掌指关节尺偏、鹅颈征、纽扣畸形等。

4. **实验室检查**

(1) 可有血红蛋白减少、血小板增高、ESR加快及C反应蛋白增高等。

(2) 类风湿因子(RF)和抗核抗体、抗角蛋白抗体等可辅助对RA的诊断,但RF并不是RA独有的特异性抗体。

5. **影像学检查**

(1) X线检查:早期关节周围软组织肿大,关节间隙增宽,关节周围骨质疏松,随病变发展关节周围骨质疏松更明显,关节面边缘模糊不清,关节间隙逐渐变窄。晚期关节间隙消失,最终出现骨性强直。

(2) MRI:可显示关节炎性反应初期出现的滑膜增厚、骨髓水肿和轻度关节面侵蚀,有助于类风湿关节炎的早期诊断。

(3) 超声:高频超声能清晰显示关节腔、关节滑膜、滑囊、关节腔积液、关节软骨厚度及形态等。

6. **特殊检查** ①关节穿刺术。②关节镜及关节滑膜活检。

7. **诊断标准** ①晨僵至少1小时,持续至少6周。②≥3个关节肿胀,持续至少6周。③腕关节、掌指关节、近端指关节肿胀,持续至少6周。④对称性(指左右两侧)关节肿胀,持续至少6周。⑤手、腕X线片具有典型RA改变(须包括侵蚀及骨质脱钙)。⑥类风湿结节(骨突起和关节周围皮下)。⑦类风湿因子(RF)阳性(检测方法在健康人中RF阳性率<5%)。以上7项中至少具备4项的患者可确诊。

8. **鉴别诊断** 与骨关节炎、银屑病关节炎、风湿性关节炎等疾病鉴别。

9. **功能分级** ①Ⅰ级:能完成日常生活(能自由活动)。②Ⅱ级:能从事正常活动,但有1

个或多个关节活动受限或不适(中度受限)。③Ⅲ级:只能胜任一般职业性任务或自理生活中的一部分(显著受限)。④Ⅳ级:大部分或完全丧失自理能力,需要长期卧床或依赖轮椅,很少或不能生活自理。

10. 治疗 目的:①缓解疼痛、抑制炎症、消除肿胀。②延缓疾病进展,保护关节功能和防止畸形。③矫正关节畸形,改善肢体功能。

(1) 非药物治疗:为一般处理。急性发热及关节疼痛时卧床休息,鼓励每天起床适当活动。一般情况好转时,进行关节肌肉活动锻炼,夜间可用支具将关节固定在生理位置,鼓励康复锻炼,预防关节僵硬以免发生畸形。

(2) 药物治疗:一线药物主要是非甾体类药物,与激素合用,可减少激素的剂量。二线药物有抗疟药、金盐制剂、柳氮磺吡啶、免疫抑制剂(如青霉胺、甲氨蝶呤、环磷酰胺)等。三线药物主要是激素。病情较轻,进展较快者,可一线、二线药物联合运用同时,早期给予小剂量激素,见效后逐渐减轻药物。

(3) 手术治疗:早期可行受累关节滑膜切除术,以减少关节液渗出,防止血管翳形成,保护软骨和软骨下骨组织,改善关节功能;也可在关节镜下行关节清理、滑膜切除术;晚期可根据病情行人工关节置换术,是最终治疗手段。

(四) 急性化脓性关节炎

1. 概述 急性化脓性关节炎是指关节部位受化脓性细菌引起的感染,感染途径多数为血源性传播,少数为感染直接蔓延;常见致病菌为金黄色葡萄球菌,其次为白色葡萄球菌、淋病双球菌等;常见于10岁左右儿童,最常发生在髋关节和膝关节,以单发关节为主。

2. 病因 ①血源性传播。②邻近关节的化脓性病灶直接蔓延至关节腔内。③开放关节损伤继发感染。④医源性感染。

3. 临床表现 ①局部急性炎症表现:红肿、疼痛及明显压痛。②急性期全身中毒症状:寒战高热,小儿可有抽搐。③关节屈曲挛缩,主被动活动疼痛,有保护性肌肉痉挛。

4. 辅助检查

(1) 血液检查:白细胞总数升高,中性粒细胞增多,ESR及CRP明显升高,常超过正常值上限3倍以上。

(2) 关节穿刺,关节液检查:一旦怀疑化脓性关节炎,应尽早进行关节穿刺和关节液检查,是确定诊断和选择治疗方法的重要依据。

1) 滑液为浆液性或脓性,多黏稠浑浊,可见镜下脓细胞。

2) 关节液涂片镜检了解细胞分类情况,白细胞$>50\times10^9$/L,中性粒细胞大于80%时高度怀疑。

3) 革兰染色快速涂片寻找细菌。

4) 关节液培养阳性,注意厌氧菌和需氧菌双培养。

(3) X线检查:早期只可见关节周围软组织肿胀阴影,膝部侧位片可见明显的髌上囊肿胀,儿童病例可见关节间隙增宽。骨骼改变最早见骨质疏松;因关节软骨破坏出现关节间隙进行性变窄;软骨下骨质破坏使骨面毛糙,并有虫蚀状骨质破坏。后期可出现关节挛缩畸形,关节间隙狭窄,甚至有骨小梁通过成为骨性强直。

5. **鉴别诊断** ①急性血源性骨髓炎。②类风湿关节炎。③关节结核。④痛风性关节炎。⑤一过性滑膜炎。

6. **治疗原则**

(1) 早期足量全身性使用抗生素。

(2) 关节腔内注射抗生素,若抽出液逐渐变清,局部症状和体征缓解,说明治疗有效,可以继续使用,直至关节积液消失,体温正常。若抽出液变得更为混浊甚至成为脓性,说明治疗无效,应改为灌洗或切开引流。

(3) 经关节镜治疗适用于膝关节化脓性炎症或股骨下端慢性骨髓炎。

(4) 关节腔持续性灌洗适用于表浅的大关节。每天经灌注管滴入抗生素溶液 2 000～3 000 mL。待引流液转清,经培养无细菌生长后可停止灌洗,但引流管仍需继续吸引数天,如引流量逐渐减少至无引流液可吸出,且局部症状和体征都已消退,可拔管。

(5) 关节切开引流适用于较深的大关节,穿刺插管难以成功的部位,如髋关节,应及时行切开引流术。

(6) 为防止关节内粘连,尽可能保留关节功能,可做持续性关节被动活动。

(7) 后期病例如有陈旧性病理性脱位者可行矫形手术,髋关节强直者可行全髋关节置换手术。为防止感染,术前、术中和术后都须使用抗生素。

(五) 骨与关节结核

1. **概述** 骨与关节结核是由结核分枝杆菌侵入骨或关节而引起的一种继发性感染性疾病;主要继发于原发性肺结核或胃肠道结核,通过血液传播引起。

2. **分类** 骨与关节结核分为单纯滑膜结核、单纯骨结核和全关节结核。单纯滑膜结核和单纯骨结核是全关节结核的初期病理变化。

(1) 单纯滑膜结核可只表现为关节腔积液,随病情发展滑膜呈乳头样增生侵犯骨和关节软骨,造成全关节结核。

(2) 单纯骨结核初期病灶仅限于骨骺端,随病情发展逐渐损害关节软骨,波及关节腔导致全关节结核。

(3) 单纯滑膜结核和单纯骨结核如治疗及时得当,关节功能可不受影响;全关节结核会造成关节的功能障碍;如形成脓肿破溃和窦道,合并继发感染,则关节完全损毁和畸形。

3. **临床表现**

(1) 患者常有肺结核病史或家庭结核病史。

(2) 起病多较缓慢,症状隐匿,可无明显全身症状或只有轻微结核中毒症状。全身症状包括午后低热、乏力、盗汗,典型病例可见消瘦、食欲缺乏、贫血等症状。

(3) 关节病变多为单发。病变部位初起隐痛,活动后加剧。儿童常有"夜啼"。因病灶脓液破入关节腔,疼痛剧烈。浅表关节检查可见关节肿胀和积液,并有压痛。关节常处于半屈曲状态。晚期患者可见肌肉萎缩,关节呈梭形肿胀。

(4) 病灶部位积聚大量脓液、结核性肉芽组织、死骨和干酪样坏死组织,由于无红、热等急性炎症反应表现,结核性脓肿称为"冷脓肿"或"寒性脓肿"。

(5) 晚期病变静止后可有各种后遗症,如关节腔粘连导致关节功能障碍;畸形,如关节屈曲挛缩畸形、脊柱后凸畸形;小儿骨骺破坏导致肢体不等长等。

4. 结核菌素试验

(1) 结核菌素试验反应越强,说明结核菌感染可能性越大,但不能肯定疾病的存在。

(2) 阴性反应则结核的可能性较小,存在以下因素时也可阴性:老年人、严重或全身播散性结核病、营养不良、免疫缺陷及使用免疫抑制剂者,合并支原体肺炎、肿瘤、病毒感染、结节病等。

5. 结核性关节炎的三种 X 线特征表现 ①局部及周围的骨质破坏。②关节及周围的骨质疏松。③渐进性关节间隙变窄。

6. 鉴别诊断 ①急性化脓性关节炎。②风湿性关节炎。③股骨头骨骺骨软骨病。④类风湿关节炎。⑤一过性髋关节滑膜炎。

7. 全身治疗 ①充分休息,避免劳累。②合理膳食,加强营养。③早期、联合、适量、规律、全程应用抗结核药物。

(1) 抗结核药物:目前常用的一线抗结核药物为异烟肼、利福平、吡嗪酰胺、链霉素、乙胺丁醇。主张联合用药,异烟肼与利福平为首选药物。对于骨关节结核,主张疗程不得少于 12 个月,必要时可延长至 18~24 个月。

(2) 治愈标准:①全身情况良好,体温正常,食欲良好。②局部症状消失,无疼痛,窦道闭合。③3 次 ESR 均正常。④影像学表现脓肿缩小乃至消失,或已经钙化;无死骨,病灶边缘轮廓清晰。⑤起床活动已 1 年,仍能保持上述 4 项指标。符合标准的可停止抗结核药物治疗,但仍需定期复查。

8. 局部治疗

(1) 局部制动:有石膏固定、支具固定、牵引等。目的是保证病变部位的休息,减轻疼痛。

(2) 局部注射:最适用于早期单纯性滑膜结核病例。常用药物为异烟肼。

(3) 手术治疗

1) 脓肿切开引流术:寒性脓肿有混合感染,体温高,中毒症状明显者,因全身状况不好,不能耐受病灶清除术,可做寒性脓肿切开引流。

2) 病灶清除术:术前应规范抗结核药物治疗 4~6 周,至少 2 周。术后要继续完成全部规范化疗程。适应证:①经保守治疗效果不佳,病变仍有进展。②有明显的死骨及较大脓肿形成。③窦道流脓经久不愈。④脊柱结核有脊柱不稳定、脊髓马尾神经受压或严重后凸畸形等。禁忌证:①伴有其他脏器活动期结核者。②病情危重、全身状态差。③合并其他疾病不能耐受手术者。

3) 其他手术:①关节融合术,用于关节不稳定者。②截骨术,用以矫正畸形。③人工关节置换术,可改善关节功能。④椎管减压术,用于出现脊髓和马尾神经受压迫症状或截瘫患者。⑤植骨融合内固定术,用于骨质破坏严重、脊柱不稳定患者等。

9. 髋关节结核

(1) 病因:①多是血源感染的继发性结核,主要是继发于原发性肺结核或胃肠道结核。

②少数可通过接触感染,如通过髋关节周围淋巴结结核、胸膜结核侵入。③抵抗力下降时,被机体消灭的关节结核残留的微小病灶重新活跃致病。④30%～50%的患者有局部外伤史。

(2) 临床表现:①儿童和青壮年多见,单侧居多。②起病隐匿,发展缓慢,初期表现不典型。③病情发展可伴有低热、盗汗、乏力、食欲差、消瘦等全身表现。④后期患髋疼痛明显,常放射至膝部,髋关节多呈屈曲、内收、内旋畸形。⑤体征有Thomas征和"4"字试验阳性。

(3) 实验室检查:①血常规淋巴细胞比例升高,血红蛋白减低。②ESR及CRP成倍升高。③结核菌素试验。④结核抗体筛查。⑤酶联免疫斑点试验法。

(4) CT与MRI:可清楚显示髋关节内积液,揭示普通X线片不能显示的微小骨破坏病灶;MRI还可显示骨内的炎性浸润和关节周围软组织水肿情况。

(5) 细菌学及组织病理学检查:是诊断关节结核等感染性关节炎的金标准。

1) 涂片抗酸染色简单、快速,是临床常用结核诊断的方法,但敏感性和特异性低。

2) 结核分枝杆菌分离培养需时长,敏感性和阳性率低。

3) PCR检测结核分枝杆菌DNA方法具有敏感、特异、快速、简便和标本微量等优点,对结核的早期快速诊断和鉴别诊断具有重要临床价值。

4) 组织病理学方法诊断的阳性率高。典型组织病理特征为干酪样坏死、上皮样细胞肉芽肿和朗格汉斯细胞。取材不佳可致结果失准。

(6) 手术治疗

1) 原则:①必须在应用抗结核药物有效和无其他手术禁忌前提下进行。②术中采集标本留做结核菌培养和组织病理学检查。

2) 指征:①单纯滑膜结核可关节内注射抗结核药物,若疗效不佳,可做滑膜切除术。②单纯骨结核有脓腔及死骨时应及早进行病灶清除术。③早期全关节结核应及早施行病灶清除术。

3) 晚期全髋关节结核:①局部仍有活动性病变,如脓肿或窦道,行关节清理和植骨融合术;术后行髋"人"字石膏固定。②虽病变静止但仍有关节疼痛和畸形,可选择关节融合术或全髋关节置换术。

10. 膝关节结核

(1) 病因

1) 多是关节外病变经血运转移至膝关节发病。

2) 结核分枝杆菌可在膝关节长期潜伏,机体的抵抗力和免疫力下降时,结核菌即大量繁殖。

3) 膝关节是全身滑膜最多的关节,有着丰富的末梢血管网,血流较缓慢,结核菌易在此沉积生长。

4) 膝关节容易发生劳损和扭伤,从而造成关节血肿滑膜损伤,适合结核分枝杆菌的生长繁殖。

(2) 临床表现

1) 起病缓慢,有低热、乏力、疲倦、食欲缺乏、消瘦、贫血等全身症状。ESR增快。儿童有夜啼表现。膝关节位置表浅,肿胀和积液十分明显。

2)检查时发现膝眼饱满,髌上囊肿大,浮髌试验阳性。较晚期的膝关节结核,滑膜可以显著肿胀和增厚。

3)早期膝关节穿刺可获得比较清亮的液体,随着病程进展,抽出液逐渐变浑,纤维素混杂在内,最终变为脓性。关节持续积液和失用性肌萎缩,使膝部呈梭形肿胀。

4)由于疼痛,膝关节呈半屈曲状,日久即发生屈曲挛缩。

5)后期寒性脓肿形成,溃破后成慢性窦道,经久不愈合。也可因韧带的毁损而产生病理性脱位。

6)病变静止或愈合后膝关节呈纤维性强直。骨生长受到抑制,造成双下肢不等长。

(3)实验室检查:血常规、PPD试验、血尿酸、凝血功能等。

(4)影像学检查

1)MRI:①滑膜增生在 MRI 的 T_1WI 上呈较为均一的中低信号,T_2WI 上呈中高低信号混杂表现。②骨破坏可见关节液及滑膜浸润。③骨髓水肿可见骨髓内部的局限性或弥漫性高信号。

2)X线检查:①早期滑膜结核无特征表现,软组织肿胀,关节局部骨质疏松,关节间隙增宽。随病变进展,开始从关节边缘部位侵蚀破坏关节软骨。②单纯骨结核多位于股骨下端和胫骨上端,骨骺或干骺端骨质疏松,可见不规则的骨质破坏并逐渐向关节方向延伸,首先侵犯关节边缘。③发展至全关节结核时,关节面遭破坏,关节软骨被侵蚀,关节间隙逐渐变窄并模糊,在关节两侧的边缘部分可见到凹形或虫蚀状骨质破坏,边缘锐利;若骨质破坏严重,则可能在关节边缘出现大块状死骨。

(5)关节镜、关节穿刺检查

1)关节镜对于早期滑膜结核的诊断很有价值,既可做关节液培养、活组织检查,同时也可行镜下滑膜切除术。

2)镜下表现:关节腔内产生数量不等的软性游离体,一般为大小不等长,0.2~1.0 cm 不规则椭圆形的米粒小体,色泽灰白,多则可达数千。

(6)鉴别诊断:①急性化脓性关节炎。②类风湿关节炎。③色素绒毛结节性滑膜炎。④痛风性关节炎。⑤急慢性滑膜炎。⑥膝关节骨关节炎。

(7)治疗原则

1)单纯结核阶段:应积极规范治疗,使病变终止在该阶段,避免进入全关节结核阶段,以免关节功能障碍的发生。

2)全关节结核阶段:①早期,尽可能多地保留关节功能;手术同滑膜切除术,术中除切除病变滑膜外,需彻底清除骨病灶和其他结核病变物质,尽可能多地保留关节软骨。②晚期,手术目的为彻底清除结核病灶,将关节稳定融合在功能位,常采用病灶清除加压融合术。对于晚期病变稳定或已治愈,肌肉条件好的患者可考虑行表面人工关节置换术。

第四节 骨肿瘤

例题

骨巨细胞瘤的 X 线特征是（A）
A. 骨端膨胀性溶骨性破坏
B. 短骨膨胀，有蜂窝状骨吸收区夹杂钙化斑块
C. 长骨干骺端骨破坏和日光射线现象，有 Codman 三角
D. 骨膜板层状或葱皮状反应性骨形成和骨破坏
E. 自长骨干骺端突出的骨性病损

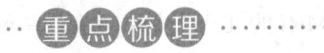

（一）骨瘤

1. **概述** 骨瘤是一种良性病损，多见于颅面骨，由成骨性纤维组织、成骨细胞及所产生的新生骨构成，含有分化良好的成熟骨组织，并有明显的板层结构。

2. **临床表现** 以 30～50 岁多见，发展缓慢，临床上常无明显体征，生长在肢体上偶可触及包块。

3. **分类** ①颅骨和下颌骨象牙质外生骨瘤。②鼻窦、面骨、眶骨部位的骨瘤。③内生性骨疣或骨岛。④长骨表面（近皮质）骨瘤。

4. **X 线检查** 表现为圆形或椭圆形，致密、边界清楚的骨表面或髓腔内肿物，通常无破坏性改变，密度与成熟骨相近，周围无软组织肿胀和骨膜反应。

5. **治疗**
(1) 非手术治疗：无症状的骨瘤无需治疗，可长期随访观察。
(2) 手术治疗：适应证为有邻近组织压迫出现症状者。手术方式为边缘切除。

（二）骨软骨瘤

1. **概述** 骨软骨瘤是一种常见的、软骨源性的良性肿瘤，是位于骨表面的骨性突起物，顶面有软骨帽，中间有髓腔。

2. **临床表现** ①好发年龄为 10～20 岁。②好发部位为长骨干骺端，如股骨远端、胫骨近端和肱骨近端。③可长期无症状，多因无意中发现骨性包块而就诊。若肿瘤压迫周围组织或其表面的滑囊发生炎症，可产生疼痛。

3. **分类**
(1) 单发性骨软骨瘤：也称外生骨疣。
(2) 多发性骨软骨瘤：也称骨软骨瘤病，多数有家族遗传史，具有恶变倾向。

4. **X 线检查** ①肿瘤多位于干骺端，背离关节生长，可有蒂或是广基和骨干相连。②软骨帽厚薄不一，可有不规则的斑点状钙化或骨化。③肿瘤可压迫邻近骨骼导致畸形、移位、压迫

性骨质缺损。④当软骨帽的钙化密度淡似云雾状,界限不清,有骨皮质破坏甚至出现软组织影,常提示恶变。

5. **治疗**

(1) 非手术治疗:无症状者可密切观察,无需治疗。

(2) 手术治疗

1) 适应证:①肿瘤持续生长。②肿瘤出现压迫症状,导致疼痛或神经、血管受压表现。③肿瘤影响邻近关节功能。④肿瘤导致畸形。⑤肿瘤疑有恶变。

2) 切除范围:包括骨膜、软骨帽及瘤体周围的正常组织,彻底切除后预后良好。恶变者可行广泛切除,手术方式为边缘切除。

(三) 软骨瘤

1. **概述** 软骨瘤是一种松质骨的、透明软骨组织构成的、软骨源性的良性肿瘤,好发于手和足的管状骨。位于骨干中心者称为内生软骨瘤,较多见;偏心向外突出者称骨膜软骨瘤或外生性软骨瘤,较少见。多发性软骨瘤恶变多形成软骨肉瘤。

2. **临床表现** 以无痛性肿胀和畸形为主。有时也因病理性骨折或偶然发现。

3. **X线表现** 内生软骨瘤显示髓腔内有椭圆形透亮点,呈溶骨性破坏,皮质变薄无膨胀,溶骨区内有间隔或斑点状钙化影。骨膜下软骨瘤在一侧皮质形成凹形缺损,并可有钙化影。

4. **治疗**

(1) 非手术治疗:对于骨内范围较小的病变,多可保守观察。

(2) 手术治疗

1) 适应证:①病变范围较大。②出现明显症状。③存在病理性骨折倾向或已经发生病理性骨折者。

2) 术式:病灶刮除并植骨,必要时辅以内固定。病灶刮除建议行改良的扩大刮除术,病灶刮除后辅以磨钻、苯酚等物理、化学方法灭活瘤壁,以减少复发。

(四) 骨样骨瘤

1. **概述** 骨样骨瘤是常见的良性骨肿瘤之一,常发生于长骨,尤其是股骨近端、胫骨近端等,亦可发生于脊柱及短骨;病变一般由一小于 2 cm 的瘤巢及周围的反应骨组成,界限清晰。好发于青少年。

2. **临床表现** ①病变部位局部持续钝痛,夜间加重。②口服非甾体抗炎镇痛药后 20~30 分钟疼痛迅速缓解。③病灶邻近关节时,可表现为关节周围疼痛及滑膜炎症状。④病变部位浅在时,可表现为局部皮温升高、肿胀及压痛。⑤儿童时期某些位于长骨干骺端的骨样骨瘤可引起骨的异常增长。

3. **分类** 按发病部位可分为皮质骨骨样骨瘤、松质骨骨样骨瘤和骨膜下骨样骨瘤。

4. **影像学检查**

(1) X线检查:典型的病变表现为位于致密反应硬化骨内的一放射性透亮区的瘤巢,病灶一般位于骨皮质内,瘤巢直径一般小于 1 cm。

(2) CT:能清楚地显示病变瘤巢与邻近反应性硬化骨,适用于病灶位于脊柱及瘤巢周围反应性硬化骨明显时。

(3) 放射性核素骨扫描(ECT)：全身骨扫描，对鉴别骨样骨瘤有一定价值，骨扫描结果阴性一般可排除骨样骨瘤诊断，同时骨扫描对于发现少见的多发病变有一定价值。

5. 治疗

(1) 非手术治疗：骨样骨瘤有自愈倾向，平均时间为3年左右，对于少部分症状轻微者，可给予保守治疗待其自愈。

(2) 手术治疗

1) 适应证：①疼痛明显，持续时间长。②口服非甾体抗炎镇痛药不能缓解。

2) 术式：包括病灶切除或经皮消融术。经皮射频消融一般在CT引导下完成，创伤小、定位准确、恢复快。

(五) 骨肉瘤

1. **概述** 骨肉瘤是一种起源于间叶组织的恶性肿瘤，以能产生骨样组织的恶性梭形基质细胞为特征，又称成骨肉瘤，是青少年最常见的原发恶性骨肿瘤；好发于四肢长骨干骺端，其中一半以上发生于膝关节周围。

2. **临床表现**

(1) 疼痛：是最早出现的症状，初期呈持续性隐痛、钝痛，很快发展为持续性剧痛，夜间疼痛明显。

(2) 肿块：最重要的体检发现是局部肿块，肿块大小差别很大，增长速度常以月计，压痛，局部浅静脉充盈或怒张，皮温增高。

(3) 病理性骨折：部分患者轻微暴力作用下可出现病理性骨折。

(4) 转移：早期发生肺转移；晚期肺转移患者出现咯血、呼吸困难等症状。

(5) 恶病质：早期一般状态较好，晚期很快出现发热、消瘦、贫血等全身症状。

3. **辅助检查**

(1) X线检查：①表现为溶骨型、成骨型和混合型改变，以混合型最常见。②肿瘤边界不清，皮质不完整，可见Codman三角和(或)"日光放射状"现象。③软组织肿块内也有不同程度的骨化或不规则的瘤骨阴影。

(2) CT：可清晰显示肿瘤骨内病变范围，也是检测肺部转移灶最为常用的手段。

(3) MRI：可清晰显示骨肉瘤髓腔内浸润程度、反应区情况、发现跳跃病灶、明确软组织的侵袭范围。

(4) ECT：病变部位表现为放射性浓聚。

(5) 血管造影：对了解肿瘤的轮廓、软组织的浸润范围、肿瘤的血运情况、与主要血管关系、手术入路选择等有帮助。

(6) 实验室检查：碱性磷酸酶可作为判断预后的指标之一。

4. **病理活检**

(1) 穿刺活检：常在B超或CT引导下穿刺活检，阳性率在85%以上。

(2) 切开活检：可直观观察到肿瘤，阳性率高，但易造成局部肿瘤污染，给保肢造成困难，只有在穿刺活检阴性,但临床上考虑恶性时选用。

(3) 切除活检:一般适用于良性肿瘤,或者是浅表范围小的肿物,完整切除后行病理检查。

5. **病理学分类** ①普通型:成软骨细胞型、成纤维细胞型、成骨细胞型。②毛细血管扩张型。③小细胞型。④低度恶性中央型。⑤继发性骨肉瘤。⑥骨旁型。⑦骨膜型。⑧高度恶性表面型。

6. **临床分期(Enneking 分期)** ①ⅠA 期:$G_1T_1M_0$。②ⅠB 期:$G_1T_2M_0$。③ⅡA 期:$G_2T_1M_0$。④ⅡB 期:$G_2T_2M_0$。⑤ⅢA 期:$G_{1\sim2}T_1M_1$。⑥ⅢB 期:$G_{1\sim2}T_2M_1$。

病理分级(G)		肿瘤与解剖间室的关系(T)		转移情况(M)	
G_1	低度恶性	T_1	间室内	M_0	无转移
G_2	高度恶性	T_2	间室外	M_1	有转移

7. **新辅助化疗** 指在活检之后、肿瘤切除之前,给予有效的术前化疗。之后经临床观察、影像学、病理组织学评估,确定化疗疗效,以指导手术方案的选择,术后化疗药、化疗时间的确定。

(1) 常用的化疗药物:包括甲氨蝶呤、阿霉素、顺铂、异环磷酰胺、长春新碱等。

(2) 疗效的评判标准:①临床评估,疼痛缓解,肿瘤体积缩小、水肿消退,与周围组织界限清楚。②影像学评估,肿瘤不同程度缩小,成骨增加,边界变清晰。③血清碱性磷酸酶降低或恢复正常。④组织学评估,肿瘤细胞坏死率>90%为化疗反应良好,<90%为化疗反应不佳。

8. **手术治疗**

(1) 保肢手术

1) 适应证:①骨骼发育成熟或接近成熟者。②Enneking 分期ⅡA 期或对化疗反应好的ⅡB 期肿瘤。③重要神经、血管未受累。④局部软组织条件允许,可达到广泛切除的外科边界。⑤术后预计功能优于义肢。⑥患者有强烈的保肢愿望。

2) 瘤段切除:原则上要求做到根治或广泛切除,以防止局部复发、远处转移。

3) 功能重建:常用的方法有人工假体置换、肿瘤骨灭活再植、异体骨+人工假体置换术、异体骨关节移植等。

(2) 截肢术:包括高位截肢和关节离断术,适用于对化疗不敏感的ⅡB 期或不伴肺外转移的ⅢA 期患者。

(3) 肺转移瘤清扫术的适应证:①原发瘤已切除,无肺外转移。②经过正规化疗,肺转移瘤对胸腔相邻脏器无侵犯,每侧肺转移瘤最好不超过 5 个,患者能耐受手术。

(六) 尤因肉瘤

1. **概述** 尤因肉瘤属于原始神经外胚层肿瘤,是由小圆细胞构成的未分化恶性肿瘤,高度恶性,好发于儿童及青少年,常发生于长骨骨干。

2. **临床表现**

(1) 最常见的表现是疼痛、肿胀,局部红、肿、热、痛;初为间歇性疼痛,后迅速变为持续性疼痛。

(2) 2/3的患者局部病骨周围可出现软组织肿块,肿块生长迅速,质地硬,皮温高,压痛明显。

(3) 患者常伴有发热、贫血、厌食、消瘦等全身症状,白细胞计数增高。

(4) 5%～10%长骨病变就诊时合并病理性骨折。

3. X线检查 常见特征是长骨骨干或扁骨发生较广泛的浸润性骨破坏,表现为虫蚀样溶骨改变,界限不清;外有骨膜反应,呈板层状或"葱皮状"表现。

4. 治疗 采用化疗、放疗、手术等综合治疗。

(1) 常用化疗药物包括长春新碱、环磷酰胺、异环磷酰胺、放线菌素、依托泊苷等。

(2) 尤因肉瘤对放疗敏感,可作为一些特殊部位或未能彻底手术切除患者的辅助治疗。

(3) 在化疗的基础上,行广泛或根治性肿瘤切除＋重建术。

(七) 软骨肉瘤

1. 概述 软骨肉瘤指来源于软骨细胞的原发恶性肿瘤;也可在原有良性软骨肿瘤基础上恶变,即继发性软骨肉瘤。好发于成人和老年人;男性稍多于女性。好发部位以骨盆最多见,其次是股骨近端、肱骨近端和肋骨。

2. 临床表现 ①发展缓慢,病史较长,症状较轻,早期不易发现。②主要表现为疼痛,开始为间歇性钝痛,逐渐加重。③多有逐渐增大的肿块。④短期内肿块增大较快,疼痛加剧提示恶性程度较高。⑤继发性软骨肉瘤一般有较长的肿块病史。

3. X线检查

(1) 中心型软骨肉瘤:髓腔内形态不规则的溶骨性破坏,边界不清,少数边缘可有硬化;邻近骨皮质有不同程度的膨胀、变薄,肿瘤可穿破骨皮质形成大小不等的软组织肿块。

(2) 周围型软骨肉瘤:多为骨软骨瘤恶变,软骨帽不规则增厚变大,边缘模糊,并形成不规则软组织肿块,其内出现不同形态的钙化影。

4. 治疗 外科手术是主要的选择,原则为彻底清除肿瘤。手术方案:①ⅠA或ⅠB期行广泛大块切除。②ⅡA或ⅡB期行根治性切除,切除后行功能重建,无法重建者考虑截肢。

(八) 骨巨细胞瘤

1. 概述 骨巨细胞瘤为交界性或行为不确定的肿瘤。好发于20～40岁,女性略多,好发部位为长骨干骺端和椎体,特别是股骨远端和胫骨近端。

2. 临床表现 ①疼痛。②局部肿胀。③关节功能障碍及压迫症状。④早期局部皮温正常或升高,晚期局部静脉怒张。⑤局部肿块,触之可有弹性感,可有压痛或叩击痛。

3. X线检查 主要表现为骨端偏心性、膨胀性、溶骨性破坏,常呈肥皂泡样改变,边界较清楚,骨皮质膨胀变薄,一般无骨膜反应。

4. 治疗 目的为切除肿瘤,防止复发,尽可能保留肢体功能。

(1) 肿瘤较小者(瘤体截面积小于50%相对应的骨截面积)可行刮除、灭活、植骨或骨水泥填充术。

(2) 肿瘤较大者(瘤体截面积大于50%相对应的骨截面积)、复发性骨巨细胞瘤、合并病理性骨折、肿瘤破坏骨关节无法保留时,可行肿瘤边缘切除、异体骨关节移植内固定术或肿瘤人工关节置换术。

(九) 骨转移瘤

1. **概述** 转移性骨肿瘤是指原发骨外器官、组织的恶性肿瘤通过血液或淋巴系统转移到骨骼产生的继发肿瘤;发生率仅次于肺转移和肝转移,原发病灶以乳腺、肺、前列腺、肾及甲状腺等部位恶性肿瘤最常见。

2. **临床表现** ①中年以上发病。②一半患者有原发肿瘤病史,病程短。③约1/4的患者以病理性骨折首诊,此前可全无自觉症状。④疼痛开始为间歇性,逐渐加重为持续性,休息、制动均不能缓解。⑤晚期可有精神不振、消瘦、乏力、贫血和低热等,实验室检查见ESR增快、贫血、ALP升高等。

3. **X线检查** 骨转移瘤的X线表现可分溶骨型、成骨型和混合型,以溶骨型常见。

4. **ECT** 是检测转移性骨肿瘤敏感的方法。检出时间比X线早。

5. **治疗**

(1) 原则:减轻疼痛、延长生命、恢复功能、提高生存期的生活质量。

(2) 原发灶治疗:针对原发肿瘤,可采用化疗、放疗和手术治疗如睾丸摘除术、甲状腺切除术等。

(3) 转移瘤治疗

1) 方案:①针对转移部位的病灶,如不引起病理性骨折的病损可给予肿瘤放疗或恰当的化疗。②手术治疗以姑息手术为主,有发生病理性骨折危险的病灶应在骨折发生前,进行恰当的内固定。③对于脊椎的转移瘤可行内固定手术以防止截瘫发生,对极难耐受的疼痛可作姑息性截肢。

2) 手术原则:①切除肿瘤,恢复骨连续性和稳定性。②采用对全身影响较小的手术方式,应用能尽快恢复功能的重建方法。③术前注意有无高钙血症、低蛋白血症等,予以纠正。

3) 手术方法:瘤灶刮除、骨水泥填充,必要时选择适当内固定;瘤段切除、人工假体置换;脊髓减压内固定术等。

(4) 镇痛:"三阶梯给药方案"、二磷酸盐类药物。

(5) 其他治疗:①术后辅以化疗或放疗。②免疫治疗、介入治疗等。

第五节 颈椎病

例题

男,57岁。右颈肩痛1年,伴右手麻3个月。查体:颈椎生理弧度消失,颈5~6棘突间压痛,右颈肩部肌肉紧张,右手掌桡侧皮肤感觉减退,右肱二头肌反射亢进,霍夫曼征(+)。诊断为颈椎病。下列哪项是诊断最可靠的依据(C)

A. 颈肩部疼痛　　　B. X线片示有骨刺　　　C. 患侧霍夫曼征(＋)
D. 手指麻木　　　　E. 颈部活动受限

重点梳理

1. **概述**　颈椎病是指颈椎间盘退行性变及其继发性改变所致的脊髓、神经、血管损害,发病机制主要有机械压迫学说、颈椎不稳学说和血液循环障碍学说。

2. **分型**

(1) 神经根型颈椎病

1) 症状:多表现为颈肩痛,并向上肢放射;皮肤可有麻木、过敏等感觉异常,同时可有上肢肌力下降、手指动作不灵活。

2) 体征:患侧颈部肌痉挛、压痛,患肢上举、外展和后伸有不同程度受限,臂丛牵拉试验、压头试验阳性(可与脊髓型鉴别)。

3) X线检查:可见颈椎生理前凸消失,椎间隙变窄,椎体前后缘骨质增生,钩椎关节、关节突关节增生,椎间孔狭窄等退行性改变征象。

(2) 脊髓型颈椎病

1) 症状:早期出现侧束、锥体束损害表现,以四肢乏力、行走不稳为最先出现的症状;随病情加重发生自下而上的上运动神经元性瘫痪。患者出现上肢或下肢麻木无力、僵硬、双足踩棉花感、束带感、双手精细动作障碍。后期可出现二便功能障碍。

2) 体征:可有感觉障碍平面,肌力减退,四肢腱反射活跃或亢进,而浅反射减弱或消失;Hoffmann征、Babinski征等可呈阳性。

3) X线检查:表现与神经根型相似。

(3) 交感神经型颈椎病:多与长期低头、伏案工作有关,表现为症状多,体征少。

1) 交感神经兴奋症状:①头痛或偏头痛,头晕,在头部转动时加重,有时伴恶心、呕吐。②视物模糊,视力下降,瞳孔扩大或缩小,眼后部胀痛。③心跳加速、心律不齐、心前区痛和血压升高。④头颈及上肢出汗异常,以及耳鸣、听力下降、发音障碍等。

2) 交感神经抑制症状:头昏、眼花、流泪、鼻塞、心动过缓、血压下降及胃肠胀气等。

3) X线检查:表现与神经根型相似。

(4) 椎动脉型颈椎病

1) 症状:眩晕(主要症状)、头痛、视觉障碍、猝倒和不同程度运动及感觉障碍,以及精神症状等。

2) 体征:神经检查可正常,Barre-Lieou征可阳性(也可见于交感型颈椎病患者)。

3. **脊髓型颈椎病的鉴别诊断**　①肌萎缩型脊髓侧索硬化症。②原发性侧索硬化症。③进行性肌萎缩症。④脊髓空洞症。⑤颅底凹陷症。⑥多发性硬化症。⑦周围神经炎。⑧颈椎管内肿瘤。

4. **非手术治疗**　①枕颌带牵引。②佩戴颈托和围领。③推拿、按摩及理疗。④自我保健疗法。⑤药物治疗,常用非甾体抗炎药、肌肉松弛剂及镇静剂。

5. 手术治疗

(1) 手术指征:神经根性疼痛剧烈,保守治疗无效;脊髓或神经根明显受压,伴有神经功能障碍;症状虽然不甚严重但保守治疗半年无效,或影响正常生活和工作者,应采取手术治疗。

(2) 手术方式

1) 前路手术:主要用于以椎间盘突出为主者;椎体后缘有骨性或软骨性致压物压迫脊髓或其血管者;椎间关节松动不稳伴有神经症状需行固定术者;椎体前方骨刺已压迫食管,引起吞咽困难,需切除骨刺者。

2) 后路手术:主要用于颈椎病有多节段损害造成广泛椎管狭窄,狭窄节段超过 3 个者;部分患者未超过 3 个节段,但狭窄非常严重者,可先行后路减压,而后再酌情行前路减压。

第六节 腰椎间盘突出症

 例题

(1~2题共用题干)

男,43 岁。因弯腰取物时突然出现腰部疼痛,并伴有右下肢的放射痛,既往有反复发作的腰痛病史。查体:腰椎生理曲度消失,腰椎活动受限,腰 4~5 椎间隙右侧旁开 1.5 cm 压痛并向右下肢放射,右下肢皮肤感觉同左侧无异常,右下肢直腿抬高试验阳性。

1. 接诊时该患者应考虑(B)

A. 急性腰扭伤   B. 腰椎间盘突出症   C. 腰椎管狭窄症
D. 腰肌筋膜炎   E. 第三腰椎横突综合征

2. 该患者明确诊断,危险性最小的辅助检查方法是(A)

A. 腰椎CT检查   B. 腰椎X线检查   C. 腰椎B超
D. 肌电图检查   E. 脊髓造影

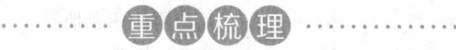

1. 概述 腰椎间盘突出症是指由于退变、劳损、损伤等原因导致腰椎间盘纤维环部分或全部破裂,髓核组织从破裂口向后突出,刺激或压迫神经根、马尾神经所表现的一种临床综合征,是腰腿痛最常见的原因之一,多发生于 20~50 岁中青年人群。

2. 临床表现

(1) 症状

1) 腰痛:绝大部分患者有腰痛,可出现在腿痛之前,亦可在腿痛同时或之后出现。原因是椎间盘突出刺激了外层纤维环及后纵韧带中的窦椎神经纤维。

2) 坐骨神经痛:由于 95% 左右的椎间盘突出发生在腰 4~腰 5 及腰 5~骶 1 间隙,故多伴有坐骨神经痛。多为逐渐发生,疼痛为放射性,由臀部、大腿后外侧、小腿外侧至足跟部或足背。患者为减轻疼痛,松弛坐骨神经,行走时取前倾位,卧床时取弯腰侧卧屈髋屈膝位。可因打喷嚏或咳嗽时腹压增加而疼痛加剧。

3) 马尾综合征:中央型的腰椎间盘突出症可压迫马尾神经,出现大小便障碍,鞍区感觉异常。急性发病时应作为急症手术的指征。

(2) 体征

1) 腰椎侧凸:是一种为减轻疼痛的姿势性代偿畸形,具有辅助诊断价值。如髓核突出在神经根肩部,上身向健侧弯曲,腰椎凸向患侧可松弛受压的神经根;当突出髓核在神经根腋部时,上身向患侧弯曲,腰椎凸向健侧可缓解疼痛。

2) 腰部活动受限:以前屈受限最明显,原因是前屈位时进一步促使髓核向后移位并增加对受压神经根的牵张。

3) 压痛及骶棘肌痉挛:大部分患者在病变间隙的棘突间有压痛,按压椎旁1 cm处有沿坐骨神经的放射痛。约1/3患者有腰部骶棘肌痉挛,使腰部固定于强迫体位。

4) 直腿抬高试验及加强试验:患者仰卧,伸膝,被动抬高患肢,正常人神经根有4 mm的滑动度,下肢抬高60°~70°始感腘窝不适。本症患者神经根受压或粘连使滑动度减少或消失,抬高在60°以内即可出现坐骨神经痛,称为直腿抬高试验阳性。在直腿抬高试验阳性时,缓慢降低患肢高度,待放射痛消失,再被动背屈踝关节以牵拉坐骨神经,如又出现放射痛,称为加强试验阳性。

5) 神经系统表现:①感觉异常,腰5神经根受累者,小腿外侧和足背痛、触觉减退;骶1神经根受压时,外踝附近及足外侧痛、触觉减退。②肌力下降,腰5神经根受累时,𝆎趾背伸肌力下降;骶1神经根受累时,足跖屈肌力减弱。③反射异常,踝反射减弱或消失表示骶1神经根受累;骶3~骶5马尾神经受压,出现肛门括约肌张力下降及肛门反射减弱或消失。

受累神经	关键感觉区	关键运动肌	反射
L_2	大腿前中部	屈髋肌(髂腰肌)	—
L_3	股骨内髁	膝伸肌(股四头肌)	膝反射
L_4	内踝	足背伸肌(胫前肌)	—
L_5	第三跖趾关节背侧	𝆎长伸肌	—
S_1	足跟外侧	足跖屈肌(小腿三头肌)	踝反射

3. **辅助检查**

(1) X线平片:通常作为常规检查。一般拍摄腰椎正、侧位片,若怀疑脊椎不稳可以加摄屈、伸动力位片和双斜位片。腰椎间盘突出症患者的腰椎平片可以完全正常。

(2) 造影检查:脊髓造影、硬膜外造影、椎间盘造影等可间接显示有无椎间盘突出及程度。

(3) CT:能更好地显示脊柱骨性结构的细节。表现有椎间盘后缘变形突出、硬脊膜囊受压变形、硬膜外脂肪移位、硬膜外间隙中软组织密度影及神经根鞘受压移位等。CT还能观察椎间小关节和黄韧带的情况。

(4) MRI：可全面观察各椎间盘退变情况，也可了解髓核突出的程度和位置，并鉴别是否存在椎管内其他占位性病变。

4. **鉴别诊断** ①腰椎管狭窄症。②腰椎滑脱。③慢性腰肌劳损。④腰椎结核。⑤腰椎肿瘤。

5. **非手术治疗**

(1) 适应证：①初次发作，病程短的患者。②病程虽长，但症状及体征较轻者。③影像学检查显示椎间盘突出较小的患者。④由于全身性疾病或局部皮肤疾病，不能进行手术者。

(2) 方法：①卧床休息，一般严格卧床3周，带腰围逐步下地活动。②药物治疗，主要为非甾体抗炎药、营养神经药、活血化瘀中药。③牵引疗法。④物理治疗。⑤封闭疗法。⑥推拿疗法。⑦针灸疗法。

6. **手术治疗**

(1) 指征：①腰腿痛症状严重，反复发作，经半年以上非手术治疗无效，且病情逐渐加重，影响工作和生活者。②中央型突出有马尾神经综合征、括约肌功能障碍者，应按急诊进行手术。③有明显的神经受累表现者。

(2) 开放手术：①传统开放椎间盘髓核摘除术。②经腹腰椎间盘切除术。

(3) 介入治疗：包括化学髓核溶解术、经皮椎间盘髓核切除术、经皮激光椎间盘减压术、椎间盘射频技术。

(4) 微创手术

1) 显微椎间盘切除术：可缩短手术时间，降低患者住院时间，是治疗椎间盘突出症的金标准。

2) 显微内镜椎间盘切除术：很有前景，但术后椎间盘再突出发生率或手术翻修率与传统的腰间盘摘除术无显著性差异。

3) 经椎间孔镜下椎间盘摘除术：是同类手术中创伤最小、效果最好的椎间盘突出微创疗法。

(5) 椎间盘假体置换。

(6) 腰椎融合术

1) 适应证：①特殊类型的腰椎间盘突出症。②合并腰椎管狭窄或腰椎滑脱。③因手术破坏腰椎稳定结构。④腰椎间盘突出症再次手术。

2) 方法：横突间植骨融合术、经后路椎间融合术、经椎间孔入路腰椎间融合术、经前路腰椎间融合术。

第七节　运动系统慢性损伤

例题

女，52岁。右肩痛，右上肢上举、外展受限8个月，无肩周红、肿、热等表现，疼痛向颈、耳、前臂及手放射。最可能的诊断是(B)

A. 肩关节骨关节炎　　B. 肩周炎　　C. 肩关节结核
D. 颈椎病　　E. 类风湿关节炎

重点梳理

（一）半月板损伤

1. **概述**　半月板是膝关节内的新月状纤维软骨结构，内外侧各一；半月板损伤常见于年轻患者，多有膝关节扭伤史，盘状半月板也是易发因素。

2. **临床表现**

（1）受伤后膝关节剧痛，不能伸直，并迅速出现肿胀，有时有关节内积血。

（2）急性期过后转入慢性阶段。此时肿胀已不明显，关节功能亦已恢复，但总感到关节疼痛，活动时有弹响。可出现关节交锁。

（3）慢性阶段可见关节间隙压痛、弹跳、膝关节屈曲挛缩与股内侧肌的萎缩。沿着关节间隙可查出压痛点。前角水平撕裂在屈伸膝关节时可看到"膝眼"处在弹跳。膝关节屈曲挛缩提示撕裂的半月板嵌于股骨髁下，长期难以解锁。股内侧肌的萎缩为废用性，提示膝关节内部结构紊乱。

3. **特殊试验**

（1）过伸试验：膝关节完全伸直并轻度过伸时，半月板破裂处产生疼痛。

（2）过屈试验：膝关节极度屈曲，破裂的后角被卡住而产生疼痛。

（3）半月板旋转挤压试验（McMurray试验）：半月板撕裂患者通常在检查中可感受到后外侧或后内侧出现疼痛，有时可出现典型弹响。若在关节完全屈曲位下触得响声，表示半月板后角损伤；关节伸到90°左右时才发生响声，表示体部损伤。再在维持旋转位置下逐渐伸直至微屈位时触得响声，表示可能有半月板前角损伤。

（4）研磨试验（Apley试验）：患者俯卧，膝关节屈曲成90°，检查者将小腿用力下压，若外旋产生疼痛，提示内侧半月板损伤。将小腿上提，如外旋时引起疼痛，提示为内侧副韧带损伤。

（5）蹲走试验：主要检查半月板后角有无损伤，仅适用于检查青少年患者。蹲走时出现响声及膝部疼痛不适，视为阳性结果。

4. **影像学检查**

（1）X线检查：①半月板损伤时患侧膝关节间隙可变窄。②盘状半月板损伤，膝关节间隙多增大。③可排除其他疾病。

（2）MRI：是目前诊断半月板损伤最敏感的影像学检查，诊断准确率高达90%以上。可进行半月板撕裂的分度。可显示关节囊、前后交叉韧带及关节骨软骨等结构的病变。

5. **治疗**

（1）非手术治疗：主要是对膝关节进行制动，同时辅以康复锻炼。

（2）手术治疗：绝大多数半月板损伤都应采用关节镜下手术治疗。手术治疗主要包括部分切除术和缝修复术。对半月板完全切除应慎重。

（二）狭窄性腱鞘炎

1. 概述 狭窄性腱鞘炎是指腱鞘因机械性摩擦而引起的慢性无菌性炎症改变,最常见于手与腕部,好发于长期、快速、过度用力使用手指和腕关节的中老年妇女、轻工业工人和管弦乐器演奏家等。

2. 临床表现

(1) 弹响指和弹响拇:①初时,晨起患指发僵、疼痛,缓慢活动后消失。②随病程延长患指出现弹响伴明显疼痛,严重者患指屈曲,不敢活动。③发病频度为中指、环指最多,示指、拇指次之,小指最少。④体检时可在远侧掌横纹处触及黄豆大小的痛性结节,屈伸患指该结节随屈肌腱上、下移动,或出现弹拨现象,并感到弹响即发生于此处。

(2) 桡骨茎突狭窄性腱鞘炎:①腕关节桡侧疼痛,逐渐加重,无力提物。②检查时皮肤无炎症表现,在桡骨茎突表面或其远侧有局限性压痛,有时可触及痛性结节。③握拳尺偏腕关节时,桡骨茎突处出现疼痛,称为 Finkelstein 试验阳性。

3. 治疗

(1) 在初始治疗中使用保守疗法,包括调整手部活动、夹板固定和(或)短期使用 NSAID。对于保守治疗后症状未能改善的患者,可行局部糖皮质激素注射。

(2) 狭窄的腱鞘切开减压术适用于保守治疗无效的患者。

(3) 小儿先天性狭窄性腱鞘炎保守治疗通常无效,应行手术治疗。

（三）粘连性肩关节囊炎

1. 概述 粘连性肩关节囊炎又称肩周炎、冻结肩、五十肩等;因多种原因致肩盂肱关节囊炎性粘连、僵硬,以肩关节周围疼痛、各方向活动受限为特点,尤其是外展外旋和内旋后伸活动。

2. 临床特点

(1) 具有自限性,一般在 6~24 个月可自愈,但部分不能恢复到正常功能水平。

(2) 多为中老年患病,女性多于男性,左侧多于右侧,亦可两侧先后发病。

(3) 肩各方向主动、被动活动均不同程度受限,以外旋外展和内旋后伸最重。逐渐出现肩部某处局限性疼痛,与动作、姿势有明显关系。随着病程延长,疼痛范围扩大,并牵涉到上臂中段,同时伴肩关节活动受限。增大活动范围会引起剧烈锐痛。严重时患肢不能梳头和反手触摸背部。夜间因翻身移动肩部而痛醒。初期患者尚能指出明确的痛点,后期疼痛范围扩大。

(4) X线平片见肩关节结构正常,可有不同程度骨质疏松;MRI 见关节囊增厚,肩部滑囊可有渗出,MRI 对鉴别诊断意义较大。

3. 鉴别诊断 ①肩袖损伤。②肩峰下撞击综合征。③肩关节不稳。④颈椎病。⑤其他如永久起搏器后肩周痛、肩胛背神经卡压综合征等。

4. 治疗

(1) 早期给予理疗、针灸、适度的推拿按摩,可改善症状。

(2) 痛点局限时,可局部注射醋酸泼尼松龙,能明显缓解疼痛。

(3) 疼痛持续、夜间难以入睡时,可短期服用非甾体抗炎药。

（4）无论病程长、短，症状轻、重，均应每日进行肩关节的主动活动，活动以不引起剧痛为限。

（5）对症状持续且重者，以上治疗无效时，在麻醉下采用手法或关节镜下松解粘连，然后再注入类固醇或透明质酸钠，可取得满意疗效。

（6）肩外因素所致粘连性肩关节囊炎除局部治疗外，还需对原发病进行治疗。

（四）肱骨外上髁炎

1. **概述** 肱骨外上髁炎又称网球肘，是伸肌总腱起点处的慢性损伤性炎症。在前臂过度旋前或旋后位，被动牵拉伸肌（握拳、屈腕）和主动收缩伸肌（伸腕）将对肱骨外上髁处的伸肌总腱起点产生较大张力，长期反复这种动作即可引起该处的慢性损伤。

2. **临床表现**

（1）患者逐渐出现肘关节外侧痛，用力握拳、伸腕时疼痛加重。严重者拧毛巾、扫地等细小的生活动作均感困难。

（2）检查时，仅在肱骨外上髁、桡骨头及两者之间有局限性、极敏锐的压痛。皮肤无炎症，肘关节活动一般不受影响。

（3）伸肌腱牵拉试验（Mills征）阳性，即伸肘，握拳，屈腕，然后前臂旋前，肘外侧出现疼痛。疼痛可牵涉到前臂伸肌中上部。

3. **治疗**

（1）限制以用力握拳、伸腕为主要动作的腕关节活动是治疗和预防复发的关键。

（2）封闭疗法，在压痛点注射醋酸泼尼松龙或复方倍他米松 1 mL 和 2% 利多卡因 1～2 mL 的混合液，一般近期效果良好。

（3）对不能间断训练的运动员，应适当减少运动量，同时在桡骨头下方伸肌部位捆扎弹性保护带，以减少腱起点处的牵张应力。

（4）对非手术治疗效果不佳的顽固疼痛者，可施行伸肌总腱起点剥离松解术或卡压神经血管束切除术，或结合关节镜手术。

第八章

泌尿外科临床常见病

第一节　泌尿生殖系统炎症

例题

(1~2题共用题干)

女,38岁。尿频、尿急、下腹痛伴终末血尿1天,尿常规见大量红、白细胞/HP。

1. 下列诊断正确的是(E)
   A. 泌尿系统结石　　　　B. 泌尿系统结核　　　　C. 膀胱肿瘤
   D. 急性肾盂肾炎　　　　E. 急性膀胱炎
2. 进一步检查的禁忌是(C)
   A. 静脉肾盂造影　　　　B. 泌尿系统B超　　　　C. 膀胱镜检查
   D. 尿培养　　　　　　　E. 血常规

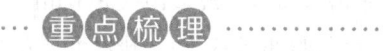

(一) 急性肾盂肾炎

1. 概述　急性肾盂肾炎是肾盂和肾实质的急性细菌性炎症。致病菌主要为大肠埃希菌、变形杆菌、粪链球菌、葡萄球菌等。多由尿道进入膀胱,上行感染经输尿管达肾,或由血行感染播散到肾。女性发病率高于男性。

2. 诊断

(1) 临床表现:①突发寒战、高热,体温上升至39 ℃以上,伴有头痛、全身痛,以及恶心、呕吐等。②单侧或双侧腰痛,有明显的肾区压痛、肋脊角叩痛。③膀胱刺激症状。

(2) 尿液检查:有白细胞、红细胞、蛋白质、管型和细菌,尿细菌培养每毫升尿有菌落10^5以上。

(3) 血常规:可出现以中性粒细胞增多为主的白细胞升高。

3. 治疗

(1) 全身治疗:卧床休息、输液、退热、多饮水,维持每日尿量达1.5 L以上。注意饮食易消化、富含热量和维生素。

(2) 抗生素治疗:在培养和敏感性试验结果出来以前,以广谱抗生素治疗为主。治疗宜个体化,疗程7~14天,静脉用药者可在体温正常,临床症状改善,尿细菌培养转阴后改口服维持。

(3) 对症治疗：碱性药物如碳酸氢钠，降低酸性尿液对膀胱的刺激。钙通道阻滞剂维拉帕米或盐酸黄酮哌酯可解除膀胱痉挛和缓解刺激症状。

（二）膀胱炎

1. **概述** 膀胱炎是泌尿系统最常见的疾病，主要由特异性和非特异性细菌感染引起；一般膀胱炎多指非特异性膀胱炎，常由大肠埃希菌、金黄色葡萄球菌等感染所致，分为急性和慢性；急性膀胱炎得不到彻底治疗可迁延成慢性，慢性膀胱炎在机体抵抗力降低或局部病变因素加重时可急性发作。

2. **尿路感染的诱发因素** ①梗阻。②机体抗病能力减弱。③医源性因素。④解剖因素。

3. **泌尿系统感染途径** ①上行性感染。②血源性感染。③淋巴管途径。④直接感染。

4. **临床表现**

(1) 急性膀胱炎可表现出多种局部症状，通常包括膀胱刺激征和耻骨上区疼痛等，也可出现血尿或尿中带有臭味。

(2) 慢性膀胱炎表现为反复发作或持续存在膀胱刺激征及耻骨上膀胱区不适，膀胱镜表现为膀胱黏膜苍白、变薄或肥厚，有时呈颗粒或小囊状，偶见溃疡。

5. **鉴别诊断** 急性膀胱炎忌行膀胱镜检查，但需与其他类型的膀胱炎鉴别，包括结核性膀胱炎、间质性膀胱炎、嗜酸性膀胱炎、腺性膀胱炎、化学性及放射性膀胱炎。

6. **辅助检查**

(1) 尿液镜检：每高倍镜视野白细胞≥5个提示白细胞尿。

(2) 细菌培养：中段尿培养菌落计数≥10^5 CFU/mL 提示尿路感染。

(3) 其他：泌尿系统彩超、腹部X线平片、排泄性尿路造影或CT等。

7. **治疗**

(1) 单纯性膀胱炎：3日短程疗法与对症支持治疗（如饮水、碱化尿液、减轻膀胱刺激症状等）。

(2) 复发性膀胱炎或复杂性膀胱炎：根据尿细菌培养及药物敏感试验选择抗生素，治疗上需去除诱因，并适当延长抗生素治疗时间（多为7~14天）。

（三）前列腺炎

1. **概述** 前列腺炎是男性青壮年的常见病、多发病，分为四型：①Ⅰ型为急性前列腺炎。②Ⅱ型为慢性细菌性前列腺炎。③Ⅲ型为慢性非细菌性前列腺炎，可分为ⅢA型（炎症性）和ⅢB型（非炎症性）。④Ⅳ型为无症状性前列腺炎。Ⅲ型治疗效果欠佳，复发率高，治愈率低。

2. **临床表现**

(1) Ⅰ型：起病急，可表现为突发的发热性疾病，出现寒战、发热、疲乏无力等症状，伴有持续和明显的下尿路感染症状。

(2) Ⅱ型：常有泌尿生殖系统感染史，也可由Ⅰ型治疗不彻底转化而来，有反复发作的下尿路感染症状，持续时间超过3个月。

(3) Ⅲ型：主要表现为长期、反复的骨盆区域疼痛或不适，持续时间超过3个月，可伴有不同程度的排尿异常症状和性功能障碍,由于慢性疼痛久治不愈,患者生活质量下降,可有焦虑、抑郁、失眠、记忆力下降等。

(4) Ⅳ型:无主观症状,仅在有关前列腺方面的检查时发现炎症证据。

3. **慢性前列腺炎必需的检查项目**　①病史。②体格检查(包括直肠指检)。③尿常规。④前列腺按摩液常规检查:是诊断和鉴别诊断慢性前列腺炎的重要方法之一,包括前列腺液常规检查和前列腺液细菌检查。⑤经腹或经直肠B超。

4. **慢性前列腺炎可选择的检查项目**　①精液常规、病原体培养、尿细胞学及PSA。②尿流率及尿动力学检查。③膀胱镜。④CT和MRI。

5. **鉴别诊断**　与良性前列腺增生、睾丸附睾和精索疾病、泌尿生殖道的炎症性疾病、间质性和腺性膀胱炎、泌尿系统结核等疾病相鉴别。

6. **慢性前列腺炎(ⅢB型)的治疗**

(1) 原则:推荐使用α受体阻滞剂、非甾体抗炎镇痛药物、某些植物制剂、M受体阻滞剂、抗抑郁药及抗焦虑药,以及一些中药治疗,不推荐使用抗生素。

(2) 一般治疗:健康教育、心理和行为辅导,如戒酒、避免久坐、加强锻炼等。

(3) 综合治疗:包括中医和西医、全身和局部、内服和外用等。

(4) 调整精神心理状态。

(5) 其他治疗:①前列腺按摩。②生物反馈治疗。③热疗。④心理治疗。⑤经会阴体外冲击波治疗。⑥前列腺注射治疗和经尿道前列腺灌药治疗已不推荐使用。

(四) 泌尿系统结核

1. **概述**　肾结核常发生于20~40岁的青壮年,男性较女性多见,多数为单侧性。绝大多数起源于肺结核,少数继发于骨关节结核或消化道结核。也常出现在某些消耗性疾病、创伤、皮质激素使用、免疫抑制性疾病、糖尿病、艾滋病患者中。

2. **临床表现**　肾结核早期常无明显症状及影像学改变,只是尿液检查有少量红细胞、白细胞及蛋白质,呈酸性,尿中可能发现结核分枝杆菌。

(1) 尿频、尿急、尿痛:是肾结核的典型症状之一。尿频常最早出现,当结核病变侵及膀胱壁,发生结核性膀胱炎及溃疡,尿频加剧,并伴有尿急、尿痛。晚期膀胱发生挛缩,容量显著缩小,尿频更加严重,每日排尿次数达数十次,甚至出现尿失禁现象。

(2) 血尿:是肾结核的重要症状,常为终末血尿。少数肾结核病变侵及血管,可出现全程肉眼血尿;出血严重时,血块通过输尿管,可引起肾绞痛。血尿常在尿频、尿急、尿痛症状发生后出现,也可以血尿为初发症状。

(3) 脓尿:是肾结核的常见症状。严重者尿如洗米水样,内含干酪样碎屑或絮状物,显微镜下可见大量脓细胞。

(4) 腰痛和肿块:少数肾结核病变破坏严重和梗阻,发生结核性脓肾或继发肾周感染,或输尿管被血块、干酪样物质堵塞,可引起腰部钝痛或绞痛。较大肾积脓或对侧巨大肾积水时,腰部可触及肿块。

(5) 男性生殖系统结核:50%~70%男性患者合并生殖系统结核。临床上以附睾结核最明显,附睾可触及不规则硬块。输精管结核病变时,变得粗硬并呈"串珠"样改变。

(6) 全身症状:晚期肾结核或合并其他器官活动结核,可有发热、盗汗、消瘦、贫血、虚弱、食欲缺乏等典型结核症状。严重双肾结核或肾结核对侧肾积水,可出现贫血、水肿、恶心、呕吐、少尿等慢性肾功能不全症状,甚至突然发生无尿。

3. **辅助检查**

(1) 尿液检查:尿呈酸性,尿蛋白阳性,有较多红细胞和白细胞。尿沉淀涂片抗酸染色可找到抗酸杆菌,以清晨第一次尿液检查阳性率最高,至少连续检查3次。尿结核杆菌培养时间较长(4~8周)但可靠,对肾结核的诊断有决定性意义。

(2) 超声:对于中晚期病例可初步确定病变部位,常显示病肾结构紊乱,有钙化则显示强回声,也容易发现对侧肾积水及膀胱有无挛缩。

(3) X线检查

1) 尿路平片(KUB)可见到病肾局灶或斑点状钙化影或全肾广泛钙化。

2) 静脉尿路造影(IVU)可了解分侧肾功能、病变程度与范围,帮助选择肾结核治疗方案。早期表现为肾盏边缘不光滑如虫蚀状,随着病变进展,肾盏失去杯形,不规则扩大或模糊变形。若肾盏颈纤维化狭窄或完全闭塞,可见空洞充盈不全或完全不显影。肾结核广泛破坏肾功能丧失时,病肾表现为"无功能",不能显示出典型的结核破坏性病变。若尿内找见结核杆菌,静脉尿路造影一侧肾正常,另一侧"无功能"未显影,虽造影不能显示典型的结核性破坏病变,也可确诊肾结核。

3) 逆行尿路造影可显示病肾空洞性破坏,输尿管僵硬,管腔节段性狭窄且边缘不整。

(4) CT:适用于诊断晚期破坏严重无功能的肾脏,发现钙化和伴随的淋巴结病变,清晰显示肾内的异常空洞。

(5) 膀胱镜检查:可见膀胱黏膜充血、水肿、浅黄色结核结节、结核性溃疡、肉芽肿及瘢痕等病变,以膀胱三角区和患侧输尿管口周围较为明显。患侧输尿管口可呈"洞穴"状,有时可见混浊尿液喷出。

1) 结核性肉芽肿易被误诊为肿瘤,必要时取活组织检查明确诊断。

2) 膀胱挛缩容量小于50 mL或有急性膀胱炎时,不宜行膀胱镜检查。

4. **诊断** 凡是无明显原因的慢性膀胱炎,症状持续存在并逐渐加重,伴有终末血尿;尤其青壮年男性有慢性膀胱炎症状,尿培养无细菌生长,经抗菌药物治疗无明显疗效;附睾有硬结或伴阴囊慢性窦道者,应考虑肾结核可能。

5. **治疗**

(1) 全身治疗:包括营养、休息、环境、避免劳累等。

(2) 药物治疗:适用于早期肾结核,如尿中有结核杆菌而影像学上肾盏、肾盂无明显改变,或仅见1~2个肾盏呈不规则虫蚀状,正确应用抗结核药物治疗后多能治愈。首选药物有吡嗪酰胺、异烟肼、利福平和链霉素等杀菌药物。

1) 一般采用异烟肼、利福平及吡嗪酰胺三联应用效果较满意,药量要充分,疗程要足够长。

2) 若膀胱病变广泛,膀胱刺激症状严重,头2个月可加用肌内注射链霉素(需做皮试),服用吡嗪酰胺2个月后改用乙胺丁醇。

3) 抗结核药物多数有肝毒性,服药期间应同时服用保肝药物,并定期检查肝功能。

(3) 手术治疗:药物治疗6～9个月无效,肾结核破坏严重者,应在药物治疗的配合下行手术治疗。肾切除术前抗结核治疗不应少于2周。

1) 肾切除术:①肾结核破坏严重,而对侧肾正常,应切除患肾。②双侧肾结核一侧广泛破坏呈"无功能"状态,另一侧病变较轻,在抗结核药物治疗一段时间后,择期切除严重的一侧患肾。③肾结核对侧肾积水,若积水肾功能代偿不良,应先引流肾积水,保护肾功能,待肾功能好转后再切除无功能的患肾。

2) 保留肾组织的肾结核手术:适用于结核病变经抗结核药物治疗3～6个月无好转者。①肾部分切除术,适用于病灶局限于肾的一极。②结核病灶清除术,适用于局限于肾实质表面闭合性的结核性脓肿,与肾集合系统不相通。

3) 解除输尿管狭窄的手术:①肾结核病变较轻,功能良好,狭窄较局限,狭窄位于中上段者,可切除狭窄段,行输尿管端端吻合术。②狭窄靠近膀胱者,行狭窄段切除,输尿管膀胱再植术,放置双"J"形输尿管支架引流管,术后1～2个月拔除。

4) 挛缩膀胱的手术治疗:肾结核并发挛缩膀胱,患肾切除及抗结核治疗3～6个月,膀胱结核完全愈合后,对侧肾正常、无结核性尿道狭窄者,可行肠膀胱扩大术。挛缩膀胱的男性患者常有前列腺、精囊结核,引起后尿道狭窄,不宜行肠膀胱扩大术,尤其并发对侧输尿管扩张肾积水明显者,应行输尿管皮肤造口、回肠膀胱或肾造瘘等尿流改道术。

(五) 男性生殖系统结核

1. **概述** 男性生殖系统结核大多数继发于肾结核,一般来自后尿道感染,少数由血行直接播散所致。首先在前列腺、精囊中引起病变,以后再经输精管蔓延到附睾和睾丸。

2. **临床表现** 结核性附睾炎是泌尿生殖系结核的首发和唯一症状。

(1) 前列腺、精囊结核的症状多不明显,偶感直肠内和会阴部不适,严重者可出现血精、精液量减少、性功能障碍和不育、肛周窦道形成等。直肠指检可触及前列腺、精囊硬结,一般无压痛。

(2) 附睾结核一般发病缓慢,表现为阴囊部肿胀不适或下坠感,附睾尾或整个附睾呈硬结状,疼痛不明显。

(3) 形成寒性脓肿如继发感染,阴囊局部出现红肿、疼痛。脓肿破溃后可形成经久不愈的窦道。双侧病变则失去生育能力。

3. **治疗**

(1) 前列腺、精囊结核一般用抗结核药物治疗,无需手术治疗,但应清除泌尿系统可能存在的其他结核病灶,如肾结核、附睾结核等。

(2) 早期附睾结核应用抗结核药物治疗,多数可以治愈。若病变较重,疗效不好,已有脓肿或有阴囊皮肤窦道形成,应在药物治疗配合下行附睾及睾丸切除术。手术应尽可能保留附睾、睾丸组织。

第二节 睾丸鞘膜积液

男孩,2岁。阴囊囊性肿块,站立时明显增大,透光试验阳性,卧床时肿块缩小或消失,睾丸不能触及。应首先想到(C)

A. 睾丸鞘膜积液　　　B. 精索鞘膜积液　　　C. 交通性鞘膜积液
D. 睾丸肿瘤　　　　　E. 腹股沟斜疝

1. **概述**　鞘膜积液是一种泌尿外科常见疾病,可见于任何年龄;正常情况下,睾丸鞘膜腔内有少量液体,以利于睾丸在腔内滑动,当鞘膜本身或睾丸附睾发生病变时,液体的分泌与吸收失去平衡,如分泌过多或吸收过少,都可形成鞘膜积液。

2. **分类**
(1) 原发性鞘膜积液:病因不清,病程缓慢,常为鞘膜慢性炎症反应,可能与创伤和炎症有关。
(2) 继发性鞘膜积液:有原发疾病,如急性睾丸炎、附睾炎、疝修补、阴囊手术后或继发高热、心力衰竭等全身症状时,表现为急性鞘膜积液;慢性鞘膜积液见于睾丸附睾炎症、结核、梅毒及肿瘤等。

3. **临床表现**
(1) 一般无自觉症状,常在洗澡时或体检时被偶然发现;积液量较多、肿物增大及张力增高时,立位可有下坠感或轻度牵拉痛;巨大的鞘膜积液时,阴茎缩入包皮内影响排尿、性生活和行动。
(2) 站立活动时阴囊内肿物增大,平卧休息时阴囊内肿物缩小或消失,称为交通性鞘膜积液。
(3) 新生儿鞘膜积液外观多呈梨形,多数随小儿生长发育而消退,少数消退缓慢或囊内压过高者,可影响睾丸血循环和发育。

4. **体征**
(1) 肿物位于阴囊内,睾丸鞘膜积液多数呈卵圆形或梨形,表面光滑,无压痛,有囊性感,一般体积大,睾丸附睾触摸不清,透光试验阳性;巨大鞘膜积液时,阴茎因阴囊增大而内陷。
(2) 精索鞘膜积液位于睾丸上方,或腹股沟内,体积小,可为多囊性,张力大,沿精索生长,囊肿可随精索移动,其下方可触及睾丸和附睾。
(3) 混合型鞘膜积液即同时存在睾丸及精索鞘膜积液,两者并无交通,可并发腹股沟疝或睾丸未降等异常。

5. **鉴别诊断**　①腹股沟疝。②精液囊肿。③睾丸鞘膜积血。④睾丸肿瘤。⑤睾丸梅毒。

6. 非手术治疗

(1) 随访观察:①适用于病程缓慢,积液少,张力小、长期不增大,并且无明显症状者。②婴幼儿鞘膜积液常可自行吸收。③因全身疾病引起的积液,当全身疾病痊愈后,积液可能自行吸收。

(2) 保守治疗:急性期需卧床休息,抬高阴囊,如胀痛剧烈可穿刺抽液,减压后疼痛可缓解,并且有助于摸清阴囊内容物情况,以确定诊断;穿刺抽液在临床上也应用于婴幼儿积液较明显、张力大且不能自行吸收者。

7. 手术治疗

(1) 鞘膜翻转术适用于先天睾丸鞘膜积液经长期非手术疗法未能治愈者,以及较大的睾丸鞘膜积液,特别是鞘膜增厚或丝虫病所致者。

(2) 鞘膜切除术适用于精索鞘膜积液,即精索囊肿,以及鞘膜明显增厚者。

(3) 交通性鞘膜积液常采用腹股沟切口,在内环处高位切断及缝扎鞘状突,同时将睾丸和鞘膜由切口挤出,行鞘膜翻转或鞘膜切除。

(4) 行疝修补术或其他阴囊手术的患者,应考虑同时行鞘膜手术,以防止术后发生继发积液。

第三节 前列腺增生症

 例题

(1~3题共用题干)

男,65岁。反复夜间尿频半年余,排尿困难2个月,B超检查示双肾未见占位性病变,膀胱充盈良好,前列腺4.5 cm×4 cm×3 cm大小,残余尿量120 mL。

1. 患者最可能的诊断是(C)
   A. 神经源性膀胱功能障碍
   B. 膀胱过度活动症
   C. 前列腺增生症
   D. 膀胱肿瘤
   E. 尿道狭窄

2. 下一步最应做的检查是(D)
   A. CT
   B. MRI
   C. 经直肠B超
   D. 尿流动力学
   E. 腹部X线平片

3. 如果最大尿流率<10 mL/s,膀胱顺应性尚好,下一步应采取的治疗方法是(C)
   A. 药物治疗
   B. 开放手术
   C. 经尿道前列腺电切术
   D. 局部放疗
   E. 局部理疗

重点梳理

1. 概述 良性前列腺增生(BPH)也称前列腺增生症,是引起中老年男性排尿障碍最为常见的一种良性疾病,主要表现为组织学上的前列腺间质和腺体成分的增生、解剖学上的前列腺增大、尿动力学上的膀胱出口梗阻,临床症状上以下尿路症状为主要表现。

2. 临床表现

(1) 尿频是前列腺增生最常见的早期症状,夜间更为明显。随着病情发展,梗阻加重,残余尿量增多,膀胱有效容量减少,尿频逐渐加重。梗阻诱发逼尿肌功能改变,膀胱顺应性降低或逼尿肌不稳定,尿频更为明显,并出现急迫性尿失禁等症状。

(2) 排尿困难是前列腺增生最重要的症状,病情发展缓慢。典型表现是排尿迟缓、断续、尿流细而无力、射程短、终末滴沥、排尿时间延长。梗阻严重,残余尿量较多时,常需用力并增加腹压以帮助排尿,排尿终末常有尿不尽感。

(3) 患者可因气候变化、劳累、饮酒、便秘、久坐等因素,前列腺突然充血、水肿导致急性尿潴留,不能排尿,膀胱胀满,下腹疼痛难忍。梗阻加重达一定程度时,残余尿逐渐增加,发生慢性尿潴留及充溢性尿失禁。

(4) 前列腺增生合并感染或结石,可出现明显尿频、尿急、尿痛症状。增生腺体表面黏膜较大的血管破裂,可发生无痛性肉眼血尿。梗阻引起严重肾积水、肾功能损害,可出现慢性肾功能不全。长期排尿困难导致腹压增高,可引起腹股沟疝、内痔与脱肛等。

3. 国际前列腺症状评分(IPSS) 是量化 BPH 下尿路症状的方法,是目前国际公认的判断 BPH 患者症状严重程度的最佳手段。总分为 0~35 分,轻度症状,0~7 分;中度症状,8~19 分;重度症状,20~35 分。

4. 辅助检查

(1) 直肠指检:前列腺增生症患者均需做此项检查。多数患者可触到增大的前列腺,表面光滑,质韧,有弹性,边缘清楚,中间沟变浅或消失。

(2) 超声:经腹壁超声检查时膀胱需要充盈,可清晰显示前列腺体积大小,增生腺体是否突入膀胱,了解有无膀胱结石以及上尿路继发积水等病变。经直肠超声检查对前列腺内部结构显示更为清晰。

(3) 尿流率检查:排尿量在 150~400 mL 时,如最大尿流率<15 m/s 则表明排尿不畅;如<10 mL/s 则表明梗阻较为严重。如需进一步了解逼尿肌功能,明确排尿困难是否由于膀胱神经源性病变所致,应行尿流动力学检查。

(4) 血清前列腺特异性抗原(PSA)测定:对排除前列腺癌,尤其前列腺有结节时十分必要。但年龄、前列腺增生、炎症、前列腺按摩及经尿道的操作等因素均可使 PSA 增高。

5. 鉴别诊断

(1) 前列腺癌:若前列腺有结节、质地硬或血清 PSA 升高,应行 MRI 和前列腺穿刺活检等检查。

(2) 膀胱颈挛缩:也称膀胱颈纤维化。多为慢性炎症、结核或手术后瘢痕形成所致,多在

40～50岁出现排尿不畅症状,但前列腺体积不增大,膀胱镜检查可以确诊。

(3) 尿道狭窄:多有尿道损伤及感染病史,行尿道膀胱造影与尿道镜检查可确诊。

(4) 神经源性膀胱功能障碍:可有排尿困难、残余尿量较多、肾积水和肾功能不全,但前列腺不增大,为动力性梗阻。常有中枢或周围神经系统损害的病史和体征,如下肢感觉和运动障碍,会阴皮肤感觉减退、肛门括约肌松弛或反射消失等。静脉尿路造影常显示上尿路有扩张积水,膀胱常呈"圣诞树"形。尿流动力学检查可明确诊断。

6. **治疗**

(1) 等待观察:包括患者教育、生活方式指导、定期监测等;适用于轻度下尿路症状或中度以上症状但生活质量尚未受到明显影响的患者。

(2) 药物治疗

1) 指征:患者有中、重度下尿路症状并对其生活质量造成影响时。

2) 种类:①5α还原酶抑制剂,如非那雄胺、度他雄胺,与α受体阻滞剂联合治疗效果更佳。②α受体阻滞剂。③植物制剂及中药治疗。

(3) 急性尿潴留的处理:及时引流尿液,首选置入导尿管,置入失败者可行耻骨上膀胱造瘘。

(4) 手术治疗

1) 指征:①伴中、重度下尿路症状,药物治疗效果不佳或不愿长期用药者。②反复尿潴留。③反复肉眼血尿,5α还原酶抑制剂治疗无效。④反复泌尿系统感染。⑤膀胱结石。⑥继发性上尿路积水(伴或不伴肾功能损害)。⑦合并膀胱大憩室、腹股沟疝、严重的痔或脱肛,临床判断不解除下尿路梗阻难以达到治疗效果者。

2) 术式:手术治疗的金标准是经尿道前列腺电切术,主要适用于治疗前列腺体积在80 mL以下的患者。

3) 相关并发症:①近期并发症包括术中失血、穿孔、经尿道电切综合征(水中毒)。②远期并发症包括术后尿失禁、膀胱颈挛缩、尿道狭窄、逆行射精、勃起功能障碍等。

第四节 隐睾

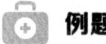**例题**

隐睾最宜手术的年龄是(A)

A. 2岁左右　　　　B. 3～6岁　　　　C. 7～9岁
D. 10～13岁　　　E. 14岁以后

················**重点梳理**················

1. **概述**　隐睾指的是一侧或双侧睾丸停在下降路径中的任何一个部位,如后腹膜、腹股沟管或阴囊内高位某处而未能进入阴囊,也可称为睾丸未降;是小儿常见的先天性疾病之一,早产儿发生率高。

2. 病因

(1) 内分泌因素:睾酮被认为是促睾丸下降的动力因素。

(2) 机械因素:①内环口、腹股沟管、外环口相对或绝对过小,精索血管、输精管过短、鞘状突发育不良等。②睾丸引带功能和附着异常。③附睾发育不全。

3. 临床分类 ①腹腔内隐睾:位于腹股沟内环以上。②腹股沟管隐睾:位于腹股沟管内、外环之间。③阴囊高位隐睾。④异位隐睾。⑤可回缩的隐睾。

4. 临床表现 ①一侧隐睾表现为单侧阴囊空虚、扁平,两侧不对称。②双侧隐睾表现为整个阴囊空虚、较小。③一般不影响第二性征发育。

5. 并发症 ①不育。②疝。③睾丸外伤。④睾丸扭转。⑤恶变。

6. 辅助检查 ①超声(最常用)、放射性核素^{99}Tc 睾丸扫描、CT、MRI 及腹腔镜检查等。②性激素测定、精液常规及甲胎蛋白(AFP)、人绒毛膜促性腺激素(hCG)等肿瘤标志物。

7. 治疗

(1) 目的:保全患者的生育能力,避免精神心理不良影响,减少性功能不正常情况,预防并发症的发生。

(2) 内分泌治疗:①hCG 疗法。②促黄体生成素释放激素疗法。

(3) 手术治疗:2 岁左右手术为宜,可提早,但不可过晚。

1) 指征:①小儿双侧隐睾经内分泌治疗无效者。②小儿单侧隐睾者。③成人隐睾睾丸萎缩者,需行睾丸切除以防止睾丸恶变。④合并腹股沟疝需行疝修补术者。⑤合并隐睾外伤或睾丸扭转者。

2) 原则:①为充分游离精索,保持睾丸血供,在无张力的情况下将睾丸放至阴囊底部并固定,同时修补腹股沟疝。②对高位隐睾,应延长精索,但需注意保留必要的血供。③不得已的情况下,还可应用显微外科技术行自体睾丸移植。④对拉下固定有困难或者怀疑恶变者可行睾丸切除术。

第五节 精索静脉曲张

 例题

关于精索静脉曲张多见于左侧的原因,下列说法错误的是(E)

A. 左侧的精索内静脉行程较长,并垂直进入左肾静脉,因而血流阻力较大

B. 左侧精索静脉受到前方乙状结肠压迫

C. 肠系膜上动脉和主动脉在搏动时压迫左肾内静脉回流

D. 精索内静脉周围的结缔组织薄弱,瓣膜功能不健全,左侧受影响尤为明显

E. 单纯下尿路梗阻时,可发生左侧精索静脉曲张

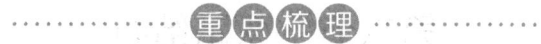

重点梳理

1. **概述** 精索静脉曲张是指精索内静脉蔓状静脉丛的异常伸长、扩张和迂曲;发病率占男性的10%~15%,多见于青壮年,多发生在左侧;是导致男性不育的主要原因之一。

2. **左侧精索静脉曲张多发的原因**
(1) 人体平时多取直立姿势,使精索静脉内血液必须克服重力自下而上回流。
(2) 静脉壁及邻近结缔组织薄弱或提睾肌发育不全,削弱了精索内静脉周围的依托作用。
(3) 左侧精索内静脉的瓣膜缺损或关闭不全多于右侧。
(4) 左侧精索内静脉位于乙状结肠后面,易受肠道压迫影响其通畅。
(5) 左精索静脉呈直角进入肾静脉,行程稍长,静水压力较高。
(6) 左肾静脉位于主动脉与肠系膜动脉之间,肾静脉受压可能影响精索内静脉回流,形成近端钳夹现象。
(7) 右髂总动脉可能使左髂总静脉受压,影响左输精管静脉回流,形成远端钳夹现象。

3. **精索静脉曲张引起不育的原因**
(1) 精索静脉内血液滞留,使睾丸局部温度升高,生精小管变性影响精子的发生。
(2) 血液滞留影响睾丸血液循环,睾丸组织内CO_2蓄积影响精子的发生。
(3) 左侧精索静脉反流来的肾静脉血液中,肾上腺和肾脏分泌的代谢产物如类固醇、儿茶酚胺、5-羟色胺可引起血管收缩,造成精子过早脱落。
(4) 左侧精索静脉曲张可影响右侧睾丸功能,因双侧睾丸间静脉血管有丰富的交通支,左侧精索静脉血液中的毒素可影响右侧睾丸的精子发生。

4. **分类** ①原发性精索静脉曲张。②亚临床型精索静脉曲张。③继发性精索静脉曲张。

5. **临床表现** ①多无自觉不适。②有症状者多表现为阴囊坠胀不适或坠痛,疼痛可向腹股沟区、下腹部放射,站立行走时加重,平卧休息后减轻。

6. **分级** ①亚临床型:无精索静脉曲张症状,Valsalva试验不能出现,经超声可发现轻微的精索静脉曲张,静脉管径超过2 mm。②Ⅰ级:触诊不明显,Valsalva试验可触及静脉曲张。③Ⅱ级:在触诊时极易触及扩张静脉,但外观无明显异常。④Ⅲ级:站立时能看到扩张静脉在阴囊皮肤突现,如团状蚯蚓,容易摸到。

7. **辅助检查** 超声(首选)、精液分析、睾丸容积测定。

8. **治疗**
(1) 非手术治疗:对于轻度无症状者可不予处理,症状轻微且无并发不育症者可采用托起阴囊、局部冷敷及减少性刺激等方法处理。
(2) 手术治疗:对症状明显或已引起睾丸萎缩、精液质量下降及造成不育者应积极手术治疗;术式主要包括显微镜精索静脉结扎、传统开放手术的精索内静脉高位结扎(经腹股沟入路或者经腹膜后入路)、腹腔镜精索静脉高位结扎等。

第六节 尿路结石

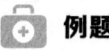

（1～3题共用题干）

男，42岁。B超发现左肾结石1cm大小。平时无明显症状，偶有腰部酸胀不适感，既往体健，无排石史。

1. 肾结石最常见的症状是(B)
   A. 血尿＋尿痛　　　　B. 腰痛＋血尿　　　　C. 腰痛＋脓尿
   D. 尿频＋血尿　　　　E. 腰痛＋尿痛

2. 为明确诊断，还应做的检查是(D)
   A. 尿培养　　　　　　B. 膀胱镜检查　　　　C. MRI
   D. KUB＋IVU　　　　E. 尿流率检查

3. 该患者首选的治疗是(D)
   A. 肾盂切开取石　　　B. 经皮肾镜碎石取石　　C. 口服排石药物
   D. 体外冲击波碎石　　E. 溶石治疗

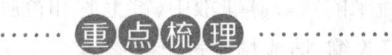

（一）上尿路结石

1. **概述**　肾和输尿管结石为上尿路结石，主要症状是疼痛和血尿；肾结石是泌尿外科的常见病之一，多数输尿管结石来自肾内，身体的代谢异常、尿路的梗阻、感染、异物和药物的使用是结石形成的常见病因。

2. **临床表现**

(1) 疼痛：①肾结石可引起肾区疼痛伴肋脊角叩击痛；肾盂内大结石及肾盏结石可无明显症状，或活动后出现上腹或腰部钝痛。②输尿管结石可引起肾绞痛或输尿管绞痛，阵发性发作，位于腰部或上腹部，可放射至同侧腹股沟、同侧睾丸或阴唇。③输尿管膀胱壁段结石可伴有尿道和阴茎头部放射痛。

(2) 血尿：常为镜下血尿，少数患者可见肉眼血尿。

(3) 恶心、呕吐：常与肾绞痛伴发。

(4) 膀胱刺激症状：结石伴感染或输尿管膀胱壁段结石时，可有尿频、尿急、尿痛。

3. **并发症及表现**

(1) 结石并发急性肾盂肾炎或肾积脓时，可有畏寒、发热、寒战等全身症状。

(2) 结石所致肾积水，可在上腹部扪及增大的肾。

(3) 双侧上尿路结石引起双侧尿路完全性梗阻或孤立肾上尿路完全性梗阻时，可导致无尿，出现尿毒症。

(4) 小儿上尿路结石以尿路感染为重要表现。

4. 辅助检查

(1) 实验室检查:血液分析、尿液分析、结石成分分析。

(2) 影像学检查:①超声可作为泌尿系统结石的常规检查。②尿路X线平片(KUB)可发现90%左右X线阳性结石。③静脉尿路造影(IVU)可评估结石所致的肾结构和功能改变,以及发现KUB不能显示的X线阴性结石。④CT可发现1 mm的结石。⑤CT增强+三维重建。⑥逆行或经皮肾穿刺造影。⑦磁共振尿路成像(MRU)。⑧放射性核素肾显像。⑨内镜检查包括经皮肾镜、输尿管硬、软镜和膀胱镜检查。

5. 治疗

(1) 病因治疗:如甲状旁腺功能亢进,切除腺瘤防止尿路结石复发。

(2) 药物治疗:适用于结石<0.6 cm、表面光滑、结石以下尿路无梗阻时。合并感染需控制感染。肾绞痛的治疗以解痉止痛为主,常用的止痛药物包括非甾体抗炎镇痛药及阿片类镇痛药;解痉药如M型胆碱受体阻滞剂、钙通道阻滞剂、黄体酮等。

(3) 体外冲击波碎石(ESWL)

1) 适应证:适用于直径≤2 cm的肾结石及输尿管上段结石。

2) 禁忌证:①结石远端尿路梗阻、妊娠、出血性疾病、严重心脑血管病、主动脉或肾动脉瘤、尚未控制的泌尿系统感染等。②过于肥胖、肾位置过高、骨关节严重畸形、结石定位不清等,由于技术性原因而不适用此法。

(4) 经皮肾镜碎石取石术(PCNL)

1) 适应证:适用于所有需手术干预的肾结石,包括完全性和不完全性鹿角结石、≥2 cm的肾结石、有症状的肾盏或憩室内结石、体外冲击波难以粉碎及治疗失败的结石,以及部分L_4以上较大的输尿管上段结石。

2) 禁忌证:凝血机制障碍、过于肥胖穿刺针不能达到肾,或脊柱畸形者。

(5) 输尿管镜碎石取石术(URL)

1) 适应证:适用于中、下段输尿管结石,体外冲击波碎石失败的输尿管上段结石,X线阴性的输尿管结石,停留时间长的嵌顿性结石,也用于体外冲击波碎石治疗所致的"石街"。

2) 禁忌证:输尿管严重狭窄或扭曲、合并全身出血性疾病、未控制的尿路感染等。

(6) 腹腔镜输尿管切开取石:适用于>2 cm输尿管结石,或经体外冲击波碎石、输尿管镜手术治疗失败者;一般不作为首选。

(7) 开放手术

1) 主要术式:①肾盂切开取石术,主要适用于肾盂输尿管处梗阻合并肾盂结石,可在取石的同时解除梗阻。②肾实质切开取石术,根据结石所在部位,沿肾前后段段间线切开或于肾后侧作放射状切口取石。③肾部分切除术,适用于结石在肾一极或结石所在肾盏有明显扩张、实质萎缩和有明显复发因素者。④肾切除术,因结石导致肾结构严重破坏,功能丧失,或合并肾积脓,而对侧肾功能良好,可将患肾切除。⑤输尿管切开取石术,适用于嵌顿较久或其他的方法治疗失败的结石。

2) 手术治疗原则：①双侧输尿管结石，应尽可能同时解除梗阻，可采用双侧输尿管镜碎石取石术，如不能成功，可行输尿管逆行插管或行经皮肾穿刺造瘘术，条件许可也可行经皮肾镜碎石取石术。②一侧肾结石，另一侧输尿管结石时，先处理输尿管结石。③双侧肾结石时，在尽可能保留肾的前提下，先处理容易取出且安全的一侧。若肾功能极差，梗阻严重，全身情况不良，宜先行经皮肾造瘘。患者情况改善后再处理结石。④孤立肾上尿路结石或双侧上尿路结石引起急性完全性梗阻无尿时，患者全身情况许可，应及时施行手术。若病情严重不能耐受手术，应试行输尿管插管，通过结石后留置导管引流；不能通过结石，则改行经皮肾造瘘。

6. 预防

(1) 大量饮水：日间多饮水，每夜加饮水 1 次，保持夜间尿液呈稀释状态，可减少晶体形成。

(2) 调节饮食：草酸盐结石患者应限制浓茶、菠菜、番茄、芦笋、花生等摄入。高尿酸患者应避免高嘌呤食物如动物内脏。预防尿酸和胱氨酸结石时尿 pH 保持在 6.5 以上。限制钠盐、蛋白质的过量摄入，增加水果、蔬菜、粗粮及纤维素摄入。

(3) 特殊性预防：①草酸盐结石患者可口服维生素 B_6，以减少草酸盐排出；口服氧化镁可增加尿中草酸溶解度。②尿酸结石患者可口服别嘌醇和碳酸氢钠，以抑制结石形成。

（二）下尿路结石

1. 概述 下尿路结石包括膀胱结石和尿道结石；原发性膀胱结石多发于男孩，与营养不良和低蛋白饮食有关；继发性膀胱结石常见于良性前列腺增生、膀胱憩室、神经源性膀胱、异物或肾、输尿管结石排入膀胱；尿道结石见于男性，多来自肾和膀胱，多位于前尿道。

2. 临床表现

(1) 膀胱结石：①典型症状为排尿突然中断，疼痛放射至远端尿道及阴茎头部，伴排尿困难和膀胱刺激症状。②小儿常用手搓拉阴茎、跑跳或改变排尿姿势后，能使疼痛缓解，继续排尿。

(2) 尿道结石：典型症状为排尿困难，点滴状排尿，伴尿痛，重者可发生急性尿潴留及会阴部剧痛。

(3) 其他症状：下尿路结石常伴发血尿和感染；憩室内结石可仅表现为尿路感染。

3. 辅助检查

(1) 超声检查：能发现膀胱及后尿道强光团及声影，可同时发现膀胱憩室、良性前列腺增生等。

(2) X 线检查：能显示绝大多数结石，怀疑有尿路结石可能时，还需行尿路 X 线平片及排泄性尿路造影。

(3) 膀胱尿道镜检查：能直接见到结石，并可发现膀胱及尿道病变。

4. 治疗

(1) 膀胱结石：采用手术治疗，同时治疗病因；感染严重时应用抗菌药物；有排尿困难，先留置导尿。

1) 经尿道膀胱镜取石或碎石：碎石钳机械碎石后取出适用于结石 2～3 cm 或以下者；较大的结石需采用超声、激光或气压弹道碎石。

2) 耻骨上膀胱切开取石术：适用于结石过大、过硬或膀胱憩室病变时。合并严重尿路感染者,待感染控制后再行取石手术。

(2) 尿道结石

1) 结石位于尿道舟状窝,可向尿道内注入无菌液体石蜡,然后将结石推挤出尿道口,或用血管钳经尿道口伸入将结石取出。

2) 前尿道结石采用阴茎根阻滞麻醉下,压迫结石近端尿道,阻止结石后退,注入无菌液体石蜡,再轻轻地向尿道远端推挤、钩取或钳出,取出有困难者可选择内镜下碎石后取出。

3) 后尿道结石可用尿道探条将结石轻轻地推入膀胱,再按膀胱结石处理。

第七节 膀胱癌

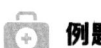
例题

(1~3题共用题干)

男,54岁。间歇性全程无痛性肉眼血尿3个月。IVP:肾脏、输尿管未见异常,膀胱右侧壁见直径约1.5 cm充盈缺损。

1. 为明确诊断,应考虑做的检查是(C)
   A. CT
   B. 双合诊检查
   C. 膀胱镜检查
   D. 尿液常规
   E. 肾功能检查
2. 若病理诊断为T_1,应考虑的治疗措施是(D)
   A. 膀胱灌流化疗
   B. 膀胱全切术
   C. 膀胱部分切除
   D. 经尿道膀胱肿瘤电切术
   E. 放疗
3. 膀胱移行细胞癌术后行膀胱灌注,最有效的药物是(B)
   A. 左旋咪唑
   B. 卡介苗
   C. 干扰素
   D. 丝裂霉素
   E. 阿霉素

· · · · · · · · · **重 点 梳 理** · · · · · · · ·

1. **概述** 膀胱癌为原发于膀胱尿路上皮的恶性肿瘤,多见于中老年人,肿瘤分布在膀胱侧壁及后壁多见,三角区和顶部次之。

2. **危险因素** ①吸烟(最重要)。②长期接触工业化学产品。③膀胱慢性感染与异物长期刺激。④其他,如长期大量服用含非那西丁的镇痛药等。

3. **临床表现** 首发症状多是无痛性全程肉眼血尿,发生率约85%,多为间歇性出现,常能自行停止或减轻,易造成"治愈"或"好转"的错觉。如肿瘤位于三角区或其附近,血尿常为终末加重。严重者因血块阻塞尿道内口可引起尿潴留。血尿程度与肿瘤大小、数目、恶性程度可不完全一致。肿瘤坏死、溃疡、合并炎症及形成感染时,可出现尿频、尿急、尿痛等膀胱刺激症状。

4. 辅助检查

(1) 尿液检查:尿常规检查时反复尿沉渣中红细胞计数>5 个/高倍镜视野,应警惕膀胱癌可能。新鲜尿液中易发现脱落的肿瘤细胞,故尿细胞学检查是膀胱癌诊断和术后随诊的主要方法之一。

(2) 超声:能发现直径>0.5 cm 的肿瘤,可作为初筛。

(3) KUB:可了解有无结石。

(4) IVU:较大的膀胱肿瘤可见膀胱内的充盈缺损。

(5) CT 和 MRI:可判断肿瘤浸润膀胱壁深度、淋巴结及内脏转移的情况。

(6) 膀胱镜检查:可直接观察到肿瘤的部位、大小、数目、形态,初步估计浸润程度等,并可对肿瘤和可疑病变进行活检。

(7) 膀胱双合诊:常用于术前对于肿瘤浸润范围和深度的评估。

5. TNM 分期

分期	定义
原发肿瘤(T)	
T_x	原发肿瘤无法评估
T_0	无原发肿瘤证据
T_a	非浸润性乳头状癌
Tis	原位癌(扁平癌)
T_1	肿瘤侵及上皮下结缔组织
T_2	肿瘤侵犯肌层
T_{2a}	肿瘤侵犯浅肌层(内 1/2)
T_{2b}	肿瘤侵犯深肌层(外 1/2)
T_3	肿瘤侵犯膀胱周围组织
T_{3a}	显微镜下发现肿瘤侵犯膀胱周围组织
T_{3b}	肉眼可见肿瘤侵犯膀胱周围组织(膀胱外肿块)
T_4	肿瘤侵犯以下任一器官或组织,如前列腺、精囊、子宫、阴道、盆壁和腹壁
T_{4a}	肿瘤侵犯前列腺、精囊、子宫或阴道
T_{4b}	肿瘤侵犯盆壁或腹壁
区域淋巴结(N)	
N_x	区域淋巴结无法评估
N_0	无区域淋巴结转移
N_1	真骨盆区(髂内、闭孔、髂外、骶前)单个淋巴结转移
N_2	真骨盆区(髂内、闭孔、髂外、骶前)多个淋巴结转移
N_3	髂总淋巴结转移
远处转移(M)	
M_x	远处转移无法评估
M_0	无远处转移
M_1	远处转移

6. 治疗

(1) 非肌层浸润性膀胱癌(Tis、T_a、T_1)

1) 经尿道膀胱肿瘤电切术(TURBT)既是重要的诊断方法,也是主要的治疗手段。

2) 术后应辅助膀胱灌注化疗药物或免疫制剂,常用药物有丝裂霉素、表柔比星和吉西他滨等,卡介苗是最有效的膀胱内免疫治疗制剂。

3) 膀胱原位癌TURBT术后联合卡介苗膀胱灌注发生肿瘤复发、进展,应行根治性膀胱切除术。

(2) 肌层浸润性膀胱癌($T_2 \sim T_4$)

1) 根治性膀胱切除术联合盆腔淋巴结清扫术是标准治疗方式;手术范围包括膀胱及周围脂肪组织、输尿管远端,男性包括前列腺、精囊(必要时全尿道),女性应包括子宫、附件及阴道前壁,以及盆腔淋巴结。术后需行尿流改道和重建术,包括原位新膀胱术、回肠通道术、输尿管皮肤造口术和利用肛门控尿术式等。

2) 化疗是重要的辅助治疗手段,包括术前新辅助化疗和术后辅助化疗,药物有顺铂、吉西他滨、紫杉醇和阿霉素等。

3) 身体条件不耐受或不接受根治性膀胱切除术的患者,可考虑行保留膀胱的综合治疗。在接受合适的保留膀胱手术后,辅以化疗和放疗,密切随访,必要时行挽救性膀胱切除术。

4) 无法手术治愈的转移性膀胱癌的首选治疗是全身化疗,因其常伴严重血尿、排尿困难和泌尿系统梗阻等,也常用姑息性膀胱切除及尿流改道。

(3) 膀胱鳞癌和腺癌:根治性膀胱切除术联合盆腔淋巴结清扫术是主要治疗方式。

第八节 肾肿瘤

例题

(1~3题共用题干)

男,58岁。因无痛肉眼全程血尿就诊,超声检查发现右肾有一直径7.5 cm实性占位病变。

1. 为能明确诊断,应采取的检查方法是(C)

A. KUB B. IVP C. CT
D. MRI E. 动脉造影

2. 经检查确诊为肾细胞癌,应采取的治疗方法是(A)

A. 根治性肾切除术 B. 肾脏切除术+化疗 C. 肾部分切除术
D. 放疗 E. 肾肿瘤切除+化疗

3. 如肾切除后病理诊断为肾透明细胞癌,则肿瘤源自(E)

A. 肾脏间质细胞 B. 肾小盏 C. 肾小球
D. 肾小囊 E. 肾小管

重点梳理

(一) 肾细胞癌

1. 概述 肾细胞癌是起源于肾实质泌尿小管上皮系统的恶性肿瘤,简称肾癌,其发病与吸烟、肥胖、高血压、饮食、职业接触、遗传因素等有关。

2. 病理 肾癌起源于肾小管上皮细胞,病理类型包括透明细胞癌、乳头状细胞癌、嫌色细胞癌、未分类肾细胞癌、集合管癌、肾髓质癌和基因相关性肾癌,透明细胞癌占70%~80%。

3. 临床表现 早期常无明显临床症状,其中60%的肾癌在健康体检或其他疾病检查时被发现。

(1) 肉眼血尿、腰痛和腹部肿块:被称为肾癌的"三联征"。

1) 间歇无痛肉眼血尿为常见症状,表明肿瘤已侵入肾盏、肾盂。

2) 疼痛常为腰部钝痛或隐痛,多由于肿瘤生长牵张肾包膜或侵犯腰大肌、邻近器官所致;出血形成的血块通过输尿管引起梗阻可发生肾绞痛。

3) 肿瘤较大时在腹部或腰部可被触及。

(2) 副瘤综合征:见于10%~20%的肾癌患者,常有发热、高血压、ESR增快等。其他表现有高钙血症、高血糖、红细胞增多症、肝功能异常、贫血、体重减轻、消瘦及恶病质等。

(3) 转移性肿瘤症状:约30%的患者因转移性肿瘤症状,如骨等转移部位出现的疼痛、持续性咳嗽、咯血、神经麻痹等而初次就诊。男性患者发现同侧阴囊内精索静脉曲张且平卧位不消失,提示肾静脉或下腔静脉内癌栓形成可能。

4. 辅助检查 影像学检查能为肾细胞癌的诊断提供最直接的证据。

(1) 超声:无创伤,可作为肾癌的常规筛查,典型肾癌常表现为不均质的中低回声实性肿块。部分囊性肾癌可表现为无回声的囊性肿块,合并钙化时可伴局部强回声。

(2) X线检查:尿路X线平片可见肾外形增大,偶见肿瘤散在钙化。静脉尿路造影可见肾盏、肾盂因肿瘤挤压或侵犯出现不规则变形、拉长、移位、狭窄或充盈缺损,甚至患肾不显影。

(3) CT:对肾癌的确诊率高,可发现0.5cm以上的病变,同时显示肿瘤部位、大小、有无累及邻近器官等,是目前诊断肾癌最可靠的影像学方法。肾癌的CT表现为肾实质内不均质肿块。

(4) MRI:对肾癌诊断的准确性与CT相仿。绝大多数肾癌在T_1加权像上呈低信号或等信号;T_2加权像上为高信号;少数肾癌的信号强度恰好相反。

5. TNM分期

分期	定义
原发肿瘤(T)	
T_x	原发肿瘤无法评估

续表

分期	定义
T_0	无原发肿瘤证据
T_1	肿瘤局限于肾脏,最大径≤7 cm
T_{1a}	肿瘤最大径≤4 cm
T_{1b}	4 cm<肿瘤最大径≤7 cm
T_2	肿瘤局限于肾脏,最大径>7 cm
T_{2a}	7 cm<肿瘤最大径≤10 cm
T_{2b}	肿瘤最大径>10 cm
T_3	肿瘤侵及肾静脉或除同侧肾上腺外的肾周围组织,但未超过肾周围筋膜
T_{3a}	肿瘤侵及肾静脉或侵及肾静脉分支的肾段静脉(含肌层的静脉)或侵犯肾周围脂肪和(或)肾窦脂肪(肾盂旁脂肪),但未超过肾周围筋膜
T_{3b}	肿瘤侵及横膈膜下的下腔静脉
T_{3c}	肿瘤侵及膈上的下腔静脉或侵及下腔静脉壁
T_4	肿瘤侵透肾周筋膜,包括侵及邻近肿瘤的同侧肾上腺
区域淋巴结(N)	
N_x	区域淋巴结无法评估
N_0	无区域淋巴结转移
N_1	有区域淋巴结转移
远处转移(M)	
M_0	无远处转移
M_1	有远处转移

6. 临床分期 ①Ⅰ期:$T_1N_0M_0$。②Ⅱ期:$T_2N_0M_0$。③Ⅲ期:$T_3N_0M_0$、$T_3N_1M_0$、$T_1N_1M_0$、$T_2N_1M_0$。④Ⅳ期:T_4任何NM_0;任何T任何NM_1。

7. 治疗

(1) 根治性肾切除术:是公认的治愈肾癌的方法。

1) 适应证:不适合行保留肾单位手术的T_1期肾癌,以及T_2~T_4期肾癌。

2) 经典的根治性肾切除术范围:患侧肾周筋膜、肾周脂肪、患肾、同侧肾上腺、从膈肌脚到腹主动脉分叉处腹主动脉或下腔静脉旁淋巴结及髂血管分叉处以上输尿管,如合并肾静脉或下腔静脉内癌栓应同时取出。

(2) 保留肾单位手术

1) 适应证:T_1期肾癌、肾癌发生于解剖性或功能性的孤立肾,根治性肾切除术将会导致肾功能不全或尿毒症的患者。

2) 保留肾单位手术范围:完整切除肿瘤及肿瘤周围肾周脂肪组织。

(3) 转移性肾癌(临床Ⅳ期)的治疗

1) 手术治疗:可切除肾脏原发病灶(减瘤手术),孤立的转移灶也可选择外科手术切除。

2) 其他治疗:①细胞因子治疗。②靶向治疗。③化疗。④放疗。

(二) 肾母细胞瘤

1. **概述** 肾母细胞瘤又称肾胚胎瘤或 Wilms 瘤,是儿童最常见的肾脏恶性肿瘤,80% 以上在 5 岁以前发病,平均年龄为 3.5 岁。

2. **临床表现**

(1) 无症状的腹部肿块是最常见也是最重要的症状,见于 90% 以上患儿。

(2) 肿块常位于上腹一侧季肋部,表面光滑,中等硬度,无压痛,有一定活动度;少数肿瘤巨大,超越腹中线则较为固定。

(3) 约 20% 患儿有血尿,25% 患儿初诊时有高血压。其他常见症状有发热、厌食、体重减轻等。

(4) 晚期可有恶心、呕吐、贫血等。

3. **辅助检查** 超声有助于确定实性占位的性质。CT 和 MRI 可显示肿瘤范围及邻近淋巴结、器官、肾静脉和下腔静脉有无受累。胸部 X 线片及 CT 可了解有无肺转移。

4. **治疗** 采用手术联合化疗和放疗的综合治疗。

(1) 手术治疗:经腹根治性肾切除作为大多数患儿的初始治疗。单侧肾母细胞瘤在进行肾切除之前应确认对侧肾功能。

(2) 化疗:①对于拟行保留肾单位手术、无法一期切除及癌栓达肝静脉以上的患者,推荐术前行新辅助化疗;首选化疗药为放线菌素 D、长春新碱。②成人肾母细胞瘤预后极差,术后根据病理分型和分期辅以化疗。

(3) 放疗:①术前放疗适用于曾用化疗而肿瘤缩小不明显的巨大肾母细胞瘤。②术后放疗不晚于 10 天。

(三) 肾血管平滑肌脂肪瘤

1. **概述** 肾血管平滑肌脂肪瘤又称肾错构瘤,是一种由血管、平滑肌和脂肪组织组成的肾脏良性肿瘤,以中年女性多见,发病年龄多为 30~60 岁。

2. **临床表现**

(1) 泌尿系统表现:①缺乏特异性表现,肿瘤较小可无任何症状。②如肿瘤内部出血可出现突发局部疼痛。③如大体积的肿瘤突发破裂出血,可出现急性腰腹痛、低血容量性休克、血尿、腹部肿块等表现。

(2) 肾外表现:伴发结节硬化症者可伴有面部蝶形分布的皮脂腺腺瘤、癫痫、智力减退等。

3. **辅助检查** 包括超声、CT、MRI、肾动脉造影。

4. **治疗**

(1) 观察等待:对于 <4 cm 的肿瘤建议密切观察,每 6~12 个月监测肿瘤变化。

(2) 手术治疗:肿瘤 >4 cm,发生破裂出血的风险上升,可考虑行保留肾单位手术。肿瘤破裂出血、无条件行肾动脉栓塞止血时选择行手术治疗,手术应尽可能在止血、切除肿瘤的基础上保留正常肾组织。

(3) 选择性肾动脉栓塞:适用于破裂大出血、合并结节性硬化症、双侧病变、肾功能不全的患者。

第九节 前列腺癌

例题

男,76岁。尿频、尿不尽感近1年,近2个月来进行性排尿困难,门诊查血清前列腺特异性抗原(PSA)50 ng/mL,直肠指检见前列腺质地较硬,表面凹凸不平感。该患者首先应考虑的诊断是(B)

A. 细菌性前列腺炎　　B. 前列腺癌　　C. 前列腺增生症
D. 前列腺结核　　　　E. 非细菌性前列腺炎

重点梳理

1. **概述**　前列腺癌主要发生在50岁以上的男性,偶发于年轻人或儿童;大多数发生于腺体外周带或后叶的腺泡腺管上皮,病理类型以腺癌为主,其次为移行细胞,极少数为鳞状细胞癌。

2. **临床表现**

(1) 早期多无明显症状,有些患者出现排尿困难,尿路刺激症状,多为伴发的前列腺增生症状。

(2) 随病情发展,局部肿瘤进展堵塞尿道,可出现明显的排尿困难及血尿。

(3) 若肿瘤累及膀胱三角区和输尿管开口,可出现双肾输尿管扩张积水。

(4) 最常见的转移部位是淋巴结和骨骼,其他部位包括肺、肝、脑和肾上腺等。前列腺癌出现骨骼转移时,可引起骨痛、脊髓压迫症状及病理性骨折等。

(5) 其他晚期前列腺癌的症状包括贫血、衰弱、下肢水肿、排便困难等。

3. **辅助检查**　通过体格检查、实验室检查、影像学检查筛选可疑患者,并通过前列腺穿刺病理活检确诊。

(1) 体格检查:直肠指检可发现前列腺癌结节,质地多较正常腺体坚硬,但当肿瘤处于早期,或者原发于前列腺移行带等区域时,直肠指检常无异常发现。

(2) 实验室检查:前列腺特异性抗原(PSA)是前列腺癌最具特异性的肿瘤标志物,正常参考值为0~4 ng/mL。

(3) 影像学检查:多参数MRI在诊断前列腺癌方面有着较高的敏感性和特异性,并可对肿瘤局部侵犯程度及有无盆腔淋巴结转移做出初步评估。前列腺癌发生骨转移时,多数为成骨性转移病灶,可通过X线平片或全身放射性核素扫描而发现。

(4) 前列腺穿刺活检:是病理确诊前列腺癌的主要方法,多在经直肠超声引导下进行。

4. TNM 分期

分期	内容
原发肿瘤(T)	
T_x	无法估测原发肿瘤
T_0	无原发肿瘤证据
T_1	不能被扪及和影像学难以发现的临床隐匿肿瘤
T_{1a}	偶发肿瘤体积＜所切除组织体积的5%
T_{1b}	偶发肿瘤体积＞所切除组织体积的5%
T_{1c}	穿刺活检发现的肿瘤(如由于PSA升高)
T_2	肿瘤局限于前列腺内
T_{2a}	肿瘤限于单叶的1/2
T_{2b}	肿瘤超过单叶的1/2,但限于该单叶
T_{2c}	肿瘤侵犯两叶
T_3	肿瘤突破前列腺包膜*
T_{3a}	肿瘤侵犯包膜外(单侧或双侧)
T_{3b}	肿瘤侵犯精囊
T_4	肿瘤固定或侵犯除精囊外的其他邻近组织结构,如尿道外括约肌、直肠、肛提肌和(或)盆壁
区域淋巴结(N)	
N_x	区域淋巴结不能评估
N_0	无区域淋巴结转移
N_1	有区域淋巴结转移
远处转移(M)**	
M_x	远处转移无法评估
M_0	无远处转移
M_1	有远处转移
M_{1a}	有区域淋巴结以外的淋巴转移
M_{1b}	有骨转移
M_{1c}	其他器官组织转移

注:*侵犯前列腺尖部或前列腺包膜但未突破包膜的定为T_2,非T_3。**当转移多于一处,为最晚的分期。

5. 治疗 早期(器官局限性,即肿瘤仅位于前列腺内部)前列腺癌可通过根治性手术或根治性放疗等方式达到良好的治疗效果,甚至得以治愈。局部进展期(肿瘤突破前列腺包膜但未发生转移)和转移性前列腺癌一般选择以雄激素去除治疗为主的姑息性治疗。

(1) 手术治疗:根治性前列腺切除术是治疗前列腺癌最有效的方法,手术要点是切除前列腺和精囊,而后进行排尿通路重建,并根据患者危险分层和淋巴结转移情况决定是否行淋巴结清扫。

(2) 放射治疗:①对于器官局限性肿瘤,根治性放疗能达到近似治愈的效果,其5～10年的无瘤存活率可与根治性前列腺切除术相似。②姑息性放疗主要用于前列腺癌骨转移病灶的治疗,达到缓解疼痛症状。

(3) 雄激素去除治疗(ATD)：去势治疗是主要的 ATD 方法。外科去势，即双侧睾丸切除。药物去势，指通过药物干扰下丘脑-垂体-睾丸内分泌轴，抑制睾丸分泌睾酮。

(4) 其他治疗：冷冻治疗、高聚能超声等新兴物理能量治疗等。

第九章

心胸外科临床常见病

第一节 食管癌

 例题

(1～2题共用题干)

男,57岁。因"吞咽困难进行性加重6个月"来诊。查体:双侧锁骨上区未触及肿大淋巴结,心、肺、腹无特殊发现。上消化道造影:自气管分叉水平至下肺静脉水平食管充盈缺损,黏膜紊乱中断,局部有软组织影。

1. 最可能的诊断是(E)
A. 食管平滑肌瘤 B. 食管息肉 C. 食管良性狭窄
D. 食管囊肿 E. 食管癌

2. 可作为确诊依据的检查是(C)
A. X线钡餐造影 B. 胸部CT C. 胃镜活检
D. 腹部B超 E. 胸部MRI

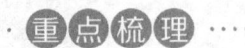

1. **概述** 食管癌是一种常见的上消化道恶性肿瘤,40岁以上好发,男性多于女性。
2. **病因** ①吸烟和重度饮酒。②亚硝胺和某些霉菌及其毒素。③缺乏某些微量元素及维生素。④不良饮食习惯,食物过硬、过热、进食过快。⑤食管癌遗传易感因素。
3. **食管的分段** 食管癌发生在胸中段较多,下段次之,上段较少。
(1) 颈段:自食管入口(环状软骨水平)至胸骨切迹,距门齿约20 cm。
(2) 胸段:从胸骨切迹至食管裂孔上缘,长度约25 cm。
1) 胸上段:从胸骨切迹至奇静脉弓下缘,距门齿约25 cm。
2) 胸中段:从奇静脉弓下缘至下肺静脉下缘,距门齿约30 cm。
3) 胸下段:从下肺静脉下缘至食管裂孔上缘,距门齿约40 cm。
(3) 腹段:为食管裂孔上缘至胃食管交界处,距门齿约42 cm。
4. **病理分型** ①髓质型。②蕈伞型。③溃疡型。④缩窄型。
5. **临床表现**
(1) 早期症状不明显,可有胸骨后不适、吞咽时一过性轻度哽噎感、异物感、闷胀感、烧灼感,可间歇或反复发生,也可长达数年。

(2) 进展期可表现为进行性吞咽困难,先是进食固体食物困难,渐至不能下咽半流质及流质饮食;局部水肿及神经肌肉反应可使吞咽困难加重,症状可重于狭窄。

(3) 特殊表现:①穿透食管壁侵犯后纵隔引起持续性的胸背痛。②压迫气管引起刺激性咳嗽和呼吸困难,食管气管瘘产生的肺炎、肺脓肿。③侵犯喉返神经引起声嘶。④侵犯膈神经导致膈神经麻痹,表现为呼吸困难和膈肌反常运动。⑤肿瘤溃破或侵犯大血管可引起纵隔感染和致命性的大呕血。⑥锁骨上淋巴结转移表现为局部肿块等。

6. 辅助检查

(1) 胃镜:是首选检查,对于定性定位和手术方案的选择起重要作用。病变活检可以确诊。

(2) 食管内镜超声:是评估食管癌临床分期最重要的手段。

(3) 钡餐:是诊断食管癌最常用、最简单和无创的检查方法,可确定病灶的部位和长度。

(4) 胸部增强CT:对食管癌临床分期、可切除性评估、手术径路的选择和术后随访均有较高的价值。

(5) 超声:用于检查双锁骨上、腹部重要器官及腹腔淋巴结有无转移,必要时可结合穿刺获取细胞或组织诊断。

7. 治疗

(1) 内镜下治疗:适用于早期食管癌及癌前病变,包括射频消融、冷冻治疗、内镜黏膜切除术(EMR)或内镜黏膜下剥离术(ESD)治疗,应严格掌握手术适应证。

(2) 手术治疗:是可切除食管癌的首选治疗方法。术前应进行准确的TNM分期。手术方式是肿瘤完全性切除(切除的长度应在距癌瘤上、下缘5~8cm或以上)、消化道重建和胸、腹两野或颈、胸、腹三野淋巴结清扫。

1) 适应证:①Ⅰ、Ⅱ期和部分Ⅲ期食管癌($T_3N_1M_0$和部分$T_4N_1M_0$)。②放疗后复发,无远处转移,一般情况能耐受手术者。③全身情况良好,有较好的心肺功能储备。④对较长的鳞癌估计切除可能性不大而患者全身情况良好者,可先采用术前放化疗,待瘤体缩小后再做手术。

2) 禁忌证:①Ⅳ期及部分Ⅲ期食管癌(侵及主动脉及气管的T_4病变)。②心肺功能差或合并其他重要器官系统严重疾病,不能耐受手术者。

3) 术后并发症:吻合口瘘是较严重的术后并发症之一,其他并发症包括吻合口狭窄、乳糜胸、喉返神经损伤等。

4) 姑息性减状手术:适用于晚期食管癌无法手术者,如食管腔内置管术、胃造瘘术等。

(3) 放射疗法

1) 术前放疗:可增加手术切除率,提高远期生存率。一般放疗结束2~3周后再做手术。

2) 术后放疗:对术中切除不完全的残留癌组织在术后3~6周开始术后放疗。

3) 根治性放疗:多用于颈段或胸上段食管癌,也可用于有手术禁忌证且患者尚可耐受放疗者。

第二节 肺癌

例题

女,35岁。左上肺占位性病变,行左上肺叶切除术。术后病理报告不可能出现的诊断是(C)

A. 鳞状细胞癌　　　B. 小细胞癌　　　C. 乳头状癌
D. 腺癌　　　　　　E. 大细胞癌

·········· 重 点 梳 理 ··········

1. **概述**　肺癌又称原发性支气管肺癌,指的是源于支气管黏膜上皮或肺泡上皮的恶性肿瘤,发病年龄多在40岁以上,男性居多。

2. **病因**　不完全明确,危险因素包括吸烟、大气污染、烹饪油烟、职业接触(包括砷、镉、石棉、煤炼焦过程、氡、电离辐射等)、饮食因素、遗传易感性、基因变异等。长期大量吸烟是肺癌的最重要风险因素。

3. **病理类型**　肺癌通常分为小细胞肺癌和非小细胞肺癌(包括鳞状细胞癌、腺癌和大细胞癌等)。

(1) 鳞状细胞癌:与吸烟关系密切,男性占多数。多起源于较大的支气管,常为中心型肺癌。分化程度不一,生长速度较缓慢,病程较长,肿块较大时可发生中心坏死,形成厚壁空洞。通常先经淋巴转移,血行转移发生相对较晚。

(2) 腺癌:是最常见的肺癌。发病年龄普遍低于鳞癌和小细胞肺癌,多为周围型,一般生长较慢,有时早期即发生血行转移,淋巴转移相对较晚。

(3) 小细胞癌:与吸烟关系密切。老年男性、中心型多见。小细胞癌为神经内分泌起源,恶性程度高,生长快,很早可出现淋巴和血行转移。对放射和化学治疗较敏感,但可迅速耐药,预后差。

4. **转移途径**　①直接扩散。②淋巴转移,是常见的扩散途径,小细胞癌和鳞癌较多见。③血行转移,小细胞癌和腺癌的血行转移,较鳞癌常见。肺癌最常见的远处转移部位是肺、骨、脑、肝、肾上腺。

5. **临床表现**

(1) 一般表现:早期肺癌特别是周围型肺癌往往无任何症状。随着肿瘤的进展,常见咳嗽、血痰、胸痛、发热、气促。咳嗽是最常见的症状,常出现刺激性咳嗽。血痰常见于中心型肺癌,通常为痰中带血点、血丝或断续地少量咯血。

(2) 局部晚期肺癌压迫或侵犯邻近器官的表现:①压迫或侵犯膈神经,引起同侧膈肌麻痹。②压迫或侵犯喉返神经,引起声带麻痹,声音嘶哑。③压迫上腔静脉,引起上腔静脉梗阻综合征,表现为面部、颈部、上肢和上胸部静脉怒张,皮下组织水肿。④胸膜腔种植,可引起胸膜腔积液,常为血性积液,导致气促;癌肿侵犯胸膜及胸壁,可引起持续性剧烈胸痛。⑤癌肿侵入纵隔,压迫食管,可引起吞咽困难。⑥肺上沟瘤,也称 Pancoast 瘤,侵入纵隔和压迫位于胸廓入口的器官或组织,产生剧烈胸肩痛、上肢静脉怒张、水肿、臂痛和上肢运动障碍,也可引起同侧上眼睑下垂、瞳孔缩小、眼球内陷、面部无汗等颈交感神经综合征(Horner 综合征)。

(3) 远处转移表现:①脑转移可引起头痛、恶心或其他的神经系统症状和体征。②骨转移可引起骨痛、血液碱性磷酸酶或血钙升高。③肝转移可导致肝大、碱性磷酸酶、谷草转氨酶、乳酸脱氢酶或胆红素升高等。④皮下转移时可在皮下触及结节。

(4) 副瘤综合征:由于肿瘤产生内分泌物质,呈现非转移性的全身症状,如骨关节病综合征(杵状指、骨关节痛、骨膜增生等)、Cushing 综合征、Lambert-Eaton 综合征、男性乳腺增大、多发性肌肉神经痛等。症状在切除肺癌后可消失。

6. 辅助检查

(1) 胸部正侧位 X 线片:是临床常用的检查手段,可发现较典型的肺内病灶。中心型肺癌早期胸部 X 线片可无异常征象。癌肿阻塞支气管,受累肺段或肺叶出现肺炎征象。支气管管腔被癌肿完全阻塞,可产生相应肺叶或一侧全肺不张。癌肿转移到肺门及纵隔淋巴结可出现肺门阴影或纵隔阴影增宽,不张的上叶肺与肺门肿块联合可形成"反 S 征"影像。

(2) CT:不但可显示病灶的局部影像特征,还可评估肿瘤范围、肿瘤与邻近器官关系、淋巴结转移状况,为制定肺癌的治疗方案提供重要依据。低剂量胸部 CT 是目前肺癌筛查最有效的手段,可发现肺内的早期病变。

(3) 痰细胞学检查:肺癌脱落的癌细胞可随痰液咳出,痰细胞学检查找到癌细胞,可明确诊断。临床可疑肺癌者,应连续送检痰液 3 次或 3 次以上做细胞学检查。

(4) 支气管镜检查:临床怀疑的肺癌病例应常规进行支气管镜检查。

(5) 支气管内超声引导针吸活检术:用于肺癌病理获取和淋巴结分期。

(6) 纵隔镜检查:直视下对气管周围、隆突下区域淋巴结做组织活检,明确有无淋巴结转移。

7. 治疗

(1) 手术治疗

1) 适应证:Ⅰ、Ⅱ期和部分经过选择的ⅢA 期(如 $T_3N_1M_0$)的非小细胞肺癌。已明确纵隔淋巴结转移(N_2)者,手术可考虑在(新辅助)化疗/放化疗后进行。ⅢB、Ⅳ期肺癌,除个别情况外,手术不应列为主要治疗手段。

2) 手术方式:首选解剖性肺叶切除和淋巴结清扫。包括扩大切除和局部切除。扩大切除指需切除范围不仅局限于一个肺叶的术式,如双肺叶切除、支气管袖状肺叶切除术、肺动脉袖状肺叶切除术、一侧肺切除(全肺切除)、心包内处理肺血管和(或)合并部分左心房切除的全肺切除等。局部切除术指切除范围小于一个肺叶的术式,包括肺段切除术和楔形切除术,主要用于非常早期的肺癌和耐受不良的老年患者。

(2) 放射治疗:①对有纵隔淋巴结转移的肺癌,全剂量放射治疗联合化疗是主要治疗模式。②对有远处转移的肺癌,放射治疗一般用于对症治疗,是姑息治疗方法。③早期肺癌,因高龄或心肺等重要器官不能耐受手术者,放射治疗可作为局部治疗手段。④手术后放射治疗用于处理术后的切缘残留或局部晚期的病例。

(3) 化学治疗:肺癌的标准化疗方案是包含铂类药(顺铂或卡铂)的两药联合方案。辅助化疗疗程一般是 4 个周期。

(4) 靶向治疗:是针对肿瘤特有的和依赖的驱动基因异常进行的治疗,针对性强、对该肿瘤具有较好的疗效,且副作用轻。

(5) 免疫治疗:可使少数晚期患者获得远期生存。

第三节　胸部外伤

例题

产生连枷胸的原因是(B)
A. 肋骨骨折伴胸骨骨折　　　　　B. 多根多处肋骨骨折
C. 单处肋骨骨折　　　　　　　　D. 肺挫伤增加呼吸肌做功
E. 肋骨骨折合并气胸

(一) 概论

1. 分类

(1) 根据暴力性质不同和是否造成胸膜腔与外界沟通分类

1) 钝性伤:多由减速性、挤压性、撞击性或冲击性暴力所致,暴力可破坏骨性胸廓的完整性,并使胸腔内的心、肺发生碰撞、挤压、旋转和扭曲,造成组织广泛挫伤,继发于挫伤的组织水肿可能导致器官功能障碍或衰竭。

2) 穿透性伤:多由火器或锐器暴力致伤,器官组织裂伤所致的进行性出血是伤情进展快、患者死亡的主要原因。

(2) 根据危及生命的严重程度和可能发生的时限分类

1) 快速致命性胸伤:多数导致伤员在现场死亡,包括主动脉破裂、心脏破裂、心搏骤停、气道梗阻。

2) 早发致命性胸伤:可能在伤后短时间危及伤员生命,包括张力性气胸、开放性气胸、进行性或大量血胸、心脏压塞、主动脉挫伤或夹层形成等。

3) 潜在迟发致命性胸伤:包括连枷胸、食管破裂、膈肌破裂、肺挫伤、心脏钝挫伤等。

2. 紧急处理

(1) 院前急救处理:包括基本生命支持与快速致命性胸伤的现场紧急处理。原则为维持呼吸道通畅、给氧,控制外出血、补充血容量,镇痛、固定长骨骨折、保护脊柱(尤其是颈椎),并迅速转运。

(2) 院内急诊处理:正确及时地诊治快速和早发致命性胸伤并排查潜在致命性胸伤。急诊开胸探查手术指征:①进行性血胸。②心脏大血管损伤。③严重肺裂伤或气管、支气管损伤。④食管破裂。⑤胸腹或腹胸联合伤。⑥胸壁大块缺损。⑦胸内存留较大的异物。

3. **急诊室开胸探查手术**

(1) 手术指征:①穿透性胸伤重度休克者。②穿透性胸伤濒死者,且高度怀疑存在急性心脏压塞。

(2) 注意事项:①手术在气管插管下经前外侧第4或第5肋间开胸切口快速施行。②手术抢救成功的关键是迅速缓解心脏压塞,控制出血,快速补充血容量和及时回输胸腔或心包内失血。

(二) 肋骨骨折

1. **概述**

(1) 暴力直接作用于肋骨,可使受力处肋骨向内弯曲折断,前后挤压暴力使肋骨体段向外弯曲折断,发生肋骨骨折。

1) 第1~3肋骨粗短,有锁骨、肩胛骨保护,不易发生骨折。致伤暴力巨大时,可发生骨折,常同时合并锁骨、肩胛骨骨折和颈部、腋部血管神经损伤。

2) 第4~7肋骨较长而纤薄,易发生骨折。

3) 第8~10肋前端肋软骨形成肋弓与胸骨相连,第11~12肋前端游离,弹性较大,不易骨折;若发生骨折,应警惕合并腹内脏器和膈肌损伤。

4) 老年人肋骨骨质疏松,脆性较大,容易发生骨折。已有恶性肿瘤转移灶的肋骨,容易发生病理性骨折。

(2) 多根多处肋骨骨折是指在2根以上相邻肋骨各自发生2处或以上骨折,使局部胸壁失去完整肋骨支撑而软化,在自主呼吸时出现反常运动,即吸气时软化区胸壁内陷,呼气时相对外突,导致伤员出现低通气状态,甚至诱发呼吸衰竭,称为连枷胸。

2. **临床表现**

(1) 肋骨骨折断端可刺激肋间神经产生局部疼痛,深呼吸、咳嗽或转动体位时加剧。胸痛使呼吸变浅、咳嗽无力,呼吸道分泌物增多、潴留,易致肺不张和肺部感染。

(2) 胸壁可见畸形,局部明显压痛;间接挤压骨折处疼痛加重,可产生骨擦音。

(3) 骨折断端向内移位可刺破胸膜、肋间血管和肺组织,产生血胸、气胸、皮下气肿或咯血。伤后晚期骨折断端移位发生的损伤可造成迟发性血胸或血气胸。

(4) 连枷胸患者可见纵隔扑动,影响肺通气,导致缺氧和二氧化碳潴留,严重时可发生呼吸和循环衰竭。常伴广泛肺挫伤、挫伤区域的肺间质或肺泡水肿导致氧弥散障碍,出现低氧血症。

(5) 胸部X线片可显示肋骨骨折断裂线和断端错位,但不能显示前胸肋软骨骨折。

3. **治疗** 处理原则为有效控制疼痛、肺部物理治疗和早期活动。

(1) 镇痛:一般肋骨骨折可采用口服或肌内注射镇痛剂,多根多处肋骨骨折则需持久有效的镇痛治疗。方法包括硬膜外镇痛、静脉镇痛、肋间神经阻滞和胸膜腔内镇痛。

(2) 闭合性单处肋骨骨折的治疗：采用多头胸带或弹性胸带固定胸廓，能减少肋骨断端活动、减轻疼痛。也适用于胸背部、胸侧壁多根多处肋骨骨折、胸壁软化范围小而反常呼吸运动不严重的患者。

(3) 闭合性多根多处肋骨骨折的治疗：原则是有效镇痛和呼吸管理。

1) 咳嗽无力、呼吸道分泌物潴留者，应施行纤支镜吸痰和肺部物理治疗；呼吸功能不全者，需气管插管呼吸机正压通气。

2) 长期胸壁浮动且不能脱离呼吸机者，可施行常规手术或电视胸腔镜下固定肋骨，术中采用 Judet 夹板、克氏针或不锈钢丝等固定肋骨断端。因其他指征需要开胸手术时，可同时施行肋骨固定手术。

(4) 开放性肋骨骨折的治疗：胸壁伤口需彻底清创，固定肋骨断端。

（三）创伤性窒息

1. 发病机制　当胸部和上腹部受到暴力挤压时，患者声门突然紧闭，气管及肺内气体不能排出，导致胸内压力骤然升高，压迫心脏及大静脉。由于上腔静脉系统缺乏静脉瓣，突然升高的压力使得右心血液逆流而造成末梢静脉及毛细血管过度充盈扩张，并发广泛的毛细血管破裂和点状出血，甚至小静脉破裂出血，引起相应的症状和体征。

2. 临床表现　伤员面、颈、上胸部皮肤出现针尖大小的紫蓝色瘀斑，以面部与眼眶部为明显。口腔、球结膜、鼻腔黏膜瘀斑，甚至出血。伤后多数患者有暂时性意识障碍、烦躁不安、头昏、谵妄，甚至四肢痉挛性抽搐，瞳孔可扩大或极度缩小。

3. 治疗　单纯性创伤性窒息患者在严密观察下给予吸氧、镇痛、镇静等对症治疗。适当限制补液的速度和量，重点是处理合并的胸腹、颅脑及四肢的损伤。皮肤黏膜瘀点和瘀斑无需特殊处理。

（四）肺损伤

1. 临床表现　根据致伤原因和损伤的特点，肺损伤可表现为肺裂伤、肺挫伤和肺爆震（冲击）伤。

(1) 肺裂伤：可出现血气胸或肺内血肿。肺内血肿的胸部 X 线片表现为肺内圆形或椭圆形、边缘清楚、密度增高的团块状阴影，常在 2 周至数月自行吸收。

(2) 肺挫伤：多为钝性暴力致伤，表现为呼吸困难、咯血、血性泡沫痰及肺部啰音，重者出现低氧血症，常伴有连枷胸。胸部 X 线片出现斑片状浸润影，一般伤后 24~48 小时更明显。

(3) 肺爆震伤：多见泡沫样血痰。

2. 治疗原则　①及时处理合并伤。②保持呼吸道通畅。③吸氧。④限制晶体液过量输入。⑤早期合理使用肾上腺皮质激素。⑥低氧血症使用机械通气支持。⑦预防和治疗感染。

（五）膈肌损伤

1. 致伤因素　①由刀和枪弹引起锐器伤。②由交通事故、高处坠落或挤压引起的钝性伤。

2. 高度怀疑创伤性膈肌破裂的情况　①发生在胸、腹联合部的钝性伤或锐性伤，伤口位于第 4 前肋与第 12 后肋平面之间。②胸部外伤腹痛明显或出现腹膜刺激征，腹部外伤胸部无伤口而呼吸窘迫明显,特别是胸部闻及肠鸣音者。③胸腔引流后不能改善呼吸困难症状,胸腔引流血量不能解释休克或引流液含有胃肠内容物者。④创伤后出现消化道梗阻症状者。

3. 胸部 X 线片　是诊断创伤性膈疝最简便和有价值的检查,但 X 线片阴性不能排除诊断。

4. 膈肌破裂的治疗　一经诊断应立即行膈肌修补术。

第四节　血气胸

例题

(1~3题共用题干)

男,25 岁。车祸伤 1 小时。查体:脉搏 130 次/分,血压 86/60 mmHg。烦躁不安,发绀,严重呼吸困难,皮肤湿冷,左颈胸部皮下捻发感,气管右移,左胸饱满,左肺呼吸音消失。胸部 X 线片示左肺完全萎陷。

1. 最可能的诊断为(D)
   A. 左侧进行性血胸　　　B. 左侧闭合性气胸　　　C. 左侧开放性气胸
   D. 左侧张力性气胸　　　E. 左侧反常呼吸运动
2. 根据前述诊断,应首先进行的急救处理措施是(E)
   A. 抗休克　　　　　　　B. 气管插管　　　　　　C. 高流量吸氧
   D. 呼吸机辅助呼吸　　　E. 左侧胸膜腔穿刺
3. 经上述急救处理,病情好转后又迅速恶化。此时治疗应立即(C)
   A. 气管切开　　　　　　B. 清除呼吸道分泌物　　C. 左侧胸膜腔闭式引流
   D. 静脉快速输血补液　　E. 多头胸带包扎固定胸壁

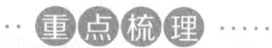

(一)气胸

1. 概述

(1)胸膜腔内积气称为气胸。气胸的形成多由于肺组织、气管、支气管、食管破裂,空气逸入胸膜腔,或因胸壁伤口穿破胸膜,胸膜腔与外界沟通,外界空气进入所致。

(2)气胸可分为闭合性气胸、开放性气胸和张力性气胸三类。

2. 闭合性气胸

(1)临床特点

1)胸内压低于大气压。

2)胸膜腔积气量决定伤侧肺萎陷的程度。随着胸腔内积气与肺萎陷程度增加,肺表面裂口缩小,直至吸气时也不开放,气胸趋于稳定并可缓慢吸收。

3)伤侧肺萎陷使呼吸面积减少,通气血流比失衡,影响肺通气和换气功能。伤侧胸内压增加引起纵隔向健侧移位。

4）根据胸膜腔内积气的量与速度，轻者可无症状，重者有明显呼吸困难。

5）体检可发现伤侧胸廓饱满，呼吸活动度降低，气管向健侧移位，伤侧胸部叩诊呈鼓音，呼吸音降低。

6）胸部 X 线检查可显示不同程度的肺萎陷和胸膜腔积气，可伴有少量胸腔积液。

(2) 治疗

1）气胸发生缓慢且积气量少者，勿需特殊处理，胸腔内积气可在 1~2 周自行吸收。

2）大量气胸需行胸膜腔穿刺，或行闭式胸腔引流术，排除积气，促使肺尽早膨胀。

3. 开放性气胸

(1) 概述：开放性气胸是指外界空气经胸壁伤口或软组织缺损处，随呼吸自由进出胸膜腔。

1）空气出入量与胸壁伤口大小有关，伤口大于气管口径时，空气出入量多，胸内压几乎等于大气压，伤侧肺完全萎陷，丧失呼吸功能。伤侧胸内压显著高于健侧，纵隔向健侧移位，进一步使健侧肺扩张受限。

2）呼、吸气时，两侧胸膜腔压力不均衡，纵隔在吸气时移向健侧，呼气时移向伤侧，称为纵隔扑动。

(2) 临床表现

1）伤员出现明显呼吸困难、鼻翼扇动、口唇发绀、颈静脉怒张。

2）伤侧胸壁可见伴有气体进出胸腔发出吸吮样声音的伤口，称为胸部吸吮性伤口。

3）气管向健侧移位，伤侧胸部叩诊鼓音，呼吸音消失，严重者可发生休克。

4）胸部 X 线检查可见伤侧胸腔大量积气，肺萎陷，纵隔移向健侧。

(3) 急救处理要点

1）立即将开放性气胸变为闭合性气胸，使用无菌敷料如凡士林纱布、纱布、棉垫或清洁器材如塑料袋、衣物、碗杯等制作不透气敷料和压迫物，在伤员用力呼气末封盖吸吮性伤口，并加压包扎。

2）转运途中如伤员呼吸困难加重或有张力性气胸表现，应在伤员呼气时开放密闭敷料，排出高压气体。

3）入院后，给氧，补充血容量，纠正休克；清创、缝合胸壁伤口，并作闭式胸腔引流；给予抗生素，鼓励咳嗽排痰，预防感染。疑有胸腔内脏器损伤或进行性出血，需行开胸探查手术。

4. 张力性气胸

(1) 概述：张力性气胸为气管、支气管或肺损伤处形成活瓣，气体随每次吸气进入胸膜腔并积累增多，导致胸膜腔压力高于大气压，又称为高压性气胸。伤侧肺严重萎陷，纵隔显著向健侧移位，健侧肺受压，腔静脉回流障碍。

(2) 临床表现

1）严重或极度呼吸困难、烦躁、意识障碍、大汗淋漓、发绀。可有脉搏细快、血压降低等循环障碍表现。

2）气管明显移向健侧，颈静脉怒张，多有皮下气肿。伤侧胸部饱满，叩诊呈鼓音，呼吸音消失。

3) 胸部 X 线检查示胸腔严重积气,肺完全萎陷、纵隔移位,可有纵隔和皮下气肿。

4) 胸腔穿刺有高压气体外推针筒芯。

(3) 治疗

1) 入院前或院内急救:迅速使用粗针头穿刺胸膜腔减压,并外接单向活瓣装置;紧急时可在针柄部外接剪有小口的外科手套、柔软塑料袋或气球等,使胸腔内高压气体易于排出,而外界空气不能进入胸腔。

2) 进一步处理:安置闭式胸腔引流,抗生素预防感染。闭式引流装置可连接负压引流瓶,以利于加快气体排除,促使肺膨胀。待漏气停止 24 小时后,X 线检查证实肺已膨胀,方可拔除引流管。持续漏气而肺难以膨胀时需考虑开胸或电视胸腔镜探查手术。

(二) 血胸

1. 概述 胸膜腔积血称为血胸,与气胸同时存在称为血气胸。胸腔积血主要来源于心脏、胸内大血管及其分支、胸壁、肺组织、膈肌和心包血管出血。

(1) 凝固性血胸:指胸腔内迅速积聚大量血液,超过肺、心包和膈肌运动所起的去纤维蛋白作用,胸腔内积血发生凝固。

(2) 感染性血胸:由经伤口或肺破裂口侵入的细菌,在积血中迅速繁殖引起,最终导致脓血胸。

(3) 进行性血胸:指持续大量出血所致胸膜腔积血。

(4) 迟发性血胸:指因肋骨断端活动刺破肋间血管或血管破裂处血凝块脱落,延迟出现的胸腔内积血。

2. 临床表现 成人伤员,血胸量≤500 mL 为少量血胸,500~1 000 mL 为中量,>1 000 mL 为大量血胸。

(1) 伤员出现不同程度的面色苍白、脉搏细速、血压下降和末梢血管充盈不良等低血容量休克表现;并有呼吸急促、肋间隙饱满、气管向健侧移位、伤侧叩诊浊音和呼吸音减低等胸腔积液表现。

(2) 胸部 X 线检查表现为胸腔积液征象。

(3) 胸膜腔穿刺抽出血液可明确诊断。

3. 提示进行性血胸的征象 ①持续脉搏加快、血压降低,或虽经补充血容量血压仍不稳定。②闭式胸腔引流量每小时超过 200 mL,持续 3 小时。③血红蛋白量、红细胞计数和血细胞比容进行性降低,引流胸腔积血的血红蛋白量和红细胞计数与周围血相接近,且迅速凝固。

4. 考虑感染性血胸的情况 ①有畏寒、高热等感染的全身表现。②抽出胸腔积血 1 mL,加入 5 mL 蒸馏水,无感染呈淡红透明状,出现混浊或絮状物提示感染。③感染时白细胞计数明显增加,红白细胞比例达 100∶1 可确定为感染性血胸。④积血涂片和细菌培养发现致病菌有助于诊断,并可依此选择有效的抗生素。

5. 治疗

(1) 非进行性血胸患者,胸腔积血量少,可采用胸腔穿刺及时排出积血。

(2) 中等量以上血胸、血胸持续存在会增加发生凝固性或感染性血胸可能者,应积极安置闭式胸腔引流,促使肺膨胀,改善呼吸功能,并使用抗生素预防感染。

(3) 进行性血胸应及时开胸探查手术。

(4) 凝固性血胸应待伤员情况稳定后尽早手术,清除血块,并剥除胸膜表面血凝块和机化形成的纤维包膜;开胸手术可提早到伤后2~3天。

(5) 感染性血胸应及时改善胸腔引流,排尽感染性积血积脓;若效果不佳或肺复张不良,应尽早手术清除感染性积血,剥离脓性纤维膜。

(6) 电视胸腔镜用于凝固性血胸、感染性血胸的处理,具有创伤小、疗效好、住院时间短、费用低等优点。

第五节　常见先天性心脏病

例题

房间隔缺损的X线表现不包括(D)

A. 肺血增多　　　　　　B. 右心房、右心室增大　　　　　　C. 肺动脉段突出

D. 主动脉结增宽　　　　E. 透视可见肺门舞蹈征

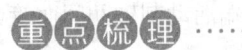

(一) 房间隔缺损

1. 概述　房间隔缺损(ASD)指由于胚胎期心房间隔发育不良,造成左右心房间血流异常交通的一种先天性心脏畸形,可分为原发孔型和继发孔型,是先天性心脏病中最常见的类型之一,仅次于室间隔缺损。

2. 临床表现

(1) 症状:①单纯房间隔缺损除在婴儿期易患感冒外,多无明显症状,仅在查体时发现心脏杂音。②极少数在婴幼儿期会出现呼吸急促、多汗、活动受限,充血性心力衰竭罕见。

(2) 体征:①房间隔缺损大者可见心前区隆起,心脏搏动增强。②听诊发现胸骨左缘第2~3肋间柔和的收缩期杂音,其响度一般不超过3/6级,以及肺动脉瓣区第二心音固定分裂为房间隔缺损的典型杂音。③肺动脉压力增高者可有肺动脉瓣区第二心音亢进,缺损较大者可有相对性三尖瓣狭窄所致的舒张期隆隆样杂音。

3. 辅助检查

(1) 心电图:①继发孔型电轴右偏,不完全性或完全性右束支传导阻滞,右心室肥大。②原发孔型电轴左偏,PR间期延长,左心室肥大。③晚期常出现心房颤动、心房扑动。

(2) X线检查:①右心房、右心室增大,肺动脉段突出,主动脉结小,呈典型"梨形心"。②肺血增多,透视下可见"肺门舞蹈征"。③原发孔型显示左心室扩大。

(3) 超声心动图：准确显示缺损位置、大小和房间隔水平分流信号，以及缺损与上腔静脉、下腔静脉及二尖瓣、三尖瓣的位置关系；原发孔型可有右心、左心扩大和二尖瓣裂缺、反流。

(4) 右心导管：主要用于测定肺动脉压力并计算肺血管阻力，当右心房血氧含量超过上腔静脉、下腔静脉血氧含量1.9vol%，或者右心导管进入左心房，提示存在房间隔缺损。

4. **手术治疗**

(1) 手术指征：无症状但存在右心房、右心室扩大的患者应手术治疗。合并肺动脉高压时应尽早手术，50岁以上成人、合并心房颤动或内科治疗能控制的心力衰竭患者也应考虑手术。手术禁忌证是艾森曼格综合征。

(2) 手术方法

1) 建立体外循环，切开右心房，根据缺损大小选择直接缝合或使用补片材料修补。如合并部分性肺静脉异位连接，使用补片将异位肺静脉开口隔入左心房。原发孔型应先修复二尖瓣裂缺，再用补片修补房间隔缺损。

2) 介入封堵和经胸封堵在X线或食管超声引导下植入封堵器封闭房间隔缺损，无需体外循环，适用于继发孔型且房间隔缺损大小、位置适宜的患者。卵圆孔未闭患者，如合并不明原因脑卒中、短暂性脑缺血发作或Valsalva试验阳性，也适合介入封堵治疗。

（二）室间隔缺损

1. **概述** 室间隔缺损(VSD)指在室间隔上存在开口，造成左右心室间血流异常交通的一种先天性心脏畸形。单纯性室间隔缺损是最常见的先天性心脏病。根据缺损位置不同，分为膜部缺损、漏斗部缺损和肌部缺损，以膜部缺损最为常见。

2. **病理生理** 室间隔缺损血流动力学改变主要取决于缺损大小、左心室与右心室压力阶差和肺血管阻力高低。

(1) 小缺损分流量少，对心功能影响小，但感染性心内膜炎发病率明显增加。

(2) 大缺损分流量多，肺循环血流增加，左心室容量负荷加重，左心房、左心室扩大。

(3) 肺循环血流增加早期引起肺小动脉痉挛和肺动脉压力升高，右心室后负荷增加，右心室肥厚，随病程进展终至阻力性肺动脉高压，出现右向左分流，即艾森曼格综合征。

3. **临床表现**

(1) 症状：①缺损小、分流量少者，一般无明显症状。②分流量大者出生后即反复呼吸道感染、充血性心力衰竭、喂养困难和发育迟缓。③度过婴幼儿期的较大缺损者，表现为活动耐量差、劳累后心悸、气促，逐渐出现发绀和右心衰竭。④患者易并发感染性心内膜炎。

(2) 体征：①听诊可在胸骨左缘第2~4肋间闻及Ⅲ级以上粗糙、响亮的全收缩期杂音，常伴收缩期震颤。②分流量大者因二尖瓣相对性狭窄在心尖部可闻及柔和的舒张期杂音。③肺动脉高压时心前区杂音柔和、短促且强度降低，肺动脉瓣第二心音亢进，可伴有肺动脉瓣关闭不全的舒张期杂音。

4. **辅助检查**

(1) 心电图：①缺损小者多正常。②缺损大者常有左心室高电压。③肺动脉高压时表现为双心室肥大、右心室肥大伴劳损。

(2) X线检查：①缺损小者肺充血及心影改变轻。②缺损较大者左心室增大，肺动脉段突出，肺血增多。③阻力性肺动脉高压时，左、右心室扩张程度反而减轻，伴肺血管影"残根征"。

(3) 超声心动图：①可显示缺损大小、位置和分流方向、合并畸形，初步了解肺动脉压力。②室间隔缺损时左心房、左心室扩大或双室扩大。

5. **手术治疗**

(1) 适应证

1) 大室间隔缺损（缺损直径大于主动脉瓣环直径的2/3）：①新生儿或婴幼儿出现喂养困难、反复肺部感染、充血性心力衰竭时，尽早手术。②大龄儿童和成人出现肺/体循环血流量＞2、心脏杂音明显、X线检查显示肺充血、超声显示左向右分流为主时，积极手术。

2) 中等室间隔缺损（缺损直径为主动脉瓣环直径的1/3～2/3）：出现反复肺部感染、发育迟缓等症状，且伴心脏扩大、肺充血、肺动脉高压时，尽早手术。

3) 小室间隔缺损（缺损直径小于主动脉瓣环直径的1/3）：超声心动图、X线检查或心电图显示心脏扩大、肺充血，尤其合并感染性心内膜炎时，积极手术。

4) 特殊情况：肺动脉瓣下（干下型）缺损易并发主动脉瓣脱垂导致主动脉瓣关闭不全，应尽早手术。

(2) 禁忌证：艾森曼格综合征。

(3) 手术方法

1) 心内直视手术是治疗室间隔缺损的主要方法。经胸骨正中切口，建立体外循环，根据缺损位置选择右心房、右心室或肺动脉切口显露室间隔缺损。缺损小者可直接缝合，缺损大者用自体心包片或人工补片材料修补。术中避免损伤主动脉瓣和房室传导束。

2) 介入封堵和经胸封堵是在X线或食管超声引导下治疗室间隔缺损的方法，仅适用于室间隔缺损大小、位置适宜患者。

（三）动脉导管未闭

1. **概述** 多数婴儿在出生2个月内动脉导管完成闭合，如未能如期闭合，即称为动脉导管未闭。动脉导管未闭是先天性心脏病中最常见的类型之一，也是外科治疗最早、治疗效果最好的一种先天性心脏病。

2. **临床表现**

(1) 症状：①导管直径细、分流量小者常无明显症状。②直径粗、分流量大者常并发充血性心力衰竭，表现为易激惹、气促、乏力、多汗以及喂养困难、发育不良等。③病情发展为严重肺动脉高压且出现右向左分流时，表现为下半身发绀和杵状指/趾，称为"差异性发绀"。

(2) 体征：①听诊可在胸骨左缘第2肋间闻及粗糙的连续性机器样杂音，以收缩末期最为响亮，向颈背部传导，常扪及连续性震颤。②肺动脉高压时，表现为收缩期杂音或杂音消失，肺动脉瓣第二心音亢进。③左向右分流量大者，可因相对性二尖瓣狭窄而闻及心尖部舒张中期隆隆样杂音。④有甲床毛细血管搏动、水冲脉、股动脉枪击音等周围血管征。

3. **辅助检查**

(1) 心电图：正常或左心室肥大，肺动脉高压时则左、右心室肥大。

(2) X 线检查:心影增大,主动脉结突出,左心室扩大,肺血增多,透视下可见肺门区动脉搏动增强,称为"肺门舞蹈征"。严重肺动脉高压时,心影较原来缩小,肺门血管增粗,肺野外带血管变细,即"残根征"。

(3) 超声:左心房、左心室增大。超声可显示未闭动脉导管及血流信号异常。

4. 鉴别诊断　①主动脉-肺动脉间隔缺损。②主动脉窦动脉瘤破裂。③冠状动脉静脉漏。④室间隔缺损并主动脉瓣关闭不全。

5. 手术治疗

(1) 适应证:①早产儿、婴幼儿反复发生肺炎、呼吸窘迫、心力衰竭、喂养困难或发育不良者。②无明显症状者若伴有肺充血、心影增大,宜择期手术。

(2) 禁忌证:①艾森曼格综合征。②某些复杂先天性心脏病中,动脉导管未闭是患者赖以生存的代偿通道,如主动脉弓离断、完全性大动脉转位、肺动脉闭锁等,此情况下不可单独结扎动脉导管,需同期进行心脏畸形矫治。

(3) 手术方法

1) 结扎/钳闭、切断缝合术:经左后外侧第 4 肋间切口或电视胸腔镜技术进入左侧胸腔,解剖动脉导管三角区纵隔胸膜,保护迷走神经、喉返神经,游离动脉导管,控制性降压后粗丝线双重结扎或钽钉钳闭动脉导管,此法最常用。如导管粗大、术中损伤出血,可用两把导管钳或 Pott-Smith 钳钳闭导管,在两钳之间边切边用 Prolene 线缝合,此法不常用。

2) 导管封堵术:介入封堵适用于年龄稍大的病例;外科经胸封堵适用于全部年龄段病例。外科经胸封堵术可避免 X 线辐射,若封堵失败,外科补救措施更加及时、有效。

3) 体外循环下结扎导管或内口缝闭术:适用于合并其他心脏畸形需同期手术,导管粗短、钙化、瘤样变伴有严重肺动脉高压、感染性心内膜炎,或结扎术后再通的病例。

(四) 肺动脉狭窄

1. 概述　右心室和肺动脉之间存在先天性狭窄的畸形,称为肺动脉狭窄,以肺动脉瓣膜狭窄最常见。右心室与肺动脉的压力阶差反映肺动脉狭窄程度,正常压差不超过 5 mmHg,压差 <40 mmHg 为轻度狭窄,40~100 mmHg 为中度狭窄,>100 mmHg 为重度狭窄。

2. 临床表现

(1) 症状:①首发症状常是运动后,因肺动脉狭窄导致肺血流相对缺乏而产生的呼吸困难。②随年龄的增长,可逐渐发展为右心衰竭,导致颈静脉压力增高、肝大、腹水等症状。③较严重的狭窄,在婴儿期甚至新生儿期即出现呼吸急促、多汗、活动耐力下降,甚至发绀等;随动脉导管的逐渐关闭或存在其他心内分流,症状可呈现进行性发展。

(2) 体征:①轻度肺动脉狭窄时,可在吸气相闻及肺动脉喷射音增强。②严重狭窄时,可闻及响亮、延长的肺动脉喷射杂音,第二心音可出现分裂,肺动脉第二心音可减弱或消失。

3. 辅助检查

(1) 心电图:①大部分单纯肺动脉轻-中度狭窄心电图正常,或仅表现为中度右心室增厚。②严重的肺动脉狭窄可表现为心电轴右偏、右心室肥大、T 波倒置和 P 波高尖等。

(2) X 线检查:①轻中度无特殊改变。②典型的肺动脉狭窄可呈现双肺野清晰,或右肺血管纹理相对于左肺减少,右心室、右心房不同程度的增大,心尖圆钝,肺动脉圆锥隆突。③右心室漏斗部继发性狭窄时肺动脉段隆突不明显。④严重的肺动脉狭窄,心/胸比>0.6,若合并心衰时,右侧心室边界突出,使心脏成一球体形状。

(3) 超声心动图:可描述狭窄的位置、程度、范围,评估狭窄部位和右心室继发性肥厚等改变,评估右心瓣膜的功能状态。

4. **鉴别诊断**　与室间隔缺损、房间隔缺损、动脉导管未闭和法洛四联症相鉴别。

5. **手术治疗**

(1) 适应证:①轻度狭窄者不需手术。②中度以上狭窄,有明显临床症状、心电图显示右心室肥厚、右心室与肺动脉压力阶差>50 mmHg,应择期手术。③重度狭窄者出现晕厥或继发性右心室流出道狭窄,应尽早手术。

(2) 禁忌证:肺动脉狭窄合并依赖右心室的冠状动脉循环。

(3) 手术方法:①经胸骨正中切口建立体外循环,心脏停搏或跳动下实施心内直视手术。②经皮肺动脉瓣球囊扩张术,适用于单纯瓣膜狭窄且瓣叶病变较轻者。③外科经胸肺动脉瓣球囊扩张术,主要适用于年龄小、体重轻、狭窄严重患者。

(五) 法洛四联症

1. **概述**　法洛四联症(TOF)是一组以对位异常的室间隔缺损和包括漏斗部狭窄在内的右心室流出道阻塞为主要的病理基础,同时合并主动脉骑跨及继发性右心室肥厚等4种心血管畸形的先天性心脏病;是最常见的发绀型先天性心脏病之一。

2. **临床表现**

(1) 症状:①大多数患者出生即有呼吸困难,生后3~6个月出现发绀,并随年龄增长逐渐加重。②由于组织缺氧,体力和活动耐量均较同龄人差,伴喂养困难、发育迟缓。③蹲踞是特征性姿态,多见于儿童期,蹲踞时发绀和呼吸困难有所减轻。④缺氧发作多见于单纯漏斗部狭窄的婴幼儿,常发生在清晨和活动后,表现为骤然呼吸困难,发绀加重,甚至晕厥、抽搐死亡。

(2) 体征:①生长发育迟缓,口唇、眼结膜和肢端发绀,杵状指/趾。②胸骨左缘第2~4肋间可闻及Ⅱ~Ⅲ级喷射性收缩期杂音,肺动脉瓣区第二心音减弱或消失。③严重肺动脉狭窄者,杂音很轻或无杂音。

3. **辅助检查**

(1) 实验室检查:血红细胞计数、血细胞比容与血红蛋白含量升高,与发绀程度成正比。动脉血氧饱和度降低。重度发绀者血小板计数和全血纤维蛋白原含量明显减少,血小板功能差,凝血时间和凝血酶原时间延长。

(2) 心电图:特征性表现是有电轴右偏和右心室肥厚,往往伴有右心房肥大,可出现不完全右束支传导阻滞。

(3) X线检查:典型特征是胸部后前位显示"靴形心"和肺部血管纹理细小。心腰凹陷是肺动脉窄小的结果。心影近乎正常和左心肺动脉段突出者多为单纯漏斗部狭窄,且右心室流出道较大和肺动脉发育良好。两侧肺门和肺部血管纹理不对称,提示伴有一侧肺动脉缺如或一侧肺动脉起源于主动脉或其分支。

(4) 超声心动图:①右心室流出道、肺动脉瓣或肺动脉主干狭窄。②右心室增大,右心室壁肥厚。③室间隔连续性中断。④升主动脉内径增宽,骑跨于室间隔上方。⑤室间隔水平右向左分流信号。

4. 鉴别诊断 ①室间隔缺损合并单纯肺动脉狭窄。②室间隔完整的肺动脉闭锁。③三尖瓣闭锁。④右心室双出口。⑤室间隔缺损合并艾森曼格综合征。⑥完全性大动脉转位等。

5. 手术治疗

(1) 适应证

1) 根治手术的必备条件:①左心室发育正常,左心室舒张末期容量指数≥30 mL/m²。②肺动脉发育良好,McGoon 比值≥1.2 或 Nakata 指数≥150 mm²/m²。

2) 不具备根治手术条件,或冠状动脉畸形影响右心室流出道疏通的患者,应先行姑息手术。

3) 有症状的新生儿和婴儿应早期手术,符合根治手术条件者应实施一期根治。

4) 对无症状或症状轻者,倾向于 1 岁左右行择期根治术,以减少继发性心肌损害。

(2) 禁忌证:①有顽固性心力衰竭和(或)呼吸衰竭的老人,经洋地黄、利尿药等治疗无效。②有广泛的肺动脉及其分支严重狭窄,无法进行体-肺动脉分流术。③有严重肝肾功能损害者。

(3) 姑息手术:目的是增加肺血流量,改善动脉血氧饱和度,促进左心室和肺血管发育,为根治手术创造条件。最常用的手术方式有体循环-肺循环分流术、右心室流出道疏通术。术后需密切随访,一旦条件具备,应考虑实施根治手术。

(4) 根治手术:常见并发症为低心排血量综合征、灌注肺、残余室间隔缺损和三度房室传导阻滞。

第六节 瓣膜疾病

例题

女,48 岁。劳累后心悸、气促 5 年,渐加重。3 个月前曾有突发咳血性泡沫痰及端坐呼吸史。既往有四肢关节酸痛史。体格检查:心尖区闻及舒张期隆隆样杂音,肺动脉瓣区第二心音增强。最可能的诊断是(B)

A. 二尖瓣关闭不全　　　B. 二尖瓣狭窄　　　C. 主动脉瓣狭窄伴关闭不全
D. 主动脉瓣关闭不全　　E. 主动脉瓣狭窄

·······重点梳理·······

(一) 二尖瓣狭窄

1. 概述 在风湿性心脏瓣膜病中,最常累及二尖瓣,女性风湿性二尖瓣狭窄发病率较高,在儿童和青年期发作风湿热,常在20~30岁以后才出现二尖瓣狭窄的临床症状。

2. 临床表现

(1) 症状:瓣口面积缩小至2.5 cm² 左右,心脏听诊虽有二尖瓣狭窄的杂音,静息时可无症状。瓣口面积小于1.5 cm² 时,左心房排血困难,肺部慢性阻塞性淤血,肺顺应性减低,可出现气促、咳嗽、咯血、发绀等症状。

1) 气促常在活动时出现。剧烈体力活动、情绪激动、呼吸道感染、妊娠、心房颤动等情况下,可诱发端坐呼吸或急性肺水肿。

2) 咳嗽多在活动后和夜间入睡后,肺淤血加重时出现。肺淤血引起的咯血,为痰中带血;急性肺水肿引起的咯血,为血性泡沫痰液。部分患者由于支气管黏膜下曲张静脉破裂,可引起大量咯血。

3) 常有心悸、心前区闷痛、乏力等症状。

(2) 体征

1) 肺部慢性淤血者,常有面颊与口唇轻度发绀,即二尖瓣面容。并发心房颤动者,脉律不齐。

2) 右心室肥大者心前区可扪及收缩期抬举性搏动。多数病例在心尖区能扪及舒张期震颤。

3) 典型杂音为心尖区闻及第一心音亢进和舒张中期隆隆样杂音。胸骨左缘第3、第4肋间,常可听到二尖瓣开瓣音。瓣叶高度硬化,尤其并有关闭不全者,心尖区第一音则不脆,二尖瓣开瓣音常消失,肺动脉瓣区第二心音常增强,有时轻度分裂。

4) 重度肺动脉高压伴肺动脉瓣功能性关闭不全者,胸骨左缘第2、第3或第4肋间,可听到舒张早期高音调吹风样杂音,吸气末增强,呼气末减弱。

5) 右心衰竭患者可呈现肝大、腹水、颈静脉怒张、踝部水肿等。

3. 辅助检查

(1) 超声心动图:是确诊二尖瓣狭窄的首选手段,典型的变化包括二尖瓣前后瓣叶呈同向运动和城墙样改变。

(2) 心电图:①轻度二尖瓣狭窄时心电图可正常。②左心房肥大时可出现二尖瓣P波,即P波幅度增大有切迹。③有肺动脉高压者呈电轴右偏及右心室肥厚。

(3) X线检查:轻度狭窄病例,X线平片可无明显异常。中度或重度狭窄,常见到左心房扩大;食管吞钡检查可发现左心房向后压迫食管,心影右缘呈现左、右心房重叠的双心房阴影。主动脉结缩小、肺动脉段隆出、左心房隆起、肺门区血管影纹增粗。肺间质性水肿的病例,肺野下部可见横向线条状阴影,称为Kerley B线。长期肺淤血者,由于肺组织含铁血黄素沉着,可呈现致密的粟粒形或网形阴影。

4. 鉴别诊断 ①左心房黏液瘤。②二尖瓣关闭不全。③左向右分流的先心病。④主动脉反流。⑤扩张型心肌病。

5. 手术治疗

(1) 适应证:无症状或心脏功能属于Ⅰ级者,不主张施行手术。有症状且心功能Ⅱ级以上者均应手术治疗。

1) 隔膜型二尖瓣狭窄,特别是瓣叶活动好,没有钙化,听诊心尖部第一心音较脆,有开瓣音的患者,同时没有心房颤动、左心房内无血栓时,可行经皮穿刺球囊导管二尖瓣交界扩张分离术,或在全身麻醉下开胸闭式二尖瓣交界分离术。

2) 二尖瓣狭窄有关闭不全或明显的主动脉瓣病变,或有心房颤动、漏斗型狭窄、瓣叶病变严重,有钙化或左房内有血栓的患者,不宜行球囊扩张术和闭式二尖瓣交界分离术。应在体外循环直视下行人工瓣膜二尖瓣替换术。如合并心房颤动,可在瓣膜手术同时加行房颤迷宫手术。

(2) 术前准备:重度二尖瓣狭窄伴有心力衰竭或心房颤动者,术前给予适量洋地黄、利尿剂和少量β受体阻滞剂,待全身情况和心脏功能改善后进行手术。术前可给予镇静剂,防止情绪紧张诱发急性肺水肿。

(3) 术式:①经皮球囊导管二尖瓣交界扩张分离术。②闭式二尖瓣交界分离术。③二尖瓣直视成形手术。④二尖瓣置换术。⑤微创二尖瓣置换术。

(二) 二尖瓣关闭不全

1. 病因

(1) 急性:①二尖瓣脱垂。②腱索断裂,如心内膜炎、外伤、黏液瘤变性。③乳头肌功能失调或破裂,如心肌缺血、钝性胸外伤。④人工瓣膜急性机械障碍。

(2) 慢性:①瓣叶穿孔,如心内膜炎。②风湿性心脏病。③瓣环扩张(心肌病)。④结缔组织病,马方综合征、弹性假黄瘤等。⑤先天性心脏病,如降落伞样二尖瓣、心内膜垫缺损、二尖瓣裂口。⑥肥厚型心肌病。⑦二尖瓣瓣环钙化。

2. 临床表现

(1) 症状:病变轻、心脏功能代偿良好者可无明显症状。病变较重或历时较久者可出现乏力、心悸,劳累后气促等症状。急性肺水肿和咯血出现后,病情可在较短时间内迅速恶化。

(2) 体征:①主要体征是心尖搏动增强并向左向下移位。②心尖区可听到全收缩期杂音,常向左侧腋中线传导。③肺动脉瓣区第二心音亢进,第一心音减弱或消失。④晚期可呈现右心衰竭,以及肝大、腹水等体征。

3. 辅助检查

(1) 超声心动图:M型检查显示二尖瓣大瓣曲线呈双峰或单峰型,上升及下降速率均增快。左心室和左心房前后径明显增大。左心房后壁出现明显凹陷波。合并狭窄的病例仍可显示城墙垛样长方波。

(2) 心电图:①轻度二尖瓣关闭不全者可正常。②严重二尖瓣关闭不全者可有左心室肥大和劳损;肺动脉高压时可出现左、右心室肥大。③慢性二尖瓣关闭不全伴左心房增大者多有心房颤动。④窦性心律者P波增宽且呈双峰形,提示左心房增大。

(3) X线检查:①轻度者可无明显异常。②严重者左心房和左心室明显增大,增大的左心房可推移和压迫食管。③肺动脉高压或右心衰竭时,右心室增大。④可见肺静脉瘀血,肺间质水肿和Kerley B线。⑤常有二尖瓣叶和瓣环的钙化。⑥左心室造影可对二尖瓣反流进行定量。

(4) 冠状动脉造影：可明确有无冠状动脉病变，排除因心肌缺血致乳头肌断裂，造成二尖瓣关闭不全。

(5) 放射性核素检查：放射性核素血池显像示左心房和左心室扩大，左心室舒张末期容积增加，用于判断左心室收缩功能。肺动脉高压时，可见肺动脉主干和右心室扩大。

(6) 右心导管检查：为定量分析二尖瓣反流的金指标。

4. **鉴别诊断**　①二尖瓣狭窄。②相对性二尖瓣关闭不全。③功能性心尖区收缩期杂音。④室间隔缺损。⑤三尖瓣关闭不全。⑥主动脉瓣狭窄。

5. **手术治疗**

(1) 适应证：①急性二尖瓣关闭不全。②重度二尖瓣关闭不全伴心功能 NYHA Ⅲ级/Ⅳ级，经内科积极治疗后。③无明显临床症状或心功能 NYHA Ⅱ级/Ⅱ级以下，LVESVI＞30 mL/m²。④重度二尖瓣关闭不全，LVEF 减低，左心室收缩期末内径达 50 mm 或舒张期末内径达 70 mm，射血分数≤50%时。

(2) 禁忌证：①患者出现不可逆的肺动脉高压。②脑梗死急性期。③其他不宜行外科手术治疗的并发疾病等。

(3) 术式：①二尖瓣修复术，适用于二尖瓣松弛所致的脱垂、腱索过长或断裂的患者。②二尖瓣置换术。

（三）主动脉瓣狭窄

1. **概述**　主动脉瓣狭窄有先天性病变、炎症后瘢痕形成和退行性改变三种病因，引起相应左心室后负荷明显增加、心肌肥厚和心排血量降低等临床症状。风湿热是主动脉瓣狭窄的常见病因。

2. **病理生理**　正常主动脉瓣瓣口面积为 3 cm²。当瓣口面积减小到 1 cm² 以下时，左心室排血就遇到阻碍，左心室收缩压升高，左心室排血时间延长，主动脉瓣闭合时间延迟。静息时排血量尚可接近正常水平，但运动时不能相应地增加。左心室与主动脉出现收缩压力阶差。左心室壁逐渐高度肥厚，最终导致左心衰竭。

3. **临床表现**

(1) 症状：①轻度狭窄者无明显症状。②中度和重度狭窄者可有乏力、眩晕或昏厥、心绞痛、劳累后气促、端坐呼吸、急性肺水肿等，并可并发细菌性心内膜炎或猝死。

(2) 体征：①胸骨右缘第 2 肋间能扪到收缩期震颤。②主动脉瓣区有粗糙喷射性收缩期杂音，向颈部传导，主动脉瓣区第二音延迟并减弱。③重度狭窄者常呈现脉搏细小、血压偏低和脉压小。

4. **辅助检查**

(1) 心电图：①主要表现为电轴左偏及左心室肥厚伴有 ST 段及 T 波改变。②部分有左心房增大表现。③可并发心房颤动或房室传导阻滞。

(2) X 线检查：可表现为左心室扩大，肺间质水肿，瓣膜钙化。

(3) 超声心动图：①M 型及二维超声可见瓣膜增厚，开放幅度下降。②多普勒超声可准确地测定跨瓣压差。③部分患者可见升主动脉扩张。

(4) 心导管检查:左心室导管检查可测定左心室和主动脉之间的压差,了解主动脉瓣狭窄程度及升主动脉增宽程度,同时明确冠状动脉血管有无狭窄病变。

5. **鉴别诊断**　与梗阻性肥厚型心肌病、肺动脉瓣狭窄、二尖瓣关闭不全等疾病相鉴别。

6. **手术治疗**

(1) 适应证:①有症状者跨瓣压差大于 50 mmHg,有效开口面积在 1.0 cm² 以下。②无明显症状或症状较轻者,瓣口狭窄明显,跨瓣压差超过 75 mmHg 以上者。③跨瓣压差在 40~50 mmHg,瓣口面积≤0.75 cm²,心电图示左心室进行性肥厚或劳损,主动脉瓣严重钙化者。④左心室严重肥厚劳损,并伴有肺静脉高压或左心衰竭者。⑤晕厥或心绞痛明显并频繁发作者,有发生猝死的可能,应尽早手术。⑥主动脉瓣口中度狭窄合并严重冠心病者,同时行主动脉瓣替换术和冠状动脉旁路移植术。

(2) 禁忌证:①主动脉瓣狭窄晚期,伴有冠心病引起的严重左心室收缩功能低下,合并中度右心衰竭,内科药物治疗无效,心功能Ⅳ级者。②年龄较大,75 岁以上,合并有冠心病、全心衰竭者,行主动脉瓣置换手术应慎重考虑。

(3) 术式:①主动脉瓣置换术。②主动脉瓣成形或交界切开术。③经皮或经升主动脉/心尖介入行瓣膜置换术。

(四) 主动脉瓣关闭不全

1. **概述**　主动脉瓣关闭不全是主动脉瓣叶结构异常,导致瓣叶不能严密对合;病因包括风湿性心脏病、老年退行性病变、细菌性心内膜炎、马方综合征、先天性主动脉瓣畸形、主动脉夹层等。

2. **临床表现**

(1) 症状:①轻度关闭不全者,心脏代偿功能较好,无明显症状。②早期症状为心悸、心前区不适、头部强烈搏动感。③重度关闭不全者常有心绞痛发作、气促,并可出现阵发性呼吸困难、端坐呼吸或急性肺水肿。

(2) 体征:①心界向左下方增大,心尖部可见抬举性搏动。②在胸骨左缘第 3、4 肋间和主动脉瓣区有叹息样舒张早、中期或全舒张期杂音,向心尖区传导。③重度关闭不全者呈现水冲脉、动脉枪击音、毛细血管搏动等征象。

3. **辅助检查**

(1) 心电图:①轻度关闭不全无明显改变。②早期 V_5~V_6 导联 QRS 波群高电压和 ST 段改变,电轴正常或稍左偏。③重症者出现左室肥厚劳损图形,可有心肌缺血改变。

(2) X 线检查:①可见左心缘延长,左心室扩大,呈"靴形心"改变。②可见主动脉根部或升主动脉扩张。③部分可见主动脉瓣叶钙化。

(3) 超声心动图:可明确诊断,是最常用的非创伤性诊断手段。

4. **鉴别诊断**　与主动脉窦瘤破裂、冠状动静脉瘘等疾病相鉴别。

5. **手术治疗**　临床上出现症状,如呈现心绞痛或左心室衰竭症状,可在数年内病情恶化或发生猝死,应争取尽早施行人工瓣膜替换或者瓣膜修复术。

第十章

麻醉学的临床应用

第一节　麻醉学基本理论

（一）概述

麻醉指应用药物或其他方法使患者整体或局部暂时失去感觉，从而消除手术时的疼痛；麻醉学的理论和技术，包括术前对患者的评估、人工气道的建立、器官功能的监测、心肺复苏和疼痛治疗等。

（二）麻醉前准备

1. 麻醉前评估

（1）病史采集：术前应充分了解患者的现病史、既往史、个人史、手术及麻醉史、治疗用药史、过敏史及家族史等，并进行全身各系统回顾，对可能增加麻醉风险的因素仔细询问，采取措施防止并发症。有麻醉史者，应详细询问既往麻醉用药、方法及是否有并发症等。

（2）体格检查：重点关注患者的生命体征、一般情况、气道、心肺功能、脊柱和神经系统等，并视患者的临床状况及手术类型进行系统查体。充分的气道评估是保证麻醉中气管插管和呼吸维持顺利的关键步骤，包括面罩通气和气管插管条件评估。

（3）实验室检查：多数诊疗常规建议对择期手术患者完成血尿常规、肝肾功能、凝血功能、感染指标、心电图及胸部X线片等常规检查。年龄较大，合并系统性疾病，实施复杂手术者，应针对其具体情况，完善相关特殊检查。

（4）体格状态评估分级：临床较常用美国麻醉医师协会颁布的患者全身健康状况分级。

（5）合并疾病的麻醉前评估：对存在心血管系统、呼吸系统、消化系统、泌尿系统、神经系统或内分泌系统等合并症者，麻醉前应根据手术风险的大小进行充分评估。

2. 麻醉前准备

（1）纠正或改善病理生理状态

1）改善营养不良状态，一般要求血红蛋白≥80 g/L，血浆白蛋白≥30 g/L，并纠正脱水、电解质紊乱和酸碱平衡失调。

2）合并心脏病者，重视改善心功能。长期服用β受体阻滞剂治疗心绞痛、心律失常和高血压者，围术期应继续用药到手术当天。

3）合并高血压者，控制血压稳定，收缩压＜180 mmHg，舒张压＜100 mmHg较为安全。

4) 合并呼吸系统疾病者,术前检查肺功能、动脉血气分析或胸部 X 线片;吸烟者最好停止吸烟至少 2 周,并进行呼吸功能训练、雾化吸入和胸部物理治疗以促进排痰;有急、慢性肺部感染者应用有效抗生素控制感染。

5) 合并糖尿病者,择期手术前控制空腹血糖不高于 8.3 mmol/L,尿糖低于(++)且尿酮体阴性。急诊伴酮症酸中毒者,消除酮体、纠正酸中毒后再行手术;需立即手术者,术中可补充胰岛素、输液并纠正酸中毒,但麻醉风险性明显增加。

(2) 心理方面准备:①消除患者思想顾虑和焦虑心情,取得其理解、信任和合作。②过度紧张而难以自控者,配合药物治疗。③有心理障碍者,请心理学专家协助处理。

(3) 胃肠道准备:择期手术前常规排空胃,避免围术期发生胃内容物的反流误吸,以及由此而导致的窒息和吸入性肺炎。

(4) 麻醉用品、设备及药品的准备:麻醉前必须对麻醉和监测设备、麻醉用品及药品进行准备和检查;术中所用药品,必须经过核对后方可使用。

(5) 知情同意:术前向患者和(或)其家属说明将采取的麻醉方式、围术期可能发生的各种意外情况及并发症和手术前后的注意事项等,并签署知情同意书。

(三) 麻醉前用药

1. 目的

(1) 消除患者紧张、焦虑及恐惧的情绪;增强全身麻醉药的效果,减少全麻药的副作用;对不良刺激可产生遗忘作用。

(2) 提高患者的痛阈,缓解或解除原发疾病或麻醉前有创操作引起的疼痛。

(3) 消除因手术或麻醉引起的不良反射,特别是迷走神经反射,抑制交感神经兴奋以维持血流动力学的稳定。

2. 药物选择

(1) 麻醉前用药应根据麻醉方法和病情来选择用药的种类、用量、给药途径和时间。全麻患者以镇静药为主,有剧痛者加用麻醉性镇痛药。腰麻患者以镇静药为主,硬膜外麻醉者可酌情给予镇痛药。一般状况差、年老体弱者、恶病质及甲状腺功能低下者用药量应酌减或避免使用;年轻体壮或甲状腺功能亢进者,用药量应酌增。

(2) 麻醉前用药一般在麻醉前 30~60 分钟肌内注射。精神紧张者,可于手术前晚口服镇静催眠药,以缓解患者的紧张情绪。

3. 常用药物

(1) 安定镇静药,如地西泮、咪达唑仑,有安定镇静、催眠、抗焦虑、抗惊厥作用。

(2) 催眠药,如苯巴比妥,有镇静、催眠、抗惊厥作用。

(3) 镇痛药,如吗啡、哌替啶,有镇痛、镇静作用。

(4) 抗胆碱药,如阿托品、东莨菪碱,可抑制腺体分泌、解除平滑肌痉挛和迷走神经兴奋。

第二节 常用麻醉方法的适应证及实施

例题

下列哪组药物均属于酰胺类局麻药（D）
- A. 普鲁卡因、利多卡因、丁卡因
- B. 普鲁卡因、布比卡因、丁卡因
- C. 普鲁卡因、罗哌卡因、丁卡因
- D. 利多卡因、布比卡因、罗哌卡因
- E. 利多卡因、布比卡因、丁卡因

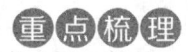

（一）全身麻醉

1. 全身麻醉药

（1）吸入麻醉药：指经呼吸道吸入进入人体内并产生全身麻醉作用的药物。常用药物有氧化亚氮（笑气）、七氟烷、地氟烷等。

（2）静脉麻醉药：指经静脉注射进入体内，通过血液循环作用于中枢神经系统而产生全身麻醉作用的药物。与吸入麻醉药相比，优点为诱导快，对呼吸道无刺激，无环境污染，术后恶心呕吐发生率低。常用药物有氯胺酮、依托咪酯（乙咪酯）、丙泊酚（异丙酚）、咪达唑仑、右旋美托咪定。

（3）肌肉松弛药：简称肌松药，能阻断神经-肌肉传导功能而使骨骼肌松弛，但不产生麻醉作用。常用肌松药有琥珀胆碱、维库溴铵、罗库溴铵、顺式阿曲库铵等。

（4）麻醉性镇痛药：常用药物有吗啡、哌替啶、芬太尼、瑞芬太尼、舒芬太尼。

2. 全身麻醉的实施

（1）全身麻醉的诱导：指患者接受全麻药后，由清醒状态到神志消失，并进入全麻状态后进行气管内插管，此阶段称为全麻诱导期。诱导前应准备好麻醉机、气管插管用具及吸引器等，开放静脉和胃肠减压管，测定血压和心率的基础值，并监测心电图和SpO_2。全麻诱导方法有面罩吸入诱导法、静脉诱导法。

（2）全身麻醉的维持

1）吸入麻醉药维持：①吸入的气体麻醉药为氧化亚氮（N_2O），但难以单独用于维持麻醉。②挥发性麻醉药为氟化类麻醉药，如异氟烷、七氟烷等，能单独用于麻醉维持；但镇痛和肌松作用不满意，且吸入浓度越高，对生理的影响越严重。③临床上常将N_2O-O_2-挥发性麻醉药合用来维持麻醉，必要时加用镇痛和肌松药。

2）静脉麻醉药维持：静脉给药方法有单次、分次和连续输注法，根据手术需要和不同药物的药理特点来选择给药方法。

3）复合全身麻醉：指应用两种或两种以上的全麻药和（或）麻醉方法，以达到最佳临床麻醉效果。大致分为全静脉麻醉、静脉与吸入麻醉药复合的静-吸复合麻醉。

(3) 临床麻醉深度判断标准

分期	呼吸	循环	眼征	其他
浅麻醉期	不规则,呛咳,气道阻力↑,喉痉挛	血压↑,心率↑	睫毛反射(−),眼睑反射(+),眼球运动(+),流泪	吞咽反射(+),出汗,分泌物↑,刺激时体动
手术麻醉期	规律,气道阻力↓	血压稍低但稳定,手术刺激无改变	眼睑反射(−),眼球固定中央	刺激时无体动,黏膜分泌物消失
深麻醉期	膈肌呼吸,呼吸↑	血压↓	对光反射(−),瞳孔散大	—

3. **呼吸道的管理**

(1) 维持气道的通畅性：是气道管理的先决条件。舌后坠是全麻诱导、恢复期或应用镇静药的非全麻患者发生呼吸道梗阻的最常见原因。将患者的头后仰或托起下颌多能缓解舌后坠引起的梗阻。

(2) 气管内插管术：凡是在全身麻醉时，难以保证患者呼吸道通畅者（如颅内手术、开胸手术及俯卧位手术等），因疾病难以保持呼吸道通畅者（如肿瘤压迫气管），全麻药对呼吸有明显抑制或应用肌松药者，都应行气管内插管。常用插管方法有经口腔明视插管和经鼻腔插管。

(3) 喉罩：是最主要的声门上人工气道方法。喉罩不能完全防止误吸，不能用于呕吐、反流风险高的患者（如饱胃、腹内压过高者）。

4. **并发症** ①反流与误吸。②呼吸道梗阻。③通气量不足。④低氧血症。⑤低血压。⑥高血压。⑦心律失常。⑧高热、抽搐和惊厥。

（二）局部麻醉

1. **概述** 用局部麻醉药（简称局麻药）暂时阻断某些周围神经的冲动传导，使这些神经所支配的区域产生麻醉作用，称为局部麻醉，简称局麻。

2. **局麻药**

(1) 分类：①酯类局麻药，如普鲁卡因、丁卡因等。②酰胺类局麻药，如利多卡因、布比卡因和罗哌卡因等。

(2) 理化性质和麻醉性能：局麻药的理化性质决定局麻药的效能和作用持续时间，重要指标包括解离常数、脂溶性和血浆蛋白结合率。

(3) 吸收、分布、生物转化和清除

1) 吸收的影响因素：①药物剂量。②注药部位。③局麻药的性能。④血管收缩药。

2) 分布：局麻药吸收入血液后，首先分布至肺，随后分布到血液灌流好的器官如心、脑和肾，然后以较慢速率再分布到血液灌流较差的肌、脂肪和皮肤。

3) 生物转化和清除：①酰胺类局麻药在肝内被线粒体酶所水解。②酯类局麻药主要被血浆假性胆碱酯酶水解。

(4) 不良反应：①毒性反应，主要表现在对中枢神经系统和心血管系统的影响。②过敏反应，指使用很少量局麻药后，出现荨麻疹、咽喉水肿、支气管痉挛、低血压和血管神经性水肿，甚至危及生命。

(5) 常用局麻药

1) 普鲁卡因:麻醉效能较弱,黏膜穿透力很差,不用于表面麻醉和硬膜外阻滞。毒性较小,适用于局部浸润麻醉,成人一次限量为1g。

2) 丁卡因:适用于表面麻醉、神经阻滞、腰麻及硬膜外阻滞,一般不用于局部浸润麻醉,成人一次限量为表面麻醉40 mg、神经阻滞80 mg。

3) 利多卡因:可用于各种局麻方法,最适用于神经阻滞和硬膜外阻滞,成人一次限量表面麻醉为100 mg,局部浸润麻醉和神经阻滞为400 mg。

4) 布比卡因:常用于神经阻滞、腰麻及硬膜外阻滞,很少用于局部浸润麻醉;较适用于分娩镇痛;成人一次限量为150 mg。

5) 罗哌卡因:心脏毒性较低,适用于硬膜外镇痛如术后镇痛和分娩镇痛,成人一次限量为150 mg。

3. 局麻方法

(1) 表面麻醉:常用于眼、鼻、咽喉、气管及尿道等处的浅表手术或内镜检查;常用药物为1‰~2‰丁卡因或2‰~4‰利多卡因。

(2) 局部浸润麻醉:常用药物为0.5%普鲁卡因或0.25%~0.5%利多卡因。注意事项:①注入组织内的药液需有一定容积,在组织内形成张力,使药液与神经末梢广泛接触,以增强麻醉效果。②为避免用药量超过一次限量,应降低药液浓度。③每次注药前都要回抽,以免注入血管内。④实质脏器和脑组织等无痛觉,不用注药。⑤药液中含肾上腺素浓度1∶20万~1∶40万(即2.5~5 μg/mL)可减缓局麻药的吸收,延长作用时间。

(3) 区域阻滞:适用于肿块切除术,如乳房良性肿瘤的切除术、头皮手术等。

(4) 神经阻滞:常用肋间、眶下、坐骨和指(趾)神经干阻滞,颈丛、臂神经丛阻滞,以及诊疗用的星状神经节和腰交感神经节阻滞等。

(三) 椎管内麻醉

1. 蛛网膜下隙阻滞

(1) 概述:局麻药注入蛛网膜下隙,阻断部分脊神经的传导功能而引起相应支配区域的麻醉作用称为蛛网膜下隙阻滞,简称腰麻。

(2) 分类

1) 根据给药方式分类:单次法和连续法。

2) 根据麻醉平面分类:阻滞平面达到或低于T_{10}为低平面,高于T_{10}但低于T_4为中平面,如高至T_4或以上为高平面腰麻。

3) 根据局麻药液的比重分类:所用药液的比重高于脑脊液比重称为重比重腰麻;所用药液的比重等于脑脊液比重称为等比重腰麻;所用药液的比重低于脑脊液比重称为轻比重腰麻。

(3) 腰麻穿刺术

1) 一般取侧卧位,屈髋屈膝,头颈向胸部屈曲,腰背部尽量向后弓曲,使棘突间隙张开便于穿刺;鞍区麻醉常为坐位。

2) 成人穿刺点一般选 $L_{3\sim4}$ 间隙,可酌情上移或下移一个间隙。两侧髂嵴最高点作一连线,此线与脊柱相交处即为 L_4 棘突或 $L_{3\sim4}$ 棘突间隙。

3) 直入法穿刺时,针穿过黄韧带常有明显落空感,再进针刺破硬脊膜,出现第二次落空感。拔出针芯见有脑脊液自针内滴出,表示穿刺成功。

4) 侧入法穿刺适用于棘上韧带钙化的老年患者、肥胖患者或直入法穿刺有困难者。

(4) 腰麻常用药:①普鲁卡因,成人一次用量为 100~150 mg,鞍区麻醉为 50~100 mg。②丁卡因,成人一次用量为 8~15 mg。③布比卡因,常用剂量为 8~15 mg。

(5) 麻醉平面的调节:影响麻醉平面的因素有局麻药药液的比重、剂量、容积、患者身高、脊柱生理弯曲和腹腔内压力等,药物的剂量是主要因素;若以上因素不变,穿刺间隙、患者体位和注药速度等是调节平面的重要因素。

(6) 并发症

1) 术中并发症:①血压下降、心率减慢。②呼吸抑制。③恶心、呕吐。

2) 术后并发症:①腰麻后头痛。②尿潴留。③腰麻后神经并发症。④化脓性脑脊膜炎。

(7) 适应证:腰麻适用于 2~3 小时以内的下腹部、盆腔、下肢和肛门会阴部手术。如阑尾切除、疝修补、半月板摘除、痔切除、肛瘘切除术等。

(8) 禁忌证:①中枢神经系统疾病,如脑脊膜炎、脊髓前角灰白质炎、颅内压增高等。②凝血功能障碍。③休克。④穿刺部位有皮肤感染。⑤脓毒症。⑥脊柱外伤或结核。⑦急性心力衰竭或冠心病发作。老年人、心脏病、高血压等患者应严格控制用药量和麻醉平面。不能合作者,如小儿或精神病患者,一般不用腰麻。

2. 硬脊膜外隙阻滞

(1) 概述:将局麻药注射到硬脊膜外间隙,阻滞部分脊神经的传导功能,使其所支配区域的感觉或/和运动功能消失的麻醉方法,称为硬脊膜外隙阻滞,又称硬膜外阻滞或硬膜外麻醉。

(2) 硬膜外穿刺术:可在颈、胸、腰、骶各段间隙进行,一般选择手术区域中央的相应棘突间隙穿刺。硬膜外穿刺时,针尖穿过黄韧带即达硬膜外间隙。穿刺成功的关键是不能刺破硬脊膜。

(3) 常用局麻药:包括利多卡因、丁卡因、布比卡因和罗哌卡因。

(4) 影响麻醉平面的主要因素:①局麻药容积。②穿刺间隙。③导管方向。④注药方式。⑤患者情况。

(5) 并发症

1) 术中并发症:①全脊椎麻醉。②局麻药毒性反应。③血压下降。④呼吸抑制。⑤恶心、呕吐。

2) 术后并发症:①神经损伤。②硬膜外血肿。③脊髓前动脉综合征。④硬膜外脓肿。⑤导管拔出困难或折断。

(6) 适应证:硬膜外阻滞最常用于横膈以下的各种腹部、腰部和下肢手术,且不受手术时间的限制。还用于颈部、上肢和胸壁手术,但采用时要慎重。

(7) 禁忌证:与腰麻相似。凡有穿刺点皮肤感染、凝血功能障碍、休克、脊柱结核或严重畸形、中枢神经系统疾病等均为禁忌。对老年、妊娠、贫血、高血压、心脏病、低血容量等患者,应谨慎,减少用药剂量,加强监测管理。

3. 骶管阻滞 是硬膜外阻滞的一种,适用于直肠、肛门和会阴部手术。

(1) 骶管穿刺术:患者取侧卧位或俯卧位;侧卧位时腰背向后弓曲,两膝向腹部靠拢;俯卧位时髋部垫一小枕,两腿略分开,脚尖内倾,脚后跟外旋,以放松臀部肌。S_2 的骨质标志是髂后上棘连线,穿刺针不得进入过深而越过此连线,否则有刺入蛛网膜下隙的危险。穿刺成功后接上注射器,回抽无血液和脑脊液即可注入局麻药。注药时应无阻力,注药后无局部皮下肿胀。

(2) 常用局麻药:可用1.5%利多卡因或0.5%布比卡因,成人用药量一般为20 mL。

(3) 主要并发症:①穿刺时损伤血管,可发生毒性反应。②穿刺针插入过深,进入硬膜囊内,药液可直接注入蛛网膜下隙而发生全脊椎麻醉。③术后尿潴留。④穿刺点感染等。

4. 蛛网膜下隙与硬脊膜外隙联合阻滞 广泛用于下腹部及下肢手术,既有腰麻起效快、镇痛完善与肌松弛的优点,又有硬膜外阻滞时调控麻醉平面、满足长时间手术的需要等长处。

第十一章

神经外科临床常见病

第一节 颅脑损伤

 例题

某患者,头部外伤后昏迷半小时,醒后即发现右侧肢体轻瘫,腰椎穿刺呈血性脑脊液,以后逐渐好转。最可能的诊断是(B)

A. 脑震荡   B. 脑挫裂伤   C. 急性硬脑膜外血肿
D. 急性硬脑膜下血肿   E. 脑内血肿

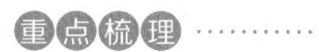

(一) 头皮损伤

1. 头皮血肿

(1) 皮下血肿:比较局限,周边较中心区更硬,无波动,易被误诊为颅骨凹陷骨折,必要时行CT检查鉴别。其血肿量少,可观察或伤后立即冰敷,短期内血肿可自行吸收。

(2) 帽状腱膜下血肿:因不受颅缝限制,可扩散至全头,触之较软,可有明显波动。婴幼儿巨大帽状腱膜下血肿可引起贫血甚至失血性休克。

1) 血肿较小者可加压包扎头部,待其自行吸收。

2) 血肿较大且凝血功能正常者,应严格皮肤消毒后穿刺抽吸血肿,再加压包扎头部。如经反复穿刺加压包扎血肿仍不能缩小者,需注意是否有凝血功能障碍等原因。

3) 已有感染的血肿,需切开头皮引流感染灶。

(3) 骨膜下血肿:一般不跨过颅缝,血肿张力较高,可有波动。注意是否伴有颅骨骨折。处理与帽状腱膜下血肿相仿,但对伴有颅骨骨折者不宜加压包扎,以防造成硬膜外血肿。

2. 头皮裂伤

(1) 表现

1) 锐器致伤者伤口创缘整齐,多数裂伤仅限于头皮,可深达骨膜,一般颅骨完整。少数锐器可插入颅内,穿透颅骨和硬脑膜造成开放性脑损伤。

2) 钝器致伤者的裂伤多不规则,创缘有挫伤痕迹,常伴着力点的颅骨骨折或脑损伤。

(2) 治疗

1) 尽早行清创缝合术,如受伤时间达24小时,只要无明显感染征象,仍可彻底清创后行一期缝合。

2）术中将伤口内的头发、泥沙等异物彻底清除，明显坏死污染的头皮应切除，但不可切除过多，以免缝合时产生张力。

3）清创时观察有无颅骨骨折或碎骨片，如发现脑脊液或脑组织外溢，按开放性脑损伤处理。

4）术后给予抗生素。

3. 头皮撕脱伤 是最严重的头皮损伤，常因头发卷入高速转动的机器内所致。严重者整个头皮甚至连前部的额肌一起撕脱。伤后失血多时易出现失血性休克。

(1) 若皮瓣部分脱离且血供尚好，则清创后原位缝合。

(2) 如皮瓣已完全脱落，但完整，无明显污染，血管断端整齐，且伤后未超过6小时，则清创后头皮血管显微吻合，再全层缝合头皮。

(3) 如撕脱的皮瓣挫伤或污染不能再利用，而骨膜未撕脱，可取自体中厚皮片做游离植皮，或转移皮瓣；若骨膜已遭破坏，颅骨外露，可先局部筋膜转移，再植皮。

(4) 撕脱时间长，创面感染或经上述处理失败者，可先行创面清洁和更换敷料，待肉芽组织生长后再植皮；如颅骨裸露，还需做多处颅骨钻孔至板障层，待钻孔处长出肉芽组织后再植皮。

（二）颅骨骨折

1. 颅盖骨折

(1) 概述：颅盖骨折一般分为线形骨折和凹陷骨折，前者包括颅缝分离，后者包括粉碎性骨折。婴幼儿颅骨质软，着力点处的颅骨可产生乒乓球样凹陷。

(2) 诊断

1）线形骨折可伴有头皮损伤（挫裂伤、头皮血肿），常需X线平片或CT骨窗相检查。高分辨率CT可查出细小的骨折线。

2）范围较大、凹陷明显、头皮软组织出血不多的骨折，触诊可确定。

3）凹陷不深的骨折，易与边缘较硬的头皮下血肿混淆，需经CT检查鉴别。

4）凹陷骨折的骨片陷入颅内时，其下方的局部脑组织受压或产生挫裂伤、颅内血肿，可出现相应病灶的神经功能障碍、颅高压和(或)癫痫。如凹陷的骨折片刺破静脉窦可引起致命的大出血。

(3) 治疗：非脑功能区的轻度凹陷，或无脑受压症状的静脉窦处凹陷骨折，可暂不手术。

1）手术指征：①凹陷深度>1cm。②位于脑重要功能区。③骨折片刺入脑内。④骨折引起瘫痪、失语等神经功能障碍或癫痫者。

2）手术方式：手术将骨折片撬起复位，或摘除碎骨片后行颅骨成形术。

2. 颅底骨折

(1) 概述：颅底骨折可由颅盖骨折延伸而来，少数可因头部挤压伤或着力点位于颅底水平所造成。大多数为线形骨折；可伤及颈内动脉，造成颈动脉-海绵窦瘘或鼻出血。

(2) 临床表现：①耳、鼻出血或脑脊液漏。②脑神经损伤。③皮下或黏膜下淤血斑。

1）颅前窝骨折：①骨折多累及额骨水平部(眶顶)和筛骨。②骨折出血可经前鼻孔流出，或进入眶内在眼睑和球结膜下形成淤血斑,俗称"熊猫眼"或"眼镜征"。③脑膜撕裂者,出现脑脊液鼻漏。④颅内积气。⑤常伴嗅神经损伤。

2) 颅中窝骨折:①骨折可累及蝶骨和颞骨。②血液和脑脊液可流至鼻咽部。③若骨折线累及颞骨岩部,血液和脑脊液可经中耳和破裂的鼓膜由外耳道流出,形成耳漏;如鼓膜未破,可沿咽鼓管流至鼻咽部。常发生面神经和听神经损伤。④如骨折位于中线处,可累及视神经、动眼神经、滑车神经、三叉神经和展神经。

3) 颅后窝骨折:①骨折常累及岩骨和枕骨基底部。②在乳突和枕下部可见皮下淤血(Battle征),或在咽后壁发现黏膜下淤血。③骨折位于中线者可出现舌咽神经、迷走神经、副神经和舌下神经损伤。

(3) 诊断:颅底骨折的诊断依靠临床表现,需要头颅 CT 明确诊断。

(4) 治疗

1) 颅底骨折如为闭合性,可无特殊处理。

2) 若合并脑脊液漏,患者须取头高位并绝对卧床休息,避免用力咳嗽、打喷嚏和擤鼻涕,同时给予抗生素预防颅内感染,一般不堵塞或冲洗破口处,不做腰椎穿刺。

3) 绝大多数漏口会在伤后 1~2 周自行愈合,如超过 1 个月仍未停止漏液,可考虑行手术修补漏口。

4) 对伤后视力减退,疑为碎骨片挫伤或血肿压迫视神经者,应争取在 24 小时内行视神经探查减压术。

(三) 脑损伤

1. **概述** 脑损伤分为原发性损伤和继发性损伤,前者包括脑震荡和脑挫裂伤,后者包括脑水肿、脑肿胀和颅内血肿等。本节主要介绍原发性脑损伤。

2. **造成脑损伤的基本因素** ①暴力作用于头部时,由于颅骨内陷和回弹或骨折引起的脑损伤,这种损伤常发生在着力点。②头部遭受暴力后的瞬间,脑与颅骨之间的相对运动造成的损伤,这种损伤既可发生在着力点,也可发生在着力点对侧脑组织,即对冲伤。

3. **脑震荡**

(1) 概述:脑震荡是较轻的脑损伤,特点为伤后即刻发生短暂时间的意识障碍和近事遗忘。

(2) 诊断

1) 伤后立即出现短暂的意识丧失,持续数秒至数分钟,一般不超过半小时。也可仅表现为瞬间意识混乱或恍惚,并无昏迷。伴有面色苍白、瞳孔改变、出冷汗、血压下降、脉弱、呼吸浅慢等自主神经和脑干功能紊乱表现。

2) 意识恢复后,对受伤当时和伤前近期的情况不能记忆,即逆行性遗忘。多有头痛、头晕、疲乏无力、失眠、耳鸣、心悸、畏光、情绪不稳、记忆力减退等症状。一般持续数日、数周,少数持续时间较长。

3) 神经系统检查无明显阳性体征。腰椎穿刺检查示颅内压和脑脊液在正常范围。CT 检查颅内无异常。

(3) 治疗:脑震荡无特殊治疗,一般卧床休息 5~7 天,酌用镇静、镇痛药物。多数患者在 2

周内恢复正常,预后良好。

4. 脑挫裂伤

(1) 临床表现

1) 意识障碍:是脑挫裂伤最突出的症状之一,伤后可立即发生,持续时间长短不一,由数分钟至数小时、数日、数月乃至迁延性昏迷。

2) 头痛、恶心、呕吐:也是脑挫裂伤最常见的症状。疼痛可局限,也可为全头性疼痛,呈间歇或持续性,伤后1~2周最明显,后逐渐减轻。

3) 生命体征:①轻度和中度患者多无明显改变。②严重者由于脑组织出血和水肿引起颅内压增高,可出现血压上升、脉搏变慢、呼吸深慢,危重者出现病理呼吸。

4) 局灶症状和体征:①伤后立即出现与脑挫裂伤部位相应的神经功能障碍或体征,如运动区损伤出现对侧肢体瘫痪,语言中枢损伤出现失语等。②额叶和颞叶前端损伤后,可无明显神经功能障碍。

(2) 辅助检查

1) CT:是目前最常用的检查手段。典型表现为局部脑组织内有高低密度混杂影,点片状高密度影为出血灶,低密度影则为水肿区。

2) 腰椎穿刺:可检查脑脊液是否含有血液,可测定颅内压,并可引流血性脑脊液,以减轻症状;颅内压明显增高者应谨慎或禁忌。

(3) 非手术治疗

1) 严密观察病情:患者早期病情变化较大,应由专人护理,密切观察其生命体征、意识、瞳孔和肢体活动情况,必要时行颅内压监测或及时复查CT。

2) 一般处理:①抬高床头15°~30°;昏迷患者,头偏一侧再取侧卧位或侧俯卧位。②保持呼吸道通畅;短期内不能清醒者,宜早行气管切开。③营养支持。④处理躁动和癫痫。⑤处理高热,中枢性高热可取亚低温冬眠治疗。⑥脑保护,促苏醒和功能恢复治疗。

3) 防止脑水肿或脑肿胀:继发性脑水肿或脑肿胀和颅内血肿是导致脑挫裂伤患者早期死亡的主要原因。

(4) 手术治疗

1) 指征:①继发性脑水肿严重,脱水治疗无效,病情加重。②颅内血肿清除后,颅内压无明显缓解,伤区脑组织继续水肿或肿胀,并除外颅内其他部位血肿。③脑挫裂伤灶和血肿清除后,病情好转,转而又恶化出现脑疝。

2) 方法:包括脑挫裂伤灶清除、额极或颞极切除、颞肌下减压和去骨瓣减压等。

5. 弥漫性轴索损伤

(1) 临床表现:①伤后即刻发生长时间的严重意识障碍是其典型表现。患者无伤后清醒期。②部分患者可有单侧或双侧瞳孔散大,广泛损伤者可有双眼同向偏斜、向下凝视或双侧眼球分离等眼征。

(2) 诊断标准:①伤后持续昏迷(>6小时)。②CT示脑组织撕裂出血或正常。③颅内压正常但临床状况差。④无明确脑结构异常的伤后持续植物状态。⑤创伤后期弥漫性脑萎缩。

⑥尸检见脑组织特征性病理改变。

(3) 治疗

1) 传统方法,包括呼吸道管理、过度换气和吸氧、低温、钙拮抗剂、脱水、巴比妥类药物等。

2) 如发现迟发颅内血肿或严重脑水肿,需立即手术,清除血肿或行去骨瓣减压术。

(四) 颅内血肿

1. 硬脑膜外血肿

(1) 概述:硬脑膜外血肿约占外伤性颅内血肿的30%,大多属于急性型,主要源于脑膜中动脉和静脉窦破裂,以及颅骨骨折出血。

(2) 临床表现

1) 意识障碍:进行性意识障碍为硬脑膜外血肿的主要症状。常见情况:①原发性脑损伤轻,伤后无原发昏迷,待血肿形成后出现意识障碍(清醒→昏迷)。②原发性脑损伤略重,伤后一度昏迷,随后完全清醒或好转,但不久又陷入昏迷(昏迷→中间清醒或好转→昏迷)。③原发性脑损伤较重,伤后昏迷进行性加重或持续昏迷。

2) 颅内压增高:患者在昏迷前或中间清醒(好转)期常有头痛、恶心、呕吐等症状,伴有血压升高、呼吸和脉搏变慢等。

3) 瞳孔改变:小脑幕上血肿大多先形成小脑幕切迹疝,早期因动眼神经受到刺激,患侧瞳孔缩小;随即由于动眼神经受压,患侧瞳孔散大;脑疝继续发展,脑干严重受压,中脑动眼神经核受损,则双侧瞳孔散大。

4) 神经系统体征:①伤后立即出现局灶神经功能障碍的症状和体征,为原发性脑损伤的表现。②当血肿增大引起小脑幕切迹疝时,可出现对侧锥体束征。③脑疝进一步发展,脑干受压可导致去脑强直。

(3) CT检查:可直接显示硬脑膜外血肿,表现为颅骨内板与硬脑膜之间的双凸镜形或弓形高密度影。还可了解脑室受压和中线结构移位的程度及并存的脑挫裂伤、脑水肿等情况。

(4) 手术治疗

1) 适应证:①有明显颅内压增高症状和体征。②CT扫描提示明显脑受压的硬脑膜外血肿。③小脑幕上血肿量>30 mL、颞区血肿量>20 mL、幕下血肿量>10 mL以及压迫大静脉窦而引起颅高压的血肿。

2) 手术方法:①根据CT所见采用骨瓣或骨窗开颅,清除血肿,妥善止血。②血肿清除后,如硬脑膜张力高或疑有硬脑膜下血肿时,应切开硬脑膜探查。③病情危急、未做CT者,直接手术钻孔探查,再扩大成骨窗清除血肿。

(5) 非手术治疗:凡伤后无明显意识障碍,病情稳定,CT扫描所示幕上血肿量<30 mL,小脑幕下血肿量<10 mL,中线结构移位<1.0 cm者,可在密切观察病情下,采用非手术治疗。

2. 硬脑膜下血肿

(1) 概述:硬脑膜下血肿约占外伤性颅内血肿的40%,多属急性或亚急性型。

1) 急性和亚急性硬脑膜下血肿的出血主要是因为脑皮质血管破裂,多由对冲性脑挫裂伤所致,好发于额极、颞极及其底面,称为复合型硬脑膜下血肿。少数血肿是由于大脑表面回流到静脉窦的桥静脉或静脉窦本身撕裂所致,可不伴脑挫裂伤,称为单纯型硬脑膜下血肿。

2) 慢性硬脑膜下血肿多发于老年人,大多数有轻微头部外伤史。极少数患者可能与长期服用抗凝药物、营养不良、维生素C缺乏、硬脑膜出血性或血管性疾病等相关。

(2) 急性和亚急性硬脑膜下血肿

1) 临床表现:①伴有脑挫裂伤的急性复合型血肿多表现为持续昏迷或昏迷进行性加重。②亚急性或单纯型血肿多有中间清醒期。③颅内压增高。④瞳孔改变。⑤伤后立即出现偏瘫等征象,提示有脑挫裂伤;逐渐出现神经系统体征,提示血肿压迫功能区或脑疝。

2) CT检查:表现为脑表面与颅骨之间有新月形高密度、混杂密度或等密度影,多伴有脑挫裂伤、脑组织受压和中线移位。

3) 治疗原则:与硬脑膜外血肿类似。因病情危急,术前未做CT检查确定血肿部位而需要行开颅手术挽救生命时,着力部位和对冲部位均应钻孔,尤其是额极、颞极及其底部。

(3) 慢性硬脑膜下血肿

1) 临床表现:①以颅压增高症状为主,缺乏定位症状。②以病灶症状为主,如偏瘫、失语、局限性癫痫等。③以智力和精神症状为主,表现为头昏、耳鸣、记忆力减退、精神迟钝或失常。

2) CT检查:显示脑表面新月形或半月形低密度或等密度影。

3) 治疗:凡有明显症状者,应手术治疗,首选钻孔置管引流术。

3. 脑内血肿

(1) 概述:脑内血肿比较少见,常与枕部着力时的额、颞对冲性脑挫裂伤同时存在,可分为浅部血肿和深部血肿。

(2) 诊断:①脑内血肿与伴有脑挫裂伤的复合性硬脑膜下血肿的症状相似,两者常同时存在。②CT表现为脑挫裂伤区附近或脑深部白质内类圆形或不规则高密度影。

(3) 治疗:与硬脑膜下血肿相同,多采用骨瓣或骨窗开颅,在清除脑内血肿的同时清除硬脑膜下血肿和明显挫碎糜烂的脑组织。少数脑深部血肿,如颅压增高显著,病情进行性加重,应考虑手术,根据具体情况选用开颅血肿清除或钻孔引流术。

(五) 开放性颅脑损伤

1. 非火器性开放颅脑损伤

(1) 概述:非火器性开放颅脑损伤的致伤物可分为两类,一类为锐器,如刀、斧、钉、锥、针等;另一类为钝器,如铁棍、石块、木棒等。

(2) 临床表现:①意识障碍。②脑局灶症状,如瘫痪、感觉障碍、失语、偏盲等。③生命体征改变。④脑脊液、脑组织外溢。

(3) 治疗:①防治休克。②处理插入颅腔的致伤物。③保护显露的脑组织。④清创手术,应争取在6~8小时施行清创术,在无明显污染并应用抗生素的前提下,早期清创的时限可延长到72小时。

2. 火器性颅脑损伤

(1) 概述:火器性颅脑损伤在战时常见,平时亦有发生,发生率仅次于四肢伤,可分为头皮软组织伤、非穿透伤、穿透伤;穿透伤可分为盲管伤、贯通伤、切线伤。

(2) 临床表现

1) 意识障碍:伤后出现进行性意识障碍加重,应考虑颅内血肿形成的可能。

2) 生命体征变化:伤后出现呼吸深慢、脉缓有力、血压升高等颅内压增高表现,提示有颅内血肿或严重脑水肿。

3) 瞳孔变化:伤后逐步出现一侧瞳孔散大、对光反应消失等小脑幕切迹疝征象,考虑颅内血肿形成。双侧瞳孔散大固定,提示脑干受累严重。

4) 脑局灶症状:伤后立即出现肢体瘫痪,提示皮质运动区或其传导束直接损伤。

(3) 治疗

1) 急救:①包扎伤口,减少出血,有脑膨出时,注意保护。②昏迷患者应取侧俯卧位,及时清除呼吸道分泌物,保持呼吸道通畅,必要时气管插管。③对休克患者,在抗休克治疗的同时,迅速查明休克原因,并做相应处理。

2) 早期清创:力争在伤后数小时到24小时内进行,在应用抗生素的情况下,也可延长到48小时或72小时。

3) 其他治疗:与闭合性颅脑损伤相同。

第二节 颅内压增高

例题

对颅内压增高的患者,下列最危险的措施是(D)

A. 卧床休息　　　　B. 不规则服用利尿剂　　　　C. 未给予地塞米松
D. 腰穿放脑脊液　　E. 禁食水

重点梳理

1. 概述　成人正常颅内压为70～200 mmH$_2$O,儿童为50～100 mmH$_2$O。颅内压增高是神经外科常见的临床综合征,根据颅内压增高范围,可分为弥漫性和局灶性;根据病变进展速度可分为急性、亚急性和慢性。

2. 引起颅内压增高的常见疾病　①颅脑损伤。②颅内肿瘤。③颅内感染。④脑血管疾病。⑤脑寄生虫病。⑥颅脑先天性疾病。⑦良性颅内压增高。⑧脑缺氧。

3. 临床表现　头痛、呕吐和视神经乳头水肿是颅内压增高的典型表现,称为颅内压增高"三主征"。

(1) 头痛是最常见症状之一,以早晨或夜间较重,部位多在额部及颞部。用力、咳嗽、弯腰或低头活动时常使头痛加重。

(2) 头痛剧烈时可伴有恶心和呕吐,呕吐可呈喷射性。

(3) 视神经乳头水肿是重要客观体征之一,表现为视神经乳头充血,边缘模糊不清,中央凹陷消失,视盘隆起,静脉怒张。视神经乳头水肿长期存在,可见视盘颜色苍白,视力减退,视野向心性缩小,称为视神经继发性萎缩。

(4) 疾病初期意识障碍可出现嗜睡,反应迟钝。严重者可出现昏睡、昏迷、伴有瞳孔散大、对光反射消失、发生脑疝,去脑强直。生命体征变化包括血压升高、脉搏徐缓、呼吸减缓、体温升高等,脑疝晚期因呼吸循环衰竭而死亡。

(5) 小儿患者可有头颅增大、头皮和额眶部浅静脉扩张、颅缝增宽或分离、前囟饱满隆起。头颅叩诊时呈破罐音(Macewen 征)。

4. 辅助检查

(1) CT:是诊断颅内病变首选检查。

(2) MRI:是无创伤性检查,检查所需时间较长,对颅骨骨质显现差。

(3) 数字减影血管造影(DSA):用于诊断脑血管性疾病和血供丰富的颅脑肿瘤。

(4) X 线平片:颅内压增高时可见颅骨骨缝分离、指状压迹增多、鞍背骨质稀疏及蝶鞍扩大等。

(5) 腰椎穿刺:对颅内压增高的患者有一定危险,可诱发脑疝危险,故应慎重。

(6) 颅内压监测:指导药物治疗和手术时机。

5. 治疗

(1) 一般处理:①留院观察。②观察神志、瞳孔、血压等生命体征变化。③颅内压监测。④频繁呕吐者暂禁食。⑤补液应量出为入。⑥轻泻剂疏通大便,禁忌高位灌肠。⑦对昏迷的患者及咳痰困难者考虑行气管切开术。

(2) 病因治疗:①无手术禁忌的颅内占位性病变,首先考虑行病变切除术。②有脑积水者,可行脑脊液分流术。③引起急性脑疝者,紧急抢救或手术处理。

(3) 药物治疗:适用于颅内压增高但暂时尚未查明原因,或虽已查明原因,但仍需非手术治疗的患者。

1) 患者意识清楚,颅内压增高较轻,首选口服药物,常用氢氯噻嗪、乙酰唑胺、氨苯蝶啶、呋塞米(速尿)、50%甘油盐水溶液。

2) 有意识障碍或颅内压增高症状较重者,选用静脉或肌内注射药物。常用注射制剂有20%甘露醇、20%尿素转化糖或尿素山梨醇溶液、呋塞米、20%人血清白蛋白。

(4) 激素:地塞米松、氢化可的松、泼尼松口服或静脉使用,可减轻脑水肿,有助于缓解颅内压增高,但对颅脑创伤所致的脑水肿无明确疗效。

(5) 脑脊液体外引流:可有效缓解颅内压增高。

(6) 巴比妥治疗:大剂量异戊巴比妥钠或硫喷妥钠注射可降低脑的代谢,减少脑血流,减少氧耗及增加脑对缺氧的耐受力,使颅内压降低。

(7) 过度换气:动脉血 CO_2 分压每下降 1 mmHg,可使脑血流量递减 2%,使颅内压相应下降。

(8) 对症治疗:①头痛者可给予镇痛剂,忌用吗啡和哌替啶等类药物。②抽搐发作者给予抗癫痫药物。③排除颅内压增高进展、气道梗阻、排便困难等前提的烦躁患者,给予镇静剂。

第三篇

基本技能

第十二章

外科重症监护室急救技能

例题 1

小儿首次胸外电除颤最常用的电能是(B)
A. 1 J/kg　　　　B. 2 J/kg　　　　C. 3 J/kg
D. 4 J/kg　　　　E. 5 J/kg

重点梳理

● 心肺复苏

1. 胸外心脏按压

(1) 操作方法:患者必须平卧于硬板或地上。操作者立于或跪于患者一侧,将一手掌根部置于按压点,另一手掌根部覆于前者之上,手指向上方跷起,两臂伸直,凭自身重力通过双臂和双手掌,垂直向胸骨加压;每次按压后应使胸廓充分回弹,胸骨回到其自然位置。

(2) 注意事项:正确的按压部位是胸部中央。胸外按压频率为100～120次/分。成人按压深度5～6 cm,儿童按压深度至少为胸廓前后径的1/3,青春期前的儿童约为5 cm,1岁以内的婴儿约为4 cm。尽可能减少胸外按压中断,若必须中断,也应将中断控制在10秒内。

2. 通气

(1) 按压通气比:①心脏按压30次后即进行2次通气。②如有双人抢救儿童时按压通气比为15∶2。③新生儿按压通气比3∶1,每分钟90次按压和30次呼吸。

(2) 开放气道:保持呼吸道通畅是进行人工呼吸的先决条件。昏迷患者呼吸道梗阻最常由舌后坠和呼吸道内的分泌物、呕吐物或其他异物引起。解除舌后坠最简单有效的方法是头后仰法;对于有颈椎或脊髓损伤者,应采用托下颌法;有条件时可放置口咽或鼻咽通气道、食管堵塞通气道或气管内插管等。

(3) 徒手人工呼吸

1) 要点:①每次送气时间应大于1秒。②潮气量以可见胸廓起伏即可,500～600 mL(6～7 mL/kg)。③不能因人工呼吸而中断心脏按压。

2) 方法:操作者一手保持患者头部后仰,并将其鼻孔捏闭,另一手置于患者颈部后方并向上抬起;深吸一口气并对准患者口部用力吹入,每次吹毕即将口移开,此时患者凭借胸廓的弹性收缩被动地自行完成呼气。

(4) 简易人工呼吸器:常见由面罩、单向呼吸活瓣和呼吸球囊所组成的球囊面罩;使用时将面罩扣于患者口鼻部,挤压呼吸囊即可将气体吹入患者肺内;松开呼吸囊时,气体被动呼出,并经活瓣排到大气中;呼吸囊远端还可与氧气源连接,提高吸入氧浓度。

3. 胸外电除颤

(1) 能量选择:①双相波200 J(或制造商建议的能量,120~200 J),单相波360 J。②儿童首次除颤的能量一般为2 J/kg,再次除颤至少为4 J/kg,最大不超过10 J/kg。

(2) 电极的安放:胸外除颤时最常见的电极安放位置是"前-侧位",将一个电极板放在胸骨右缘锁骨下方(心底部),另一个电极板置于左乳头外侧(心尖部)。两个电极板之间距离不小于10 cm,电极板放置要贴紧皮肤,并有一定压力。

(3) 注意要点:①两电极之间不能有导电糊或导电液体相连。②准备放电时,操作人员及其他人员不应再接触患者、病床及同患者相连接的仪器。

(4) 方法:患者仰卧于硬木板床上,连接除颤器和心电图监测仪,选择一个R波高耸的导联进行示波观察;充分暴露前胸,并将两个涂有导电糊或裹有湿盐水纱布的电极板分别置于一定位置,导电糊涂抹适量,只要能使电极板和皮肤达到紧密接触,没有空隙即可。

• 气管插管

1. 目的 ①麻醉期间保持患者的呼吸道通畅,防止异物进入呼吸道,便于及时吸出气管内分泌物或血液。②进行有效的人工或机械通气,防止患者缺氧和CO_2蓄积。③便于吸入全身麻醉药的应用。

2. 操作方法

(1) 经口腔明视插管:借助直接喉镜在直视下显露声门后,将导管经口腔插入气管内;直接喉镜显露声门存在困难的患者可采用可视喉镜、可视管芯或纤维支气管镜等设备辅助声门显露和气管插管;导管插入气管内的深度在成人为4~5 cm,导管尖端至中切牙的距离为18~22 cm;正确放置牙垫后撤出喉镜关闭光源,气囊充气,压力适中;接简易呼吸器人工通气,听诊双肺确认导管位置正确,或连接呼气末CO_2装置,监测PET、CO_2曲线;轻柔复位头颅无摔响;正确固定导管。

(2) 经鼻腔插管:在某些特殊情况下(如口腔内手术、患者的张口度很小等),需要将气管导管经鼻腔插入气管内;插管可在明视下进行,也可在保留患者的自主呼吸的情况下盲探插入。

• 气管切开

1. 术前准备

(1) 一般准备:核对患者信息,核对血常规、凝血功能、肝肾功能、心电图等检查结果,监测生命体征,与患者家属谈话并签署同意书。

(2) 物品准备:气管切开包、消毒手套、络合碘、利多卡因、圆刀片、镰状刀片、合适的气管套管、5 mL注射器、输氧装置和吸引器等。

(3) 患者准备:取仰卧位,垫肩,头后仰;不能耐受者,可取半卧位或坐位。

(4) 医师准备:穿洗手衣,戴口罩、帽子,洗手。

2. 操作方法

(1) 取气管切开包检查有效期,打开外层3/4;第一助手洗手、穿手术衣、戴手套,主刀医师洗手；第一助手打开环甲膜穿刺包的外层1/4及内层，与巡回护士清点物品、打开络合碘、注射器、针线、气管套管及核对药物。

(2) 主刀医师消毒术野、铺孔巾、穿手术衣、戴手套；浸润麻醉颈前皮下及筋膜下；主刀医师在患者右侧，第一助手在患者左侧。

(3) 若取纵切口，在颈前正中，环状软骨下缘及胸骨上窝上缘一横指切开皮肤及皮下组织；若取横切口，在环状软骨下缘3 cm下沿颈前皮纹做4～5 cm切口。

(4) 分离暴露颈白线，沿颈前白线分离颈前带状肌，并用拉钩牵引，保持正中位；分离时防止气管移位暴露甲状腺峡部，将峡部下缘向上分离，向上牵拉暴露气管；遇峡部较宽时，将其切断并缝扎暴露气管前壁，注射器刺入回抽有空气证实为气管，并在气管内注入1～2 mL利多卡因，此时多有呛咳，应立即退针；检查是否存在出血，充分止血后，用镰状刀片挑开气管3～4环并用撑开器撑开切口，助手用吸引器防止有血液流入气管，插入带有管芯的气管套管，迅速拔出管芯，固定套管防止脱出，少许棉絮放置管口，观察是否随呼吸飘动，如无飘动，立即重新插管；吸引血液及分泌物，放置内套管，两套管旁系带两端打外科结于颈部一侧，松紧适中，并将管芯固定在系带上；检查是否存在出血，切开较长时缝合切口1～2针，监测生命体征。

3. **术后处理** 保持套管及下呼吸道通畅，清洗内套管；保持室内温度及湿度；防止套管脱出，及时更换套管垫布。

- **呼吸机的临床应用**

1. 适应证

(1) 通气功能障碍为主的疾病：包括阻塞性通气功能障碍（如COPD、哮喘急性发作等）和限制性通气功能障碍（如神经肌肉疾病、间质性肺疾病等）。

(2) 换气功能障碍为主的疾病：如ARDS、重症肺炎等。

2. 操作前准备

(1) 一般准备：评估患者的一般情况、生命体征、全身状况，进行相关体格检查；与患者及其家属谈话进行相关教育并签署同意书。

(2) 物品准备：包括呼吸机、监护仪、连接器、抢救药品及设备等。

(3) 医师准备：戴口罩、帽子，洗手、戴手套。

3. 操作方法

(1) 连接湿化装置，设置合适的通气模式，设置初始压力，连接后螺纹管。

(2) 患者取半卧位(30°～45°)，选择合适的连接器及面罩，连接吸氧管，固定头带并调整松紧度，告知患者如何取下面罩；使用螺纹管，连接面罩，开通无创呼吸机送气开关。

(3) 通气期间监测生命体征、气促程度、呼吸频率、呼吸音、血氧饱和度、心电图、潮气量、通气频率、吸气压力和呼气压力及定期的动脉血气。

(4) 根据监测情况，调整呼吸机压力及其他参数；治疗1～2小时后应对临床病情及血气分析再次进行评估。

4. 撤机　由机械通气状态恢复到完全自主呼吸的过渡阶段即为撤机;撤机前应基本去除呼吸衰竭的病因,改善重要脏器的功能,纠正水、电解质紊乱及酸碱平衡失调;关机,取下面罩,改用鼻导管给氧,给予患者人文关怀。

● 中心静脉插管

1. 术前准备

(1) 一般准备:核对患者信息,确定手术名称、麻醉方式;与患者及家属谈话并签署同意书。

(2) 物品准备:中心静脉穿刺包、测压套件、络合碘、2%利多卡因、生理盐水等。

(3) 医师准备:戴口罩、帽子,洗手,戴手套。

(4) 患者准备:取仰卧位,右肩下垫高,使右颈部充分显露,头部偏向左侧;穿刺点选择右侧颈内静脉。

(5) 穿刺前监测心电图、血压、脉搏、血氧饱和度。

2. 操作方法

(1) 检查中心静脉穿刺包有效期,打开外包装,戴无菌手套,展开中心静脉穿刺包,抽取利多卡因,导入适量生理盐水、络合碘。

(2) 以穿刺点为中心,由内向外,上至下颌角,下至乳头连线,内侧至胸骨中线,外侧至腋前线消毒,铺无菌空巾。

(3) 2%利多卡因局部麻醉,检查静脉导管、穿刺针是否通畅,检查导丝是否完整;以左手示指与中指固定于胸锁乳突肌胸骨头,注射器连接穿刺针,排除空气,内抽 3 mL 生理盐水,在胸锁乳突肌三角顶点靠着锁骨头内侧缘缓缓进针,固定不动,置入导丝;退出穿刺针,顺着导丝用扩张器扩张到皮肤及皮下隧道;退扩张器并顺着导丝旋转送入中心静脉导管,置入深度为 12~15 cm,回抽血流通畅;注入少量生理盐水;缝针固定导管,无菌纱布覆盖。

● 动脉穿刺术

1. 操作步骤　以桡动脉穿刺为例。

(1) 操作者洗手,戴帽子、口罩。患者取坐位或仰卧位,腕下垫小棉垫,呈背伸位,常规用棉签消毒穿刺部位皮肤 2 遍。

(2) 检查并打开注射器和肝素钠,抽取肝素钠湿润注射器后连同空气一起排尽。放于治疗盘内。

(3) 操作者立于患者穿刺侧,左手戴无菌手套或消毒左手示指和中指,以左手示指和中指在桡侧腕关节上 2 cm 动脉搏动明显处固定动脉。

(4) 右手持注射器在两指间垂直或与动脉走向成 40°入动脉。若穿刺成功,见鲜红色血液自动流入注射器,采血 1 mL。

(5) 左手拿干棉签按压穿刺点,右手迅速拔出注射器针头,将针尖斜面刺入橡胶塞以隔绝空气。穿刺点垂直按压不得少于 5 分钟。轻轻转动注射器数次,防止凝血,标记并立即送检。

2. 注意事项　①严格无菌操作。②如抽出暗红色血液,提示误入静脉,立即拔出穿刺针,压迫穿刺点 3~5 分钟。③一次穿刺失败,切勿反复穿刺。

例题 2

怀疑脊柱骨折的患者,正确的搬运姿势是(A)

A. 数人平托　　　　B. 平背　　　　　　C. 搂抱
D. 一人抬头,一人抬足　　E. 坐轮椅

········· 重点梳理 ·········

- **脊柱损伤患者搬运**

1. **原则**　保持伤员脊柱的稳定性,以免加重脊髓损伤。

2. **方法**　采用担架、木板或门板运送。先使伤员双下肢伸直,担架放在伤员一侧,搬运人员用手将伤员平托至担架上。或采用滚动法,使伤员保持平直状态,成一整体滚动至担架上。颈部用颈托固定,用固定带在胸、髂、双侧大腿、双侧小腿水平将患者固定于担架或木板上。

3. **注意事项**　不要使躯干扭转,勿使伤者呈屈曲体位时搬运。对颈椎损伤的伤员,要另有一人专门托扶头部,并沿纵轴向上略加牵引。

第十三章

外 科 技 能

例题 1

手术区域的消毒范围至少应达到切口周围(B)

A. 10 cm B. 15 cm C. 5 cm
D. 7 cm E. 3 cm

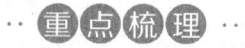

- **无菌技术**

1. 手术人员的术前准备

（1）一般准备：手术人员进入手术室后，先更换手术室准备的清洁鞋和衣裤，戴好帽子、口罩。帽子要盖住全部头发，口罩要盖住鼻孔。

（2）外科手消毒

1）手臂的消毒包括清洁和消毒，先用皂液或洗手液，彻底清洗手臂，去除表面各种污渍，然后用消毒剂进行皮肤消毒。

2）常用手消毒剂有乙醇、异丙醇、氯己定、碘伏等；消毒方法有刷洗法（最常用）、冲洗法和免冲洗法。

（3）手臂消毒完成后，按无菌技术要求穿无菌手术衣和戴无菌手套。

2. 患者手术区的准备

（1）术前沐浴、术区皮肤备皮，用汽油或松节油拭去皮肤上较多油脂或胶布粘贴的残迹。

（2）术区皮肤消毒规范：①由术区中心向四周涂擦消毒剂；如为感染部位手术，或肛门区手术，消毒剂从术区外周涂向感染处或会阴肛门处；接触污染部位的药液纱布，不可返擦清洁处。②消毒范围包括手术切口周围 15 cm 的区域。

（3）术区消毒后，铺设无菌布单。原则是先铺相对不洁区（如下腹部、会阴部），最后铺靠近操作者的一侧，并用布巾钳将交角夹住，以防移动。无菌巾铺设完成，不可随便移动。

- **外科查体**

1. 甲状腺

（1）视诊：观察甲状腺的大小和对称性；嘱被检查者做吞咽动作，可见甲状腺随吞咽动作而向上移动。

（2）触诊

1）甲状腺峡部：站于受检者前面用拇指或站于受检者后面用示指从胸骨上切迹向上触摸，

判断有无增厚;请受检者吞咽,判断有无肿大或肿块。

2) 甲状腺侧叶:①前面触诊,手拇指施压于一侧甲状软骨,将气管推向对侧,另一手示指、中指在对侧胸锁乳突肌后缘向前推挤甲状腺侧叶,拇指在胸锁乳突肌前缘触诊,配合吞咽动作,重复检查。②后面触诊,一手示指、中指施压于一侧甲状软骨,将气管推向对侧,另一手拇指在对侧胸锁乳突肌后缘向前推挤甲状腺,示指、中指在其前缘触诊甲状腺,配合吞咽动作,重复检查。

(3) 听诊:当触到甲状腺肿大时,用钟型听诊器直接放在肿大的甲状腺上。如听到低调的连续性静脉"嗡鸣"音,对诊断甲状腺功能亢进症有帮助。

2. 淋巴结

(1) 检查方法

1) 视诊:注意局部征象(如皮肤是否隆起、有无皮疹等)和全身状态。

2) 触诊(主要方法):将示指、中指、环指三指并拢,其指腹平放于被检查部位的皮肤上进行滑动触诊。

(2) 检查顺序:①头颈部依次检查耳前、耳后、枕部、颌下、颏下、颈前、颈后、锁骨上淋巴结。②上肢依次检查腋窝、滑车上淋巴结。③腋窝依次检查腋尖群、中央群、胸肌群、肩胛下群和外侧群。④下肢依次检查腹股沟(先上群后下群)、腘窝淋巴结。

3. 乳房

(1) 视诊:包括对称性、皮肤改变、乳头、腋窝和锁骨上窝。

(2) 触诊

1) 方式:①先健侧,后患侧。②检查者的手指和手掌应平置在乳房上,用指腹轻施压力,以旋转或来回滑动的方式进行触诊。③左侧乳房从外上象限开始按顺时针方向,由浅入深触诊,右侧以同样方式沿逆时针方向进行。

2) 内容:包括硬度和弹性、压痛、包块。

4. 脊柱

(1) 脊柱弯曲度

1) 生理性弯曲:正常人直立时侧面观有呈"S"状的四个生理弯曲,即颈段稍向前凸,胸段稍向后凸,腰椎明显向前凸,骶椎明显向后凸。

2) 病理性变形:包括颈椎变形、脊柱后凸、脊柱前凸、脊柱侧凸。

(2) 脊柱活动度:检查时,让被检者做前屈、后伸、侧弯、旋转等动作,以观察脊柱的活动情况及有无变形。已有脊柱外伤可疑骨折或关节脱位时,应避免脊柱活动。

(3) 压痛:被检者取端坐位,身体稍向前倾,检查者以右手拇指从枕骨粗隆开始自上而下逐个按压脊椎棘突及椎旁肌肉。

(4) 叩击痛

1) 直接叩击法:用中指或叩诊锤垂直叩击各椎体的棘突,多用于检查胸椎与腰椎。

2) 间接叩击法:被检者取坐位,检查者将左手掌置于其头部,右手半握拳以小鱼际肌部位叩击左手背。疼痛阳性见于脊柱结核、脊椎骨折及椎间盘突出等。

(5) 特殊试验：①颈椎特殊试验，包括Jackson压头试验、前屈旋颈试验、颈静脉加压试验、旋颈试验。②腰骶椎特殊试验，包括摇摆试验、拾物试验、直腿抬高试验、屈颈试验、股神经牵拉试验。

5. 四肢与关节

(1) 上肢

1) 长度：①上臂长度，测量从肩峰至尺骨鹰嘴的距离。②前臂长度，测量从鹰嘴突至尺骨茎突的距离。

2) 肩关节：包括外形、运动、压痛点。

3) 肘关节：包括形态、运动、触诊。

4) 腕关节及手：包括外形、局部肿胀与隆起、畸形、运动。

(2) 下肢

1) 髋关节：①步态，异常步态主要有跛行、鸭步、呆步。②畸形，包括内收畸形、外展畸形、旋转畸形。③肿胀及皮肤皱褶。④肿块、窦道及瘢痕。⑤压痛。⑥活动度。⑦其他，如以拳叩击足跟，髋部疼痛提示髋关节炎或骨折。

2) 膝关节：①膝外翻。②膝内翻。③膝反张。④肿胀。⑤肌萎缩。⑥压痛。⑦肿块。⑧摩擦感。⑨活动度。⑩特殊试验，包括浮髌试验和侧方加压试验。

(3) 踝关节与足

1) 肿胀：分为匀称性肿胀和局限性肿胀。

2) 局限性隆起。

3) 畸形：①扁平足。②弓形足。③马蹄足。④跟足畸形。⑤足内翻。⑥足外翻。

4) 压痛点。

5) 其他踝部触诊：如足背动脉搏动有无减弱等。

6) 活动度。

6. 胸部检查

(1) 体表标志

1) 骨骼标志：胸骨柄、胸骨上切迹、胸骨角、腹上角、剑突、肋骨、肋间隙、肩胛骨、脊柱棘突、肋脊角。

2) 垂直线标志：前正中线、锁骨中线、胸骨线、胸骨旁线、腋前线、腋后线、腋中线、肩胛线、后正中线。

3) 自然陷窝和解剖区域：腋窝、胸骨上窝、锁骨上窝、锁骨下窝、肩胛上区、肩胛下区、肩胛间区。

4) 肺和胸膜的界限：气管、肺尖、肺上界、肺外侧界、肺内侧界、肺下界、叶间肺界、胸膜。

(2) 胸壁、胸廓的检查

1) 胸壁：检查营养状态、皮肤、淋巴结、骨骼肌发育、静脉、皮下气肿、胸壁压痛、肋间隙。

2) 胸廓：常见外形改变有扁平胸、桶状胸、佝偻病胸、胸廓一侧变形、胸廓局部隆起、脊柱畸形引起的胸廓改变。

(3) 肺和胸膜

1) 视诊：包括呼吸运动、呼吸频率、呼吸节律。

2) 触诊：包括胸廓扩张度、语音震颤、胸膜摩擦感。

3) 叩诊：①叩诊音可分为清音、过清音、鼓音、浊音和实音。②肺界的叩诊包括肺上界、肺前界、肺下界。③肺下界的移动范围。

4) 听诊：①正常呼吸音，包括气管呼吸音、支气管呼吸音、支气管肺泡呼吸音、肺泡呼吸音。②异常肺泡呼吸音，包括肺泡呼吸音减弱或消失、肺泡呼吸音增强、呼气音延长、断续性呼吸音、粗糙性呼吸音。③异常支气管呼吸音，可由肺组织实变、肺内大空腔、压迫性肺不张引起。④异常支气管肺泡呼吸音，为在正常肺泡呼吸音的区域听到的支气管肺泡呼吸音。⑤啰音，包括湿啰音和干啰音。⑥语音共振，包括支气管语音、胸语音、羊鸣音、耳语音。⑦胸膜摩擦音。

7. 腹部检查

(1) 体表标志：①肋弓下缘。②剑突。③腹上角。④脐。⑤髂前上棘。⑥腹直肌外缘。⑦腹中线。⑧腹股沟韧带。⑨耻骨联合。⑩肋脊角。

(2) 腹部分区

1) 四区分法：①右上腹部。②右下腹部。③左上腹部。④左下腹部。

2) 九区分法：①右上腹部（右季肋部）。②右侧腹部（右腰部）。③右下腹部（右髂部）。④上腹部。⑤中腹部（脐部）。⑥下腹部（耻骨上部）。⑦左上腹部（左季肋部）。⑧左侧腹部（左腰部）。⑨左下腹部（左髂部）。

(3) 视诊：①腹部外形，包括腹部膨隆和腹部凹陷。②呼吸运动。③腹壁静脉。④胃肠型和蠕动波。⑤腹壁其他情况，如皮疹、色素、腹纹等。

(4) 听诊：①肠鸣音。②血管杂音。③摩擦音。④搔刮试验。

(5) 叩诊：①腹部叩诊音。②肝脏及胆囊叩诊。③胃泡鼓音区及脾脏叩诊。④移动性浊音。⑤肋脊角叩击痛。⑥膀胱叩诊。

(6) 触诊：①腹壁紧张度。②压痛及反跳痛。③脏器触诊，包括肝脏、脾脏、胆囊、肾脏、膀胱、胰腺。④腹部肿块。⑤液波震颤。⑥振水音。

8. 泌尿生殖器

(1) 男性生殖器：①阴茎，包括包皮、阴茎头与阴茎颈、尿道口、阴茎大小与形态。②阴囊，包括阴囊皮肤及外形、精索、睾丸、附睾。③前列腺。④精囊。

(2) 女性生殖器：①外生殖器，包括阴阜、大阴唇、小阴唇、阴蒂、阴道前庭。②内生殖器，包括阴道、子宫、输卵管、卵巢。

9. 肛门与直肠

(1) 常用检查体位：肘膝位、左侧卧位、仰卧位或截石位、蹲位。

(2) 视诊：①肛门闭锁与狭窄。②肛门瘢痕与红肿。③肛裂。④痔。⑤肛门直肠瘘。⑥直肠脱垂。

(3) 触诊：①检查者右手示指戴指套或手套，并涂以润滑剂，将示指置于肛门外口轻轻按摩,等患者肛门括约肌适应放松后,再徐徐插入肛门、直肠内。②先检查肛门及括约肌的紧张度,再查肛管及直肠的内壁。

• 外科手术基本技能操作

1. 切开

(1) 切口选择的原则:①切口应在病变附近,便于显露和通过最短途径达到病变部位,但不盲目追求过小切口。②切口不应损伤重要的解剖结构,不影响生理功能,考虑到术中必要时延伸切口。

(2) 要点:①组织切开应逐层进行,切开皮肤时尽量与皮肤血管、神经径路平行,切开组织时顺着其本身纤维方向。②术者右手执刀,左手拇指和示指分开固定,使切口两侧的皮肤绷紧,执刀与皮肤呈垂直切开,避免多次切割。③避免用力过猛、刺入过深。④电刀切开皮下组织及筋膜,电凝止血出血点,对较大的血管出血以结扎止血为主。

2. 缝合

(1) 单纯缝合法:①单纯间断缝合法,是最常用、最基本的缝合法。②单纯连续缝合法。③"8"字缝合。④连续锁边缝合。⑤减张缝合。

(2) 内翻缝合法:常用于胃肠道吻合。

1) 全层缝合:①单纯间断全层内翻缝合。②单纯连续全层内翻缝合。③连续全层水平褥式内翻缝合。

2) 浆肌层缝合:①间断垂直褥式内翻缝合。②间断水平褥式内翻缝合。③连续水平褥式浆肌层内翻缝合。④荷包缝合。

(3) 外翻缝合:①连续水平褥式外翻缝合。②间断垂直褥式外翻缝合。③间断水平褥式外翻缝合。

3. 打结

(1) 种类:①方结,是术中主要的打结方式,不易滑脱,牢固可靠。②三重结,在方结的基础上重复第一个结,用于较大血管的结扎。③外科结,适用于大血管或有张力缝合后的结扎。

(2) 方法:①单手打结法,是最常用的方法。②双手打结法,主要用于深部或组织张力较大的缝合结扎。③器械打结法,常用于体表小手术或线头短用手打结有困难时。

4. 止血

阻止或减缓血液从创口血管流出,减少手术失血,还可保持手术区域清晰,便于手术操作,保证手术安全进行。止血方法有压迫、结扎、电凝、缝合和填塞等。

• 体表肿物切除术(以脂肪瘤的手术治疗为例)

1. 适应证
表浅脂肪瘤影响功能、劳动和美观者。

2. 操作方法

(1) 术前准备:清洗局部皮肤,备皮。

(2) 麻醉:局部浸润麻醉。

(3) 手术方式

1) 切除法:①于脂肪瘤表面,沿其长轴做切口,直达脂肪瘤的包膜,沿脂肪瘤包膜用示指或止血钳行钝性分离。②脂肪瘤多呈多叶状,形态不规则,注意完整分离出具有包膜的脂肪瘤组织,用组织钳提起瘤体分离基底,切除肿瘤。③彻底结扎止血后,逐层缝合皮下组织、皮肤。

2) 挤切法:适用于四肢或其他部位皮下组织较疏松的小脂肪瘤(一般≤7 cm),且与周围组织无慢性炎症粘连者。先以左手拇指、示指及中指捏起肿瘤,全层切开肿瘤表面皮肤,用力均匀地挤捏,肿瘤即可自行滑出皮肤切口,再行切除,逐层缝合皮下组织、皮肤。

(4) 术后处理:妥善包扎,按期拆线。

3. **并发症及处理**

(1) 脂肪液化:①术中彻底止血,消灭无效腔,必要时留置引流,操作动作轻柔。②术后如出现脂肪液化,应拆除部分或全部缝线,加强引流,高渗盐水清洗腔隙并用高渗盐水纱条填入引流。

(2) 切口感染:①术前,治疗原发病。②术中,严格无菌操作,严密缝合,不留无效腔。③术后,一旦发现切口感染,早期敞开切口,清除积液、积脓及坏死组织,碘伏纱条引流,每日换药,再行二期缝合。

● 心包穿刺术

1. **目的** ①解除心脏压塞。②减少心包积液量,缓解症状。③获取心包积液,用于诊断。
2. **适应证** ①心脏压塞。②需心包内注入药物治疗。③心包积液经特殊治疗后仍进行性增长或持续不缓解。④化脓性心包炎。⑤原因不明的心包积液,需获取积液进行诊断。
3. **禁忌证**

(1) 绝对禁忌证:主动脉夹层。

(2) 相对禁忌证:①患者不能配合,不能保证安全操作。②未纠正的凝血功能障碍、正在接受抗凝治疗、血小板计数<50 000/mm^3。③积液量少,位于心脏后部,已被分隔的心包积液。④无心胸外科后备支持。

4. **常用心包穿刺途径**

(1) 心尖途径:胸骨左缘第5肋间,心浊音界内1~2 cm,针尖指向后内侧脊柱方向。注意避开肋骨下缘,以免损伤肋间动脉。

(2) 剑突下途径:胸骨剑突下与左肋缘夹角处,肋缘下1~1.5 cm,穿刺针与皮肤成30°~40°角,进针方向指向左肩。

5. **操作程序及要点**

(1) 在心电监测血压下,严格无菌操作,消毒穿刺部位,铺无菌巾单。

(2) 逐层浸润麻醉至心包后,于穿刺点做2 mm小切口,钝性分离皮下组织。

(3) 沿预定途径和方向缓慢负压进穿刺针;如进针时有落空感并抽出液体,表示针头已进入心包腔,停止进针,固定;缓慢抽取心包积液时流出不畅,可能因针头斜面未完全进入心包腔,严密观察心律下缓慢进针1~2 mm,如完全进入可顺利抽出积液。

(4) 进针过程中穿刺深度达到操作前超声预测的深度而无落空感或未抽到液体时,将针头退出,冲洗后重复操作。

(5) 操作时持续观察患者状况和心电图变化,严防患者肢体活动、大幅度呼吸动作,平稳进针,避免横向摆动,穿刺成功后及时固定针头。

6. 并发症 ①心包积血或压塞加重。②血管迷走反射。③心律失常。④气胸或血气胸、腹腔脏器损伤。⑤急性肺水肿。⑥气体栓塞。

例题 2

胸腔闭式引流瓶应至少低于胸腔引流口平面的距离是(D)
A. 10 cm B. 20 cm C. 40 cm
D. 60 cm E. 100 cm

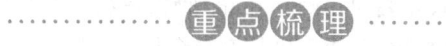

胸腔闭式引流术

1. 适应证 ①中等量以上气胸或张力性气胸。②外伤性中等量血胸。③持续渗出的胸腔积液。④脓胸,支气管胸膜瘘或食管瘘。⑤开胸手术后。

2. 禁忌证 ①凝血功能障碍有出血倾向者。②肝性胸腔积液。③结核性脓胸。

3. 分类 ①肋间细管插管法,一般用于排出胸内积液,积气或抢救时。②肋间粗管插管法。③经肋床插管法,适用于脓液较黏稠的具有感染分隔病例,并可长时间带管。

4. 操作方法

(1) 局部浸润麻醉,麻醉至壁层胸膜后,再稍进针试验性抽吸,待抽出液体或气体后即可确诊。

(2) 取半卧位,气胸引流位置选第 2 肋间锁骨中线,引流液体选第 7～8 肋间腋中线附近,局限性积液根据 B 超等定位。

(3) 沿肋间做 2～3 cm 切口,交替钝性分离胸壁肌层,于肋骨上缘穿破壁层胸膜进入胸腔。此时有明显的突破感,同时切口中有液体溢出或气体喷出。

(4) 止血钳撑开扩大创口,用另一把血管钳沿长轴夹住引流管前端,顺着撑开的血管钳将引流管送入胸腔,其侧孔应在胸内 3 cm 左右,引流管伸入胸腔深度合理。

(5) 缝合胸壁切口,结扎固定引流管,覆盖无菌纱布,长胶布环绕引流管后粘贴于胸壁;引流管远端接水封瓶或闭式引流袋,观察水柱波动是否良好,必要时调整引流管位置;检查各接口是否牢固,避免漏气。

(6) 可选择套管针穿刺置管。

(7) 如需经肋床置管引流,切口应定在脓腔底部。2～3 周后如脓腔仍未闭合,可将引流管剪断改为开放引流。

(8) 确保患者的胸闭引流瓶平面低于胸腔引流口平面至少 60 cm。引流管不要过长,以防折叠。

5. 拔管指征 术后 48～72 小时,观察引流液少于 50 mL/24 h,无气体溢出,胸部 X 线片呈肺膨胀或无漏气,患者无呼吸困难或气促时,可考虑拔管。拔管时指导患者深吸一口气,吸气末迅速拔管,用凡士林纱布封住伤口,包扎固定。

• 腔镜基本操作

1. 腹腔镜设备、器械与基本技术

(1) 图像显示与存储系统:由腹腔镜镜头、微型摄像头、数模转换器、显示器、全自动冷光源、录像机与图像存储系统等组成。

(2) CO_2 气腹系统:可为手术提供足够的空间和视野,是避免意外损伤其他脏器的必要条件。

(3) 设备与器械:①手术设备主要有高频电凝装置、激光器、超声刀、腹腔镜超声、冲洗吸引器等。②手术器械主要有电钩、分离钳、抓钳、持钳、肠钳、吸引管、穿刺针、扇形牵拉钳、持针钳、术中胆道造影钳、打结器、施夹器、各类腔内切割缝合与吻合器等。

(4) 基本技术:①建立气腹,包括闭合法和开放法。②腹腔镜下止血,电凝止血是腹腔镜手术中的主要止血方式。③腹腔镜下组织分离与切开。④腹腔镜下缝合。⑤标本取出。

2. 适应证及常用的手术

(1) 主要适应证:包括炎性疾病(如胆囊炎、阑尾炎)、先天性发育异常(如小儿巨结肠)、外伤及良性肿瘤等。

(2) 常用手术:包括腹腔镜胆囊切除术、结肠切除术、阑尾切除术、疝修补术、胃部分切除术、小肠切除术等。

3. 并发症

(1) CO_2 气腹相关的并发症与不良反应:包括皮下气肿、气胸、心包积气、气体栓塞、高碳酸血症与酸中毒等。

(2) 与腹腔镜手术相关的并发症:①血管损伤。②内脏损伤。③腹壁并发症。

• 膀胱穿刺造瘘

1. 适应证

(1) 暂时性膀胱造瘘:①梗阻性膀胱排空障碍所致的尿潴留,如良性前列腺增生、尿道狭窄、尿道结石等,且导尿管不能插入者。②阴茎和尿道损伤。③泌尿道手术后确保尿路的愈合。④急性化脓性前列腺炎、尿道炎、尿道周围脓肿等。

(2) 永久性膀胱造瘘:①神经源性膀胱功能障碍,不能长期留置导尿管或留置导尿管后反复出现睾丸或附睾炎症者。②下尿路梗阻伴尿潴留,因年老体弱及重要脏器有严重疾病不能耐受手术者。③尿道肿瘤行全尿道切除者。

2. 手术步骤 以耻骨上膀胱穿刺造瘘术为例。

(1) 取平卧位,会阴部常规消毒铺巾。

(2) 膀胱充盈后,在膀胱膨胀最明显处(一般为耻骨联合上2~3横指)的正中线上行局部麻醉。

(3) 在正中线上,用注射器边回抽、边垂直刺入膀胱,抽出尿液,记录刺入深度。

(4) 铺洞巾,在刺入处做 0.5~1 cm 皮肤切口,钝性分离皮下脂肪组织,暴露腹直肌腱膜;将医用套针在切开部位垂直竖起,前端放在腹直肌腱膜上进行。

(5) 以抽出尿液的深度为标准,边用双手固定医用套针,边垂直进行穿刺;贯穿腹直肌腱膜时有一定的抵抗(若膀胱充盈,可无抵抗),进入膀胱后,抵抗感消失;将医用套针向深插入 1.0~2.0 cm。

(6) 拔出医用套针时,外鞘再向深进一些,确认大量尿液流出后,造瘘管留置于膀胱内,气囊注水 10 mL,接集尿袋。

(7) 缝合固定。注意观察患者血压和生命体征的变化。

3. 并发症 ①穿刺后出血。②低血压和膀胱内出血。③术后膀胱痉挛和膀胱刺激症状。④尿液引流不畅或外漏。⑤腹内脏器损伤。⑥感染。⑦结石。

● 夹板、石膏和骨牵引、固定

1. 夹板

(1) 常用材料:夹板、固定垫、横带、绷带、棉花、胶布等。

(2) 包扎方法:①续增包扎法。②一次包扎法。

(3) 注意事项:①注意患肢的肢端血供状况。②小夹板内固定垫接触部位、小夹板两端或骨骼隆突部位出现疼痛,注意观察,必要时拆开检查。③注意经常调整小夹板的松紧度。④复位后定期做 X 线检查,了解骨折对位与愈合情况。

2. 石膏

(1) 适应证:①夹板难以固定的某些部位的骨折。②开放性骨折经清创缝合术后创口尚未愈合者。③某些骨关节行关节融合术者。④畸形矫正术后,维持矫正位置。⑤治疗化脓性骨髓炎、关节炎者,固定患肢,减轻疼痛。⑥肌腱、血管、神经及韧带需要石膏保护固定。

(2) 常用类型:①石膏托。②石膏夹板或前后石膏托。③石膏管型。

(3) 注意事项

1) 躯干石膏及特殊石膏固定,多采用石膏绷带与石膏条带包扎相结合的方法。

2) 石膏固定后必须抬高伤肢,以减轻肢体肿胀。

3) 观察石膏绷带固定板固定肢体远端皮肤的颜色、温度、毛细血管充盈、感觉和指(趾)的运动情况。如伤肢出现持续剧烈疼痛、麻木、颜色发紫和皮温下降,多为石膏绷带包扎过紧引起的肢体受压,继续发展可致肢体坏疽,应立即将石膏全长纵形剖开减压。

3. 骨牵引

(1) 适应证:①成人长骨不稳定性、易移位骨折。②开放性骨折伴有软组织缺损、伤口污染、骨折感染或战伤骨折。③有严重多发伤、复合伤,需密切观察,肢体不宜做其他固定者。

(2) 注意事项

1) 骨牵引的力量较大,牵引时须有相应的反牵引,如抬高床脚或床头。

2) 定期检查牵引针(或钉)进针处有无不适,如皮肤绷得过紧,可适当切开少许减张;穿针处如有感染,应设法使之引流通畅,保持皮肤干燥。

3) 牵引期间须每天观察患肢长度及观察患肢血循环情况,注意牵引重量,防止过度牵引。

4) 牵引时间一般不超过 8 周,如需继续牵引治疗,应更换牵引针(或钉)的部位,或改用皮肤牵引。骨折复位良好,可改用石膏固定。

(3) 常用的骨牵引:①尺骨鹰嘴牵引。②桡尺骨远端牵引。③股骨髁上牵引。④胫骨结节牵引。⑤跟骨牵引。⑥第 1～4 跖骨近端牵引。⑦颅骨牵引。

4. 固定

(1) 外固定:常用夹板、支具、石膏绷带、持续牵引和骨外固定器等。

1) 骨科固定支具:适用于四肢闭合性的稳定性骨折,尤其是四肢稳定性骨折、青枝骨折及关节软组织损伤。

2) 头颈及外展支具固定:前者主要用于颈椎损伤,后者用于肩关节周围骨折、肱骨骨折及臂丛神经损伤等。伤肢处于抬高位,有利于消肿,且可避免重力牵拉,产生骨折分离移位。

3) 骨外固定器:固定可靠,易于处理伤口,不限制关节活动,可行早期功能锻炼。适应证:①开放性骨折。②闭合性骨折伴广泛软组织损伤。③骨折合并感染和骨折不愈合。④截骨矫形或关节融合术后。

(2) 内固定:主要用于闭合或切开复位后,采用金属内固定物,如接骨板、螺丝钉、加压钢板或带锁髓内钉等,将已复位的骨折予以固定。

• 关节腔穿刺封闭技术

1. 禁忌证 ①穿刺部位或附近皮肤有感染。②不能使用激素或对激素、麻醉药过敏。③有消化道反复出血史,特别是近期有消化道出血者。④凝血功能障碍。⑤严重的高血压或糖尿病。⑥结核病。⑦甲状腺功能亢进。⑧注射部分附近 X 线片提示有骨或软组织病理性病变。

2. 常用药物

(1) 麻醉药物:①利多卡因。②布比卡因。

(2) 激素类药物:①复方倍他米松。②醋酸曲安奈德。

3. 操作

(1) 摆放正确体位,确定穿刺部位。

(2) 消毒穿刺部位,采用不触碰无菌操作,从穿刺点进针至治疗区域,注射药物,注射前回抽,确定针头不在血管内后给药,避免加压给药。

(3) 需抽吸液体的关节,抽吸后不移开针头,更换注射器后立即注射药物。

(4) 注射结束后拔针,酒精棉球压迫注射点,加压覆盖敷料。

• 开放性伤口的处理

1. 处理原则 擦伤、表浅的小刺伤和小切割伤,可用非手术疗法,其他的开放性创伤均需手术处理;伤后 12 小时内应注射破伤风抗毒素治疗;污染和感染伤口根据病情考虑使用抗菌药。

2. 浅部小刺伤 直接压迫 3～5 分钟即可止血,止血后可用 70% 酒精或碘伏原液涂擦,包以无菌敷料,保持局部干燥 24～48 小时;伤口内若有异物存留,设法取出后消毒和包扎。

3. 浅部切割伤

(1) 浅表小伤口:①长径 1 cm 左右的皮肤、皮下浅层组织伤口,先用等渗盐水棉球蘸干净组织裂隙,再用 70% 酒精或碘伏消毒外周皮肤。②可用蝶形胶布固定创缘使皮肤完全对合,再涂碘伏,外加包扎。③1 周内每日涂碘伏一次;10 日左右除去胶布。④仅有皮肤层裂口,消毒后无菌包扎。

(2) 一般伤口:①伤后 6～8 小时清创一般可达到一期愈合,缝合后消毒皮肤,外加包扎,必要时固定制动。②若污染较重或处理时间超过伤后 8～12 小时,但尚未发生明显感染,皮肤缝线暂不结扎,伤口内留置盐水纱条引流,24～48 小时后仍无明显感染者,可将缝线结扎使创缘对合。

(3) 感染伤口:①用等渗盐水或呋喃西林等药液纱布条敷在伤口内,引流脓液促使肉芽组织生长。②肉芽生长较好时,脓液较少,表面呈粉红色、颗粒状突起,擦之可渗血;创缘皮肤有新生,伤口可渐收缩。③如肉芽有水肿,可用高渗盐水湿敷。④如肉芽生长过多,超过创缘平面而有碍创缘上皮生长,可用 10% 硝酸银液棉签涂肉芽面后,随即用等渗盐水棉签擦去。